Manfred Hülse
Winfried Neuhuber
Hanns-Dieter Wolff (Hrsg.)

Die obere Halswirbelsäule

Pathophysiologie und Klinik

Manfred Hülse
Winfried Neuhuber
Hanns-Dieter Wolff (Hrsg.)

Die obere Halswirbelsäule

Pathophysiologie und Klinik

Mit 145 Abbildungen und 7 Tabellen

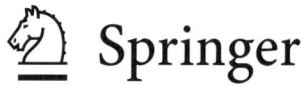 Springer

Ortho 47

Prof. Dr. med. Manfred Hülse
Universitäts-Klinikum Mannheim
Fakultät für Klinische Medizin
65135 Mannheim

Prof. Dr. med. Winfried Neuhuber
Anatomisches Institut LS 1
Universität Erlangen-Nürnberg
Krankenhausstraße 9
91054 Erlangen

Dr. med. Hanns-Dieter Wolff
Kaiser Augustus Straße 6
54296 Trier

ISBN-10 3-540-25605-9
ISBN-13 978-3-540-25605-2
Springer Medizin Verlag Heidelberg

Bibliografische Informationen der Deutschen Bibliothek
Die Deutsche Bibliothek verzeichnet diese Publikation in der Deutschen Nationalbibliografie;
detaillierte bibliografische Daten sind im Internet über (http://dnb.ddb.de) abrufbar.

Springer Medizin Verlag.
Ein Unternehmen von Springer Science+Business Media
springer.de
© Springer Medizin Verlag Heidelberg 2005
Printed in Germany

Planung: Marga Botsch, Heidelberg
Projektmanagement: Dr. Ulrike Niesel, Heidelberg
Design: deblik, Berlin
Umschlaggestaltung: deblik, Berlin

SPIN 10784509
Satz: Stürtz GmbH, Würzburg
Druck: Strauss-Offsetdruck GmbH, Mörlenbach

Gedruckt auf säurefreiem Papier 22/2122/UN – 5 4 3 2 1 0

Vorwort

Dieses Buch steht in der Tradition von Symposien und Vortragsbänden der letzten 20–30 Jahre, die sich mit der Sonderstellung des Kopfgelenkbereiches beschäftigt haben. Die Vortragsbände »Die Sonderstellung des Kopfgelenkbereiches« und »Der kraniozervikale Übergang« sind seit längerem vergriffen. Die Nachfrage ist aber nicht abgerissen. Das lässt sich bei gutwilliger Betrachtung als kontinuierliches Interesse an der Thematik deuten. Nach einem neuerlichen Symposium in Trier (1999) kondensierte sich im Kreis der Autoren die Überzeugung, dass der inzwischen erreichte Wissensstand einer neuen Darstellung bedarf und dass eine lehrbuchartige Zusammenfassung den aktuellen Bedürfnissen entsprechen würde. Ein neues Buch muss Grundlagenwissen und theoretischen Voraussetzungen umfassend darstellen. Gleichzeitig bedarf es einer didaktischen Einführung in die praktischen Bereiche der Thematik. Alle Facetten des breiten ätiologischen und klinischen Spektrums des zervikoenzephalen Syndroms sind im Einzelnen und im Ganzen eine wissenschaftliche und praktisch-ärztliche Herausforderung, der wir uns stellen wollen und müssen. Die Adressaten des Buches sind also nicht nur die Vertreter der Wissenschaft sondern die jungen Kollegen, die von der Pike auf den praktischen Umgang mit dem »Kopfgelenkbereich« erlernen wollen.

Kein Autor erwartet, dass sein Beitrag vom ersten bis zum letzten Satz »durchgeackert« wird. Wir hoffen vielmehr, dass der junge Leser erst einmal neugierig gemacht wird, Interesse an den größeren Zusammenhängen bekommt und dann erst ernsthaft und ohne Hemmschwelle sich die faktischen Notwendigkeiten aneignet. Das bedeutet, dass die Lernschritte sich nicht nach Seitenzahlen richten, sondern dass der Lernerfolg die Abfolge der Aneignung der Themen bestimmt. Es kann sein, dass der Lernende erst einmal das Buch unvoreingenommen durchstöbert. Früher oder später wird jeder Anfänger merken, dass besonders wichtige Sachverhalte mehrmals und dann in anderen Zusammenhängen wiederholt werden. Es handelt sich dabei nicht um Unaufmerksamkeiten der Autoren, sondern vielmehr um einen schlichten, »didaktischen Trick«, der die Aneignung der Materie erleichtern soll. Dabei wird er feststellen, dass bei den praktischen Themen das haptische Lernen gleichrangig neben dem kognitivem Lernen fungiert.

Wir hoffen zudem, dass dieses Buch erst einmal hilft, die schwer auszuräumenden Missverständnisse über »die Sonderstellung des Kopfgelenkbereiches« zu beseitigen… Von gleicher Bedeutung ist, dass von Anfang an ein unverstellter **Überblick** über die vielfältig gefächerte Problematik dieser besonderen Region vermittelt wird. Erst wer verstanden hat, welche Fragen und Probleme dort auf engstem Raum gebündelt sind der ahnt, welche diagnostischen Möglichkeiten sich bei gekonntem Einsatz des »Werkzeuges Hand« eröffnen. Dieses Wissen und Können stammt aus einer Jahrhunderte langen empirischen Tradition. Es wurde zu Ende des letzten Jahrhunderts auf solide medizinische Basis gestellt.

Unsere Aufgabe ist es, an ihrer Konsolidierung zu arbeiten und sie als Aufgabe an die nächsten Generationen weiterzugeben. Die Zahl der Patienten, die diese Therapie brauchen, ist groß.

M. Hülse, W. Neuhuber, H.-D. Wolff

Inhaltsverzeichnis

III   Klinik

IV Unfallbezogene Problematik

Autoren

Christ, Bodo, Prof. Dr. med.,
Anatomisches Institut II,
Albert-Ludwigs-Universität,
Albertstraße 17,
D-79104 Freiburg

Coenen, Wilfried, Dr. med.,
Waldstraße 35,
D-78048 Villingen-Schwenningen

Di Stefano, Giuseppe, Dr. med.,
Psychiatrische Poliklinik,
Murtenstraße 21,
CH-3010 Bern/Schweiz

Friedburg, Hartmut, Dr. med. habil.,
Zeppelinstraße 2,
D-76185 Karlsruhe

Hassenstein, Bernhard, Prof. Dr. med.,
Herchersgarten 19,
D-79249 Merzhausen

Huang, Ruijin, PD Dr. med.,
Anatomisches Institut II,
Albert-Ludwigs-Universität,
Albertstraße 17,
D-79104 Freiburg

Hülse, Manfred, Prof. Dr. med.,
Fakultät für Klinische Medizin,
Universitätsklinikum Mannheim,
D-65135 Mannheim

Neuhuber, Winfried, Prof. Dr. med.,
Anatomisches Institut LS 1,
Universität Erlangen-Nürnberg,
Krankenhausstraße 9,
91054 Erlangen

Wolff, Hanns-Dieter, Dr. med.,
Kaiser Augustus Straße 6,
54296 Trier

I   Allgemeiner Teil

Historischer Teil/Geschichte

H.-D. Wolff

Im letzten Jahrhundert sind im deutschsprachigen Raum nur drei Monographien erschienen, die sich speziell mit dem Kopfgelenkbereich beschäftigen (Brocher 1955; von Torklus u. Gehle 1987; Dvorak 1999).

In diesen Monographien wird der »oberen HWS« jeweils ein Abschnitt gewidmet (5–23), der den Kopfgelenkbereich aus anatomischer, gelenkmechanischer, ligamentärer und funktioneller Sicht detailliert behandelt.

Der hier vorgelegte neuerliche Versuch, sich umfassend mit den Problemen der oberen HWS auseinander zu setzen, basiert auf den Vorarbeiten dieser Wissenschaftler bis ins ausgehende 19. Jahrhundert (Fick, Strasser u. v. a.). Die Autoren dieses Buches haben sich die Aufgabe gestellt, die Aufmerksamkeit darauf zu lenken, dass die Sonderstellung des kraniozervikalen Überganges« nicht allein auf die – allfälligen – anatomischen, gelenkmechanischen und muskulären Besonderheiten reduziert werden darf. Zur »**Besonderheit**« dieser Übergangsregion gehört vor allem, dass sie mit einer einzigartigen Innervation von »sinnesorganartiger« Qualität ausgestattet ist. Diese ist unmittelbar mit wichtigen Steuerungszentren im Gehirn vermascht (Hassenstein 1970). Es ist selbstverständlich, dass diese »Sonderstellung« nicht nur für theoretische Konzepte sondern auch für den praktischen **medizinischen Alltag** nachhaltige Folgerungen hat. Theoretisch ergibt sich daraus, dass ein in sich schlüssiges systemtheoretisches Konzept, d. h. ein interdisziplinäres Konzept entworfen werden muss, das den Rahmen abgibt, in dem auch Lösungen für noch ungelöste Probleme zu erwarten sind.

Für den medizinischen Alltag steht im Vordergrund die ständige Verfeinerung, Vermittlung und Handhabung einer abgestuften **Diagnostik** und einer **Therapie,** die über ein – möglichst nebenwirkungsfreies – komplexes Spektrum von altbewährten und neu zu entwickelnden Verfahren verfügt.

1.1 »Er hat ihm den Kopf gewaschen und zurecht gesetzt«

Die zervikoenzephale Symptomatik ist keine Erfindung unserer Tage. Sie ist auch keine alleinige Folge der technischen Mobilität des 19. und 20. Jahrhunderts. Sie hat eine lange Anamnese, die zwar nicht

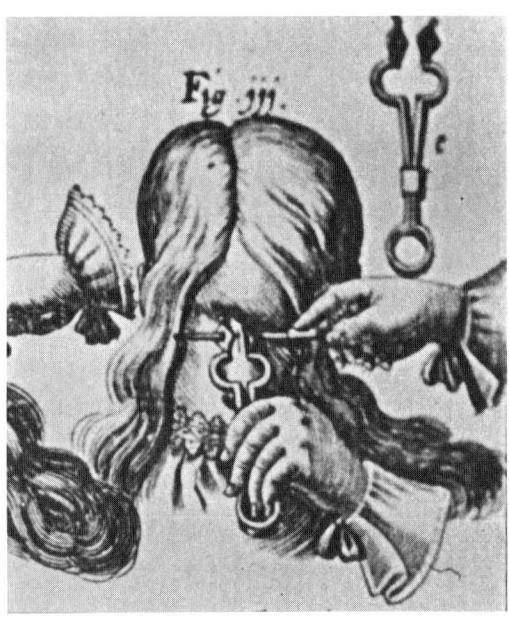

◻ **Abb. 1.1** Mittelalterliche Reiztherapie bei Nacken-Kopf-Schmerzen. (Nach Sollmann 1974)

wissenschaftlich stichhaltig, dafür aber durch Jahrhunderte lange, erfolgreiche Empirie ausgewiesen ist. Das sprachliche Relikt »Er hat ihm den Kopf gewaschen und zurecht gesetzt« lässt sich etymologisch zum Mindesten bis ins 17.Jahrhundert zurückverfolgen. Im Mittelalter war es für jedermann selbstverständlich, dass Haarschneider und Bader die Kunst beherrschten, mit gezielten Handgriffen an der oberen HWS Kopfschmerzen, »Tümmeligkeiten«, Sehstörungen, Tinnitus u. ä. oft schlagartig zu beseitigen. Die englische Königin Elisabeth I. hielt sich neben ihren Leibärzten eine Bonsetterin (Knochensetzerin) für ihre Kopf- und Nackenschmerzen. Deren Kunst war so berühmt, dass ein Mönch sie detailliert nieder geschrieben hat (Sollmann 1974). Vor allem im vorderen Orient, Asien und China ist es gang und gäbe, dass der Frisör nach dem Haarschnitt eine Nacken-Behandlung anbietet. Es gibt hinreichend Hinweise, dass diese Kunst auch schon in den alten Hochkulturen bekannt war. Auch heute noch ist dieser Teil der Volksmedizin weltweit verbreitet. Selbstverständlich waren die anatomischen, gelenkmechanischen u.ä. Zusammenhänge unbekannt. Aber die palpationsgewohnten Hände dieser Heiler kannten sich sicher in den lokalen Knochen-, Gelenk- und Muskel- Befunden diagnostisch und therapeutisch gut aus. Man kann auch davon ausgehen, dass sie mehr als nur »manipulieren« konnten. Sie verfügten hinreichend über andere physikalische Möglichkeiten, um ihren Patienten zu helfen: Nadeln, Brennen und Baunscheidtismus im Nacken, Bienenstiche und Brennesselauflagen waren raue aber wirksame Verfahren (◘ Abb. 1.1).

1.2   Die Gründergeneration

Überschaubarer und konkreter wird die Entwicklung zu Ende des 19. Jahrhunderts, als herausragende Heilerpersönlichkeiten Schulen gründeten, in denen systematisch Handgriff-Medizin gelehrt wurde. Vieles wurde aus der Volksmedizin übernommen, manches wurde autonom entwickelt.

Hier sind vor allem folgende Namen zu nennen: In den USA der Arzt **Dr. A. T. Still** (◘ Abb. 1.2), der als erster eine Osteopathie-Schule gründete. Durch einen Unfall in seiner Jugend hatte er Kopfschmerzen. Er fand heraus, dass der Kopfschmerz nachließ, wenn er den Nacken in eine Schlinge legte, was eine Traktion des Kopfes bewirkt (◘ Abb. 1.3). Seine Schule war straff medizinisch geführt. Heute lehren in den USA ca. 6–8 eigene Universitäten neben den osteopathischen Lehrstoffen ein volles Medizinstudium. Seit ca. 1970 ist ein D.O. (Docter of Osteopathie) einem M.D. (Medical Docter) standespolitisch gleichgestellt. Der Heilpraktiker **D.D. Palmer** (◘ Abb. 1.4) gründete 1894 in Davenport die

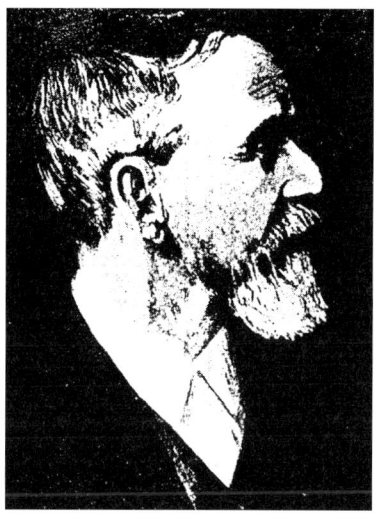

◘ **Abb. 1.2** Dr. A.T. Still. Der Gründer der Osteopathie. (Nach Sollmann 1974)

erste Chiropraktik-Schule. Er verknüpfte Handgriff-Techniken aus der Volksmedizin mit vergröbertem Wissen, das er sich bei Dr. Still angeeignet hatte. Es entstand eine – anfangs – sehr anspruchslose aber einträgliche Heilersekte, die sich weit über die USA hinaus ausgebreitet hat. Auch die Chiropraktoren verfügten über eigene »Universitäten«, die eine allmähliche Verbesserung des Argumentations-Horizontes bewirkten. In Europa war es gleichzeitig der Arzt Dr. **Nägeli** (◘ Abb. 1.5) in der Schweiz, der eine eigene Handgriffmedizin praktiziert und veröf-

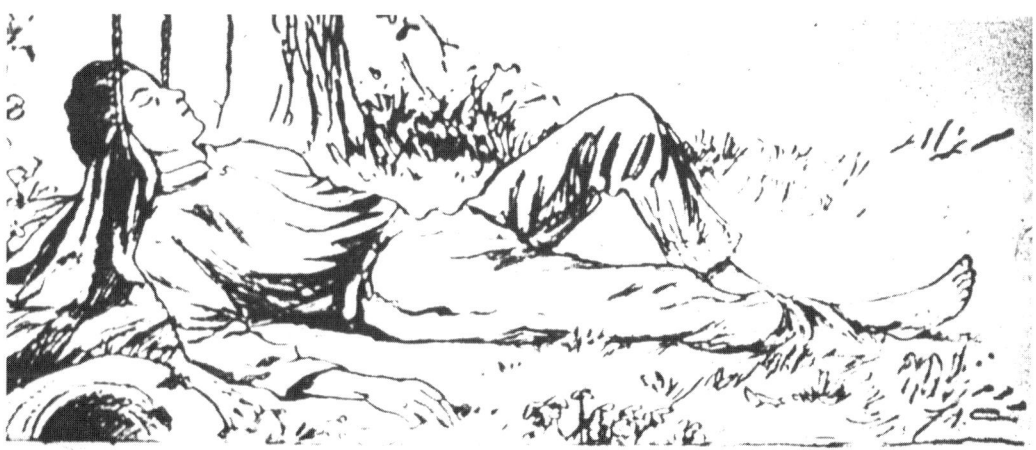

◘ **Abb. 1.3** Der Hüte-Junge A.T. Still. Nach osteopathischen Historien »Die erste Lehrstunde in Osteopathie«. (Nach Sollmann 1974)

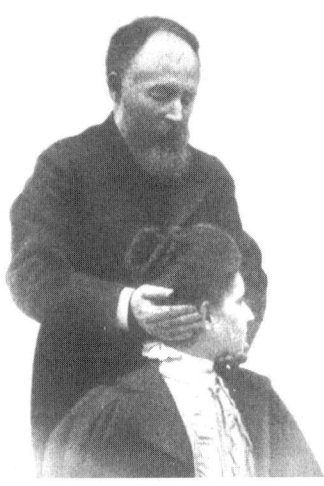

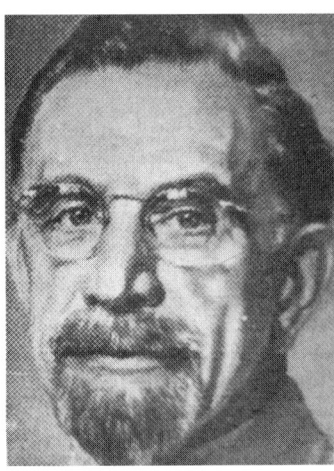

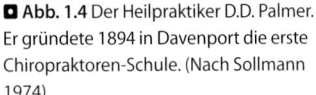

■ **Abb. 1.4** Der Heilpraktiker D.D. Palmer. Er gründete 1894 in Davenport die erste Chiropraktoren-Schule. (Nach Sollmann 1974)

■ **Abb. 1.5** Dr. Nägeli. Landarzt in der Schweiz. (Nach Sollmann 1974)

■ **Abb. 1.6** B.J. Palmer jun. Die von ihm stammende HIO-Technik bezog sich ausschließlich auf die Kopfgelenkregion. (Nach Sollmann 1974)

fentlicht hat. Er war praktisch recht erfolgreich. Da aber seine theoretischen Vorstellungen der Kritik der wissenschaftlichen Medizin zu große Angriffsflächen boten, hat sein Wirken keine dauerhaften Spuren hinterlassen.

Alle Drei praktizierten und lehrten die Behandlung der ganzen Wirbelsäule. Sie behandelten auch den Kopfgelenkbereich, aber ohne seine spezifischen Besonderheiten zu erkennen. Erst der Sohn des Gründers der »Chiropraktik« B.J. Palmer jun. (■ Abb. 1.6) erkannte, dass die Störungen – vor allem die Traumatisierungen – von »Atlas/Axis« besonders schwerwiegende und charakteristische Folgen hatten, und dass diese nur durch gezielte Manipulationen am Kopfgelenkbereich zu behandeln waren. Er entwickelte in den 20er bis 30er Jahren des 20. Jahrhunderts eigene Handgrifftechniken für »Atlas/Axis« und nannte sie die »HIO-Techniken« (Begriff aus dem Golf-Spiel.: Hole In One = mit einem Schlag ins Loch treffen). Er gründete eine separate »HIO – Chiropraktik-Sektion«. In zeitgemäßer Übertreibung postulierte er, dass die Behandlung von Atlas/Axis für ein großes Spektrum von Beschwerden gut sei, und dass oft nur mit einem einzigen Handgriff an Atlas – Axis »alles geheilt werden könne«. Es besteht kein Zweifel, dass er als Erster die gezielte Aufmerksamkeit auf den Kopfgelenkbereich lenkte. Er fand in den USA und auch in Europa vor allem nach dem 2.Weltkrieg

Schüler, die, die z. T. überraschenden Erfolge seiner Behandlungen bestätigten. Auch der deutsche Arzt Dr. **G. Gutmann**/Hamm war auf ihn aufmerksam geworden. Er eignete sich die neuen Techniken an, überprüfte sie und setzte sie dann in seiner Praxis (seit ca. 1950) systematisch ein. Mit ungewöhnlicher Energie verfolgte er das Ziel, den Ursachen der erstaunlichen Wirksamkeit dieser Handgriffe auf die Spur zu kommen. Er hat s.Z. erste Schneisen in das Dickicht der initialen theoretischen Ignoranz geschlagen (■ Abb. 1.7).

Zusammenfassung

Die volksmedizinische Betätigung an der Kopf-Hals-Region reicht bis in die frühen Hochkulturen zurück. Im Mittelalter war sie in Europa ein Teil der »Heiler-Zunft«. Ab dem 16. und 17. Jh. ist sie sicher dokumentiert. Auch heute noch ist sie vor allem im Orient ein Teil der Körperpflege und der Therapie. Seit dem Ende des 19. Jh. haben » Gründungsväter« aus Teilen der Volksmedizin und aus eigenen Vorstellungen Konzepte entwickelt, die sie in »Schulen« vermittelten. Diese Schulen (Osteopathie und Chiropraktik) haben in den USA unbestreitbar neben der akademischen Medizin eine beachtliche Akzeptanz erworben. Seit ca. 1950

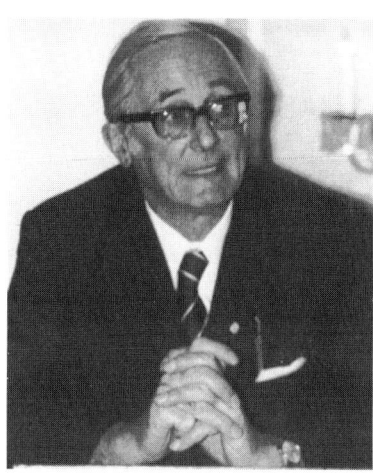

Abb. 1.7 Dr. G. Gutmann. Gründer der Klinik für Manuelle Therapie Hamm/Westfalen. (Mit freundlicher Genehmigung von Dr. H.D. Wolff)

breiten sich diese Lehrsysteme auch in Europa und darüber hinaus aus. Neben den auch ab 1950–60 gegründeten Schulen für Manuelle Medizin in Deutschland sind sie anregende Partner.

1.3 Die Theorie-Geschichte des zervikoenzephalen Syndroms

Schon seit den 20er Jahren des 20. Jahrhunderts begannen verschiedene Wissenschaftler mit seriösen Forschungen, die vorwissenschaftliche Anspruchslosigkeit zu überwinden und sich den ätiologischen und pathogenetischen Problemen der hoch-zervikalen Symptomatik zu stellen. Analysiert man die damaligen – s.Z. heftig umstrittenen – theoretischen Entwürfe, dann schälen sich vier Interpretations-Ansätze heraus, die ernsthaft diskutiert wurden:

1. **Die vaskuläre Theorie**, in deren Mittelpunkt die A. vertebralis stand. Die Tatsache, dass die A. vertebralis knöchern an die HWS gefesselt ist, hat immer wieder die Aufmerksamkeit von Anatomen geweckt. Erstmals hat Nylen (1926) auf Komplikationsmöglichkeiten zwischen HWS und A. vertebralis mit zentraler Symptomatik hingewiesen.

2. **Die Sympathikus-Theorie nach N. Frank**, die sich mit der Bedeutung des N.-sympathicus-Geflechtes beschäftigt, das die A. vertebralis umspinnt, wurde von Barré u. Lieou (1927) favorisiert.

3. **Die kombinierte Theorie von Bärtschi-Rochaix (1949)**, die von einer funktionellen Einheit von A. und N. vertebralis ausging, sorgte in den folgenden Jahren für genauso viel Aufsehen wie Kritik.

4. **Die neurophysiologische Theorie.**
Die Thesen 2 und 3 variierten die 1. Hypothese. Nach Jahrzehnte langen, erbitterten Debatten bröckelten die Argumente, die für die Bedeutung der A. vertebralis sprachen, immer mehr ab. Ab 1990 erloschen die Dispute. Übrig blieb eine spezifische Pathologie der A. vertebralis (»Wallenberg-Syndrom«).

Diese hat zwar nichts mit dem zervikoenzephalen Syndrom zu tun. Sie kann aber gravierende differentialdiagnostische Bedeutung haben.

Erst die 4. neurophysiogische Theorie eröffnete völlig neue Argumentationsmöglichkeiten. Sie interpretiert den kraniozervikalen Übergang als einen autonomen Systemteil des Bewegungssystems. Sie verweist auf die anatomischen, gelenkmechanischen und motorischen Auffälligkeiten dieses HWS-Abschnittes. Sie legt nachdrücklich Wert darauf, festzustellen, dass die Existenz des »Rezeptorenfeldes im Nacken« nicht zur Disposition steht. Die sinnesorgangartige, neurophysiologische Ausstattung der tiefen autochthonen Muskelschicht im Nacken, die in Afferenz und Efferenz in zentrale Regelungs- und Steuerungs-Mechanismen eingebunden ist, lieferte den Schlüssel zum Verständnis des hochzervikalen Syndroms. Dazu folgende abschließende historische Anmerkungen zur Problematik der speziellen neuroanatomischen, neurophysiologischen und klinischen Seite des kraniozervikalen Überganges. Schon 1924 und 1927 haben Magnus und De Kleijn auf die auffällig dichte Innervation des Kopf-Hals-Überganges hingewiesen und die Begriffe des »Rezeptorenfeldes im Nacken« und der »tonischen Stell- und Halte-Reflexe« im Nacken geprägt. Diese Entdeckungen fanden nur in der Pädiatrie und der assoziierten Krankengymnastik eine praktisch-therapeutische Resonanz (Bobath, Voita u. a.). Sie blieben aber von anderen Fachbereichen über Jahrzehnte unbeachtet.

Eine unerwartete Hilfe kam 1970 aus der Biokybernetik (Hassenstein 1970, 1988). Hassenstein machte darauf aufmerksam, dass – rein aus steuerungstheoretischen Gründen – im Übergang zwischen Kopf und oberer HWS ein »Messsystem« notwendig sei, das bei der Steuerung von Haltung und Bewegung dem Vestibularis – Kernbereich Mess-Daten über die jeweilige Relation von Kopf zu HWS liefert. Diese Informationen stammen aus dem Rezeptorenfeld im Nacken. Jeder störende Eingriff in dieses rückgekoppelte System führt zu Beeinträchtigungen des Gleichgewichtssystems und weiterer zentraler Steuerungsinstanzen. Forschungen im Bereich der HNO-Medizin lieferten bestätigende Befunde (Hülse 1983; Seifert 1993). Etwa in den 70er Jahren setzen dann vielerorts – meist ohne gegenseitige Kontakte – systematische neuroanatomische Untersuchungen der kraniozervikalen Übergangsregion ein (Neuhuber 1998 u.v.a.). Sie lieferten dem vorwiegend empirischen Vorgehen der Manualmediziner eine wertvolle neuroanatomische Rückendeckung.

Zusammenfassung

Die vormedizinische Beschäftigung mit dem gestörten Kopf-Halsübergang reicht bis in die frühen Hochkulturen zurück. Das »Kopfzurecht-Setzen« war mit Sicherheit im Mittelalter als Teil des heilerischen Repertoires in ganz Europa verbreitet. Es wurde von Badern, Haarschneidern, Schäfern, Knochensetzern bis hin zu Wunderheilern praktiziert. Im Orient gehört das »Handanlegen« wie die Akupunktur, die Bäder und Massagen, zur selbstverständlichen Körperpflege, zur Prophylaxe und zum Heilen.

1.4   Die Debatte um den zervikalen Schwindel

Seit einem halben Jahrhundert stehen sich zwei anscheinend unvereinbare theoretische Konzepte gegenüber, wenn die Problematik der »zervikalen«, »zervikogenen« und/oder »zervikoenzephalen« Symptomatik zur Debatte steht. Entgegen aller Erfahrungen mit der immer schneller werdenden Halbwerts-Verfalls-Zeit von neuen wissenschaftlichen Sachverhalten haben sich hier die Fronten seit fast fünfzig Jahren so gut wie nicht bewegt. Sie haben sich eher verhärtet. Warum ist es anscheinend unmöglich, hier eine konsenzfähige wissenschaftlich fundierte Lösung zu finden?

Seit in den 40er Jahren in den USA das »Wiplash-Injury« für großes Aufsehen sorgte und als »Schleudertrauma« auch uns erreichte, ist es bis heute um dieses »problematische Phänomen« (Erdmann 1973) nicht zur Ruhe gekommen. Dieser unablässige Streit ist also keine deutsche Erfindung. Der Streit lebt von der **Antinomie**,

- dass der Heckaufprall keine grob-anatomischen Verletzungen hinterlässt,
- dass aber die Verkehrsopfer über eine charakteristische Symptomatik klagen, ja,
- dass sie sogar eine dem Arzt völlig »unverständliche« und dennoch gravierende Krankheits-Karriere zu gewärtigen haben.

Diese nicht weg zu diskutierende Diskrepanz zwischen **Ursache** und Wirkung hat nicht nur die Ärzte sondern auch die Versicherungen in Verlegenheit gebracht. Diese reagierten zuerst irritiert und dann – nicht immer zu Unrecht – mit rigorosem Misstrauen. Seither spielten auch **nicht-medizinische,** d. h. versicherungsrelevante und gutachterliche Interessen bei der hoch-zervikalen Problematik eine – eher ablehnende – Rolle. In extremer Verkürzung lässt sich der so entstandene »Frontverlauf« zwischen den konträren Positionen wie folgt beschrieben.

1.4.1   Die kritische bis ablehnende Position

Die Vertreter dieser Gruppierung argumentieren generell defensiv. Sie berufen sich primär auf pathologisch-anatomische Kategorien, d. h. auf somatische Unfallfolgen. Ihre Argumentation geht davon aus, dass der Kopfgelenkbereich ein Teil der Wirbelsäule bzw. des Bewegungssystems ist, und dass seine Gelenkmechanik und seine Pathologien genau so zu interpretieren und zu behandeln seien, wie jedes normale Gelenk auch. Alle knöchernen Strukturen, gelenkigen Einheiten, Weichteile u.s.w. würden im Verletzungsfall die gleiche Heilungsdauer und gleiche Heilungsverläufe aufweisen. Das sei durch die traumatologische Forschung und Empirie wissenschaftlich verlässlich untermauert. Davon könne es **keine Ausnahmen** geben.

Weiter wird darauf verwiesen, dass die bildgebenden Verfahren, denen ein hoher, »objektiver« diagnostischer Wert zugesprochen wird, durchweg keine Befunde liefern, die als »Beweise« für die Existenz der geklagten Beschwerden der Patienten dienen könnten. Besonders in Gutachten aus Begutachtungs-Instituten fällt auf, dass entweder die Existenz eines » hohen Zervikalsyndroms (»Synonym: »Zervikoenzephales Syndrom«) **gänzlich geleugnet wird** (z. B. Ludolf 1994, 1995; Schröter 1995), oder dass die einzelnen Symptome dieser Funktionsstörung des Kopfgelenkbereiches zwar aufgelistet, das zervikoenzephale Syndrom im Ganzen aber als »leere Worthülse« abgetan wird. Leider fehlt bei beiden Autoren der Ansatz, die glaubhaft geklagten Beschwerden, die klinischen Befunde und Verläufe pathophysiologisch oder gar ätiologisch widerspruchslos zu interpretieren.

Als Ersatz für eine überprüfbare Analyse der Beeinträchtigungen werden die »ungewöhnlichen Verläufe« entweder durch vorbestehende, »degenerative Verschleißerscheinungen« der HWS oder – wenn diese fehlen – durch »psychisches Fehlverhalten«, »psychosomatische Pathologien«, »Neurotisierungen« u.ä. »erklärt«, ohne dass die Autoren über eine hinreichende neuropsychologische, neurologische oder pychiatrische Kompetenz verfügen.
Von anderer wissenschaftlicher Qualität und anderem Gewicht sind die ablehnenden Stellungnahmen von bedeutenden Neurologen wie z. B. T. Brandt (München) und Poeck (Aachen). Hier handelt es sich offensichtlich um Missverständnisse und/oder um ein Fehlen an unmittelbarem interdisziplinärem Kontakt beim klinischen Umgang mit der oberen HWS von entsprechend verunfallten Patienten. **Brandt** spricht davon, dass es keinen Drehschwindel beim hohen Zervikalsyndrom gebe. Damit läuft er bei uns offene Türen ein. Seit mindestens 20–30 Jahren ist es selbstverständlich, dass – allein aus neurophysiologischen Gründen – zur Funktionsstörung des kraniozervikalen Überganges **nur eine Gleichgewichtsstörung** mit Übelkeit und Benommenheit gehört. Diese sehen wir zwar nicht regelmäßig, wohl aber häufig. Klinische Bilder, die als Otolithen

– Pathologien zu deuten wären, kommen dagegen sehr selten vor. **Poeck** argumentiert, dass es sehr verschiedene Pathologien gibt, die die gleichen Symptome oder Symptomen – Konstellationen aufweisen wie das hohe Zervikal-Syndrom. Diese Feststellung ist im diagnostischen Alltag eine Selbstverständlichkeit und eine Aufforderung differentialdiagnostisch weiter zu suchen.

Nicht die Ubiquität solcher Symptome ist von Bedeutung sondern die spezifische Konstellation der jeweiligen Befunde. Aus hiesiger Sicht sind die **glaubhaften Beschwerden** und die **klinischen Befunde** im **kraniozervikalen Übergang** differentialdiagnostisch der schlüssige **Beleg für das Vorhandensein eines zervikoenzephalen Syndroms.**

1.4.2 Die Position, die sich auf die Sonderstellung des kraniozervikalen Übergangs bezog

Dem gegenüber steht eine neurophysiologisch argumentierende Position, die von der wissenschaftlich gestützten These ausgeht, dass der kraniozervikale Übergang sehr wohl in wesentlichen Punkten von allen anderen gelenkigen Einheiten **unterschieden ist.**

Diese Unterschiede beginnen bei der Morphologie der knöchernen Elemente, deren Gelenk- und Bändermechanik, der muskulären Ausstattung und Dynamik, und kumuliert bei der völlig ungewöhnlich dichten und qualitativ reichhaltigen neuronalen Besiedelung – besonders der tiefen autochthonen – Nackenmuskulatur: dem »Rezeptorenfeld im Nacken«.
Wie bereits klargestellt, ist das »Rezeptorenfeld im Nacken« ein maßgebliches Systemteil eines neurophysiologischen Regelsystem, das – z. T. monosynaptisch – mit wichtigen Steuerungsinstanzen des Gehirns »vermascht« ist (Hassenstein 1987; Neuhuber 1998 u.v.a.). Diese neuronalen Umbauten und Sonder-Ausstattungen des kraniozervikalen Überganges mussten bei **Vertebraten,** die den Wechsel vom Wasser an Land bewältigt hatten, im beweglich gewordenen Kopf-Hals-Übergang installiert werden, damit die ständig wechselnden Positionsunterschiede zwischen Kopf, HWS und Körper ausgegli-

chen werden konnten (▶ s. Kap. »Phylogenese«). So lange dieser neurophysiologische Ausgleichsmechanismus im Steuerungs-System von aufrechter Haltung und Bewegung funktioniert, nehmen wir seine physiologischen Leistungen nicht wahr. Erst wenn Pathologien im Kopfgelenkbereich zu falschen Afferenzen aus dem Rezeptorenfeld im Nacken führen und diese im Hirnstamm »vegetative Beeinträchtigungen« auslösen (Störungen der Software), wird diese »Vermaschung« für den Patienten erlebbare Wirklichkeit.

Einer der prominentesten Biokybernetiker der Nachkriegszeit (Hassenstein 1987) hat schon in den 50er und 60er Jahren des letzten Jahrhunderts die Zwangsläufigkeiten dieser Regelmechanismen experimentell untermauert. Die Erkenntnisse dieser Autorengeneration stammen nicht primär aus neurophysiologischen Forschungen sondern aus der Informationstheorie, der Mathematik und der exakten Grundlagenforschung. Als neue Erkenntnis-Horizonte haben sie im » Neuland des Denkens« (Vester 1975) zum Verständnis beigetragen, dass nicht-mechanische sondern **biokybernetische** und/oder **systemtheoretische Gesetzmäßigkeiten** die bis dahin »unbegreiflichen« Leistungen der »lebendigen Natur« vollbringen. Diese neuen »Denkwerkzeuge« schließen auch den Begriff »**Funktion**« mit ein. Umgekehrt hinterlassen sie auch in unserem tagtäglichen ärztlichen Alltag nachhaltige praktische Spuren.

scheinbar unangreifbare Argumentations-Position. Dass eine somatisch-mechanistische Argumentation in krassem Gegensatz zur klinischen Wirklichkeit stand, wurde kaum wahrgenommen, ja gelegentlich gegen besseres Wissen verdrängt. Es waren anfangs vor allem HNO-Ärzte, die mit neuen wissenschaftlichen Erkenntnissen den Weg für ein neurophysiologisches Denken an der oberen HWS frei machten. Der »vertebrale Faktor« (mit Gleichgewichtsstörungen, Kopfschmerzen, Tinnitus u. ä.) wurde auf diese Weise allmählich bekannt und anerkannt. Die klassische Neurologie hielt sich eher auf skeptische Distanz, da sie mit ihrem diagnostischen Repertoire dieses Symptomenkomplexes bisher nicht habhaft zu werden vermochte.

Zusammenfassung

Die emotional geladenen Debatten um den **zervikalen Schwindel** sind ein Beispiel für die schwierigen Bemühungen um eine theoretische Basis der Manuellen Medizin im Zeitraum von 1950–2000. Die s.Z. völlig ungewohnte Argumentation, dass von der HWS eine spezifische Pathologie ausgelöst werden könne, rief von konservativer Seite her heftigen Widerstand hervor. Neben dem Beharrungsvermögen standen dahinter auch handfeste ökonomische Interessen versicherungsrechtlicher Natur. Der Hinweis auf die »objektiven« röntgenologischen Diagnosen wie Osteochondrosen, Spondylosen, Spondylarthrosen der unteren HWS waren eine

Literatur

Barré JA, Lieou LC (1927) Le syndrome sympathique arvieale postérieur. Schuler & Kind, Strasburg

Biedermann F (1954) Grundsätzliches zur Chiropraktik vom ärztlichen Standpunkt aus. Haug, Ulm

Bogduk N (2000) The evidence for an organic etiology. Arch Neurol 57(4): 590–601

Brocher JEW (1955) Die Occipito-cervikal-Gegend. Eine diagnostisch-pathogenetische Studie. Thieme, Stuttgart

Cramer A, Doering J, Gutmann G (1990) Geschichte der manuellen Medizin. Springer, Berlin Heidelberg New York

Decher H (1969) Die zervikalen Syndrome in der HNO-Heilkunde. Thieme, Stuttgart

Di Stefano G (1999) Das sog. Schleudertrauma. Neurophysiologische Defizite nach HWS-Traumata. Huber, Bern Göttingen

Dvorak J (1999) Halswirbelsäule. Thieme, Stuttgart

Erdmann H (1973) Die Schleuderverletzung der HWS. Hippokrates, Stuttgart

Fick D (1911) Handbuch der Anatomie, Teil III: Spezielle Gelenk- und Muskelmechanik. Fischer, Jena

Gutmann G (1953) Die obere HWS im Krankheitsgeschehen. Neuralmedizin

Gutmann G (1954) Der erste und zweite Halswirbel, therapeutische Möglichkeiten und Gefahren. Med Klin 49: 1315–1319

Gutmann G, Wolff HD (1959) Die Wirbelsäulenschäden als volkswirtschaftlicher Faktor. Hippokrates, Stuttgart, S 20, 207–714

Hassenstein B (1970) Biologische Kybernetik. Quelle & Meyer, Heidelberg

Hassenstein B (1987) Der Kopfgelenkbereich im Funktionsgefüge der Raumorientierung. Kybernetische bez. biokybernetische Gesichtspunkte. In: Wolff HD (Hrsg) Die Sonderstellung des KGB. Springer, Berlin Heidelberg New York

Hassenstein B (1988) Der Kopfgelenkbereich im Funktionsgefüge der Raumorientierung. Systemtheoretische bzw. biokybernetische Gesichtspunkte. In: Wolff HD (Hrsg) Die Sonderstellung des Kopfgelenkbereiches. Springer, Berlin Heidelberg New York

Hülse M (1983) Die zervikalen Gleichgewichtsstörungen. Springer, Berlin Heidelberg New York

Hülse M (1992) Gibt es einen zervikalen Schwindel? In: Hohmann D. et al. (Hrsg) Neuroorthopädie Nr. 5. Springer, Berlin Heidelberg New York

Ludolf E (1994) Das sog. Schleudertrauma der HWS. Die Rolle des Gutachters. In: Hierholzer G et al. (Hrsg) Traumatologie, aktueller Band 14. Thieme, Stuttgart

Ludolf E (1995) Primäre und sekundäre Diagnostik nach HWS.-Verletzungen als Verlaufsstrategie für die Therapie. In: Kügelgen B. (Hrsg) Neuroorthopädie Nr. 6. Springer, Berlin Heidelberg New York

Neuhuber WL (1998) Der kraniozervikale Übergang: Entwicklung, Gelenke, Muskulatur und Innervation. In: Hülse M, Neuhuber WL, Wolff HD (Hrsg) Der kranio-zervikale Übergang. Springer, Berlin Heidelberg New York, S 11–31

Nylen (1926) Experimenteller Kopflagennystagmus. Acta Otolaryngol Seite: 179

Peper W (1954) Technik der Chiropraktik, 2. Aufl. Haug, Ulm

Poeck K (2002) Zur neurologischen Begutachtung nach »HWS Schleudertrauma«. Akt Neurol 29: 288–294

Schröter (1995) Bedeutung und Anwendung verschiedener Einstellungsschemata der HWS-Verletzung. In: Kügelgen B. (Hrsg) Rechts- und Begutachtungsfragen. Acta Traumatol 39: 246–247

Seifert K (1989) Das sog. Globus-Syndrom. Therapiewoche 39: 3123

Seifert K (1993) Funktionelle Störung der Halswirbelsäule. In: Herberhold C (Hrsg) Otorhino-Laryngologie in Klinik und Praxis, Bd 3. Thieme, Stuttgart New York

Sollmann AH (1974) 5000 Jahre manuelle Medizin. Marzell, Puchheim München

Thoden T (1986) Der zervikale Schwindel. Münch Med Wochenschr 128

Vester F. (1975) Neuland des Denkens. Deutsche Verlagsanstalt, Stuttgart

Von Torklus D, Gehle W (1987) Die obere Halswirbelsäule, 3. Aufl. Thieme, Stuttgart

Wolff HD (1958) Zur Frage der zeitlichen und klinischen Indikation chiropraktischer Handgriffe. Therapie der Gegenwart 97: 14–18

Wolff HD (1962) Bemerkungen zur Theorie der manuellen Behandlungen von funktionellen Gelenkstörungen. In: Vortragsband »Les Therapeutiques medicinals des affections rhumatismales«, S 587–595

Wolff HD (1962) Wie weit kann Handgrifftherapie an der WS. Regulations-therapie sein? Landarzt 23: 995–1002

Wolff HD (1966) Chirotherapie. Versuch einer Bilanz. Landarzt 23: 995–1992

Wolff HD (1988) Die Sonderstellung des Kopfgelenkbereiches. Grundlagen, Klinik, Begutachtung, Springer, Berlin Heidelberg New York

Aktuelle Probleme

H.-D. Wolff

Im Mittelpunkt dieses Buches steht die **These,** dass der **kraniozervikale Übergang mit dem Kopfgelenkbereich eine Sonderstellung im Bewegungssystem einnimmt.** Diese Sonderstellung unterscheidet **die oberste HWS** (0/C1 bis C2/3) nicht nur von der »klassischen« HWS (C2/3 bis C6/7) sondern von der ganzen Wirbelsäule. Ihre Einzigartigkeit betrifft nicht nur die Anatomie und die Gelenkmechanik sondern auch die muskuläre und die neurophysiologische Ausstattung dieser Region. Hinzu kommt, dass die Neurophysiologie des Nackens auf vielfältige Art mit wichtigen Steuerungsinstanzen im Gehirn vermascht ist.

Die Summation von Besonderheiten findet eine einleuchtende Erklärung in der Entwicklungsgeschichte der Vertebraten (Wirbeltiere), in der vor ca. 400 Mio. Jahren bei der Besiedelung der Erde der Schädel von der oberen HWS gelöst wurde, weil die feste Kopf-Hals-Verzurrung hinderlich geworden war (▶ s. Kap. Phylogenese). Die **These von der Sonderstellung** des kraniozervikalen Übergangs ist also kein beliebiges theoretisches Konstrukt. Sie ist ein Jahrhunderte altes heilerisches Erfahrungsgut. Sie ist dann in den beiden letzten Jahrhunderten zu einem in sich geschlossenen systemtheoretischen Konzept ausgebaut worden. Dieser Wissens- und Erfahrungsgewinn hat sich bis heute – trotz aller noch ungeklärter Probleme – als verlässliches Fundament eines speziellen, diagnostischen und therapeutischen Handelns bewährt. Vor allem dann, wenn der kraniozervikale Übergang gestört oder verletzt ist, zeigt sich am eindrucksvollsten, wie vielfältig und beeinträchtigend die Schmerzen und Symptome dieser Region sind. Die **klinische Folge solch einer Störung** ist das **zervikoenzephale Syndrom.** Dieses komplexe und vielgestaltige Symptomenbündel ist leider nur wenig bekannt. Von einigen Autoren wird die Existenz dieses Syndroms in Frage gestellt, wenn nicht gar ganz geleugnet.

Der mangelnde Bekanntheitsgrad ist für die betroffenen Patienten eine folgenreiche – unnötige – Erfahrung. Jeder Patient hat normaler Weise in einem Umkreis von ca. 5o km seine Fachärzte und Krankenhäuser. Die Patienten mit hochzervikaler Symptomatik jedoch machen oft eine jahrelange Odyssee durch die verschiedensten Fachpraxen, Kliniken und Kuren durch, bevor sie Hilfe finden.

Fragt man, welche Probleme hier derzeit am dringlichsten sind, dann stehen die **Unfallfolgen bei Verkehrsopfern mit gravierenden Traumatisierungen des Kopfgelenkbereiches** im Vordergrund. Diese Problematik zieht sich als roter Faden durch alle klinischen Beiträge. Auf diese viel zu wenig bekannten Zusammenhänge sei von Anfang an aufmerksam gemacht, unabhängig davon, dass die speziellen Hinweise erst später folgen. Aktuelle Informationen belegen, dass ca. 500.000 entsprechend verunfallte Verkehrsopfer (»Schleuderverletzungen«) pro Jahr in der Bundesrepublik zu beklagen sind (ADAC 2002). Es kann davon ausgegangen werden, dass ca. 80% dieser Verletzten in wenigen Wochen oder Monaten geheilt sind. Auf keinen Fall aber darf dabei übersehen werden, dass im Gegensatz dazu ca. 15–20% dieser Verunfallten keine rasche Heilung finden. Bei ihnen kommt es zu unverhältnismäßig schweren klinischen Unfallfolgen und verlängerten Krankenzeiten. Sie gehen nicht selten einer therapieresistenten Krankheitskarriere entgegen. Bei solchen Patienten finden sich in weit überwiegender Zahl funktionelle und/oder somatische **Störungen und Leistungsdefizite im kraniozervikalen Übergang.** Es waren und sind vor allem diese Patienten und ihre Schicksale, die uns nach 20 bis 30 Jahren praktischer Erfahrungen mit ihnen veranlasst haben, das uns verfügbare theoretische und praktische Wissen hier vorzulegen.

Je häufiger man sich mit diesen Problemen konfrontiert sieht, desto dringlicher wird der Ruf nach gemeinsamen, interdisziplinären und wissenschaftlichen Anstrengungen um dieser »Sonder-Problematik« Herr zu werden. Es ist sicherlich anregend und nützlich, die aktuellen und praktischen Alltagsdinge von Zeit zu Zeit um grundlegende und übergreifende Perspektiven zu erweitern. Wenn es um die Frage geht, wie der Kopfgelenkbereich entstanden ist, erweist es sich als bereichernd, sich der Hilfe der Paläontologie (**Phylogenese** der Vertebraten) und der Entwicklungsbiologie (**Ontogenese** des Menschen) zu bedienen. Von Interesse ist ferner, wie lange schon frühere Generationen Behandlungsmöglichkeiten von Funktionsstörungen im kraniozervikalen Übergang kannten, und wie man damals – durchaus erfolgreich – damit zurecht gekommen ist. So spannt sich eine Kette von der Vergangenheit über den Status quo in eine Zukunft, in die wir unser Wissen weiterreichen.

Zusammenfassung

1. Immer noch gibt es eine Hemmschwelle aus Unkenntnissen, Vorurteilen und Missverständnissen, die im medizinischen Alltag und in der Bevölkerung den unbefangenen Umgang mit diesen »mysteriösen« Problemen blockieren.

2. Der Kopfgelenkbereich kann nicht mit den Kategorien der »klassischen« HWS verstanden werden.

3. Die Summe der Symptome einer Störung im kraniozervikalen Übergang wird als **das** zervikoenzephale Syndrom **zusammengefasst.**

4. Es ist ein bekanntes aber in keiner Weise gelöstes Problem, welche Schäden oder Traumen welche Symptome auslösen.

5. Während nur ein geringer Prozentsatz der **ambulanten Patienten** über einen langsamen Beginn der Symptomatik klagen, sind die weitaus häufigsten Patienten Opfer von Kfz-Unfällen, die den Kopfgelenkbereich betroffen haben.

6. Es sind diese **Unfallfolgen der ca. 20% Schwerstverletzten,** die die größten therapeutischen Schwierigkeiten machen und uns vor bisher ungelöste Probleme stellen. Sie sind oft therapieresistent und haben eine schlechte bis infauste Prognose zu gewärtigen.

7. Zu diesen medizinischen Problemen gesellen sich dann noch versicherungsrechtliche und juristische Probleme, die, die Lebensqualität und die Sorgen der Patienten weiter belasten.

II   Grundlagen/Systemtheorie

Der Kopfgelenkbereich im Funktionsgefüge der Raumorientierung: systemtheoretische bzw. biokybernetische Gesichtspunkte

B. Hassenstein

Von funktionellen Störungen an bestimmten einzelnen Gelenken würde ohne vorangehende Erfahrung kaum jemand vermuten, sie konnten sekundäre Wirkungen auf Sinnesfunktionen verschiedener Modalitäten oder gar auf allgemeine Funktionszustände des Zentralnervensystems ausüben. Für die allermeisten der weit über 200 Gelenke des Menschen trifft dies auch nicht zu; doch gilt es für den nur wenige Einzelgelenke umfassenden Kopfgelenkbereich. Wie ist dies funktionell zu verstehen? Der folgende Beitrag soll in die Diskussion über die Physiologie des Kopfgelenkbereichs eine Denkweise einbringen, die in der vergleichenden Physiologie v. a. von Albrecht Bethe (Ordinarius für Physiologie in Frankfurt; 1872–1954) und Erich von Holst (zuletzt am Max-Planck-Institut für Verhaltensphysiologie Seewiesen; 1908–1962) entwickelt wurde: die biologische Systemtheorie, auch Biokybernetik genannt.

Ein Charakteristikum dieser Denkweise besteht in folgendem: Die Bewegungssteuerung wird nicht als Bündel von Reflexen betrachtet, sondern als Ergebnis einer Datenverarbeitung für zahlreiche gleichzeitig empfangene biologische Signale. Hieraus können bei isolierter Reizung Reflexe als isolierte Verhaltensantworten folgen; doch sind die Reflexe nicht als die elementaren Bausteine der Verhaltenssteuerung zu betrachten. Im Zentrum des Interesses dieser Tagung steht die Beweglichkeit – zwischen Körper und Kopf und – zwischen Kopf und Augen.

Ein kleiner Demonstrationsversuch, der einige Probleme der Koordination dieser Bewegungen gut zum Ausdruck bringt, ist der Nick-/Leseversuch (englisch: »nod and read experiment«; Hassenstein 1965).

> **Fallbeispiel**
> Wie in ◘ Abb. 3.1 dargestellt, nimmt die Versuchsperson (Vp) ein Buch oder eine Zeitung zur Hand und hält den Text mit ausgestreckten Armen etwa waagerecht vor sich; es soll gerade noch gut möglich sein, den Text zu lesen. Nun werden 2 Versuche durchgeführt:
> ▬ **1. Versuch:** Der Kopf wird in mittlerer Geschwindigkeit in »nickender« Bewegung abwechselnd gesenkt und gehoben. Eine Einzelbewegung dauert etwa 1 s. Dabei bleibt der Blick auf das Papier gerichtet. Die Augen müssen also die Kopfbewegungen ausgleichen (»kompensieren«). Ergebnis: Man kann trotz der Bewegungen ungehindert lesen.

▬ **2. Versuch:** Der Kopf wird stillgehalten; dafür wird mit den Armen das Papier auf- und ab bewegt. Die Bewegungen sollen ungefähr die gleiche Winkelgeschwindigkeit haben wie zuvor; auch der überstrichene Winkel soll etwa gleich sein, so dss die Bewegungen der Augen in den Augenhöhlen, die notwendig sind, um den zu lesenden Text im Blick zu behalten, in ihrem Winkelmaß denen im 1. Versuch entsprechen. Ergebnis: Obwohl die Augen innerhalb ihrer Hohlen dieselben Bewegungen ausführen wie im 1. Versuch, gelingt das Lesen viel schlechter. Die Buchstaben verschwimmen für manche Beobachter so sehr, dass sie überhaupt nicht mehr zu lesen sind. Erklärung: Die willkürliche Kopfbewegung schliesst eine winkelgetreue Gegensteuerung der Augenbewegungen ein (auch bei geschlossenen Lidern tastbar). Dadurch bleibt bei offenen Augen die Beziehung zwischen Netzhaut und Sehobjekt konstant, und das Lesen ist ungestört. Bei der Bewegung des Textes mit den eigenen Armen stellt das Zentralnervensystem jedoch keine entsprechenden Gegensteuerimpulse für die Augapfel zur Verfugung. Die Augen müssen daher dem bewegten Seheindruck folgen, so als ob das Sehobjekt von jemand anderem bewegt würde (man kann letzteres auch als Vergleichsversuch durchführen). Um eine Bewegung visuell wahrzunehmen und darauf reagieren zu können, muss nun notwendigerweise bereits eine Bildverschiebung stattgefunden haben, weil diese ja den auslösenden Reiz darstellt. Diese Bildverschiebung aber stört das Formensehen, das auf Bildkonstanz angewiesen ist. Darum ist das Lesen im 2. Versuch gestört. Rein visuell ausgelöste Folgebewegungen führen also nicht zum bestmöglichen Gestaltsehergebnis. Das beste Lesen wird erreicht durch von innen gesteuerte Gegenbewegung der Augen zu willkürlichen Winkelbewegungen des Kopfes.

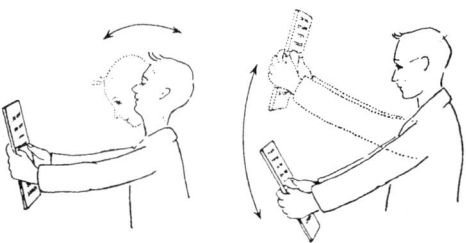

◘ **Abb. 3.1** Nick-/Leseversuch. (Nach Hassenstein 1965)

3.1 Jederzeit abrufbare Informationswerte der Raumlageorientierung

Zu jeder Zeit sind im menschlichen Zentralnervensystem 4 Informationswerte der Raumlage repräsentiert:

— die Position des Kopfes relativ zum Schwerelot,

— etwaige Drehbewegungen des Kopfes relativ zur Umwelt,

— die Position des Körpers relativ zum Schwerelot,

— etwaige Drehbewegungen des Körpers relativ zur Umwelt.

Der Biologe fragt nach der funktionellen Bedeutung dieser dauernden Repräsentation von 4 Zustandsvariablen. Die Antwort lautet: Immer wenn eine ungewollte Abweichung des Kopfes oder Körpers von der Soll-Position eine Gegenregulierung erfordert, sind bei unterschiedlichen Körper- und Kopfpositionen auch andere Korrekturreaktionen erforderlich. Das gleiche gilt naturgemäß für jede spontane willkürliche Körperbewegung. Bei der Organisation von Körperaktivitäten muss daher jederzeit die Information über die augenblickliche Lage und den Bewegungszustand von Kopf und Körper eingeholt und funktionsgerecht eingerechnet werden können. Dazu müssen die genannten 4 Informationswerte jederzeit existieren und abrufbar sein. Zur Gewinnung und dauernden Kontrolle der 4 Informationswerte dienen nun die Meldungen von mehr als 6 Sinnesorgansystemen zusammen, vor allem:

— Meldungen der Statolithen (Otolithen) über die Richtung der Schwerkraft,

— Meldungen der Drehbeschleunigungsmesser des Bogengangsystems; diese werden der mathematischen Operation der zeitlichen Integration unterworfen. um dann als Drehbewegungsmeldungen in die Raumorientierung einzugehen,

— Meldungen der Augen über Drehbewegungen relativ zur Umgebung,

— Meldungen der Ohren über die Richtung von Schallquellen; – Berührungs- und Druckmeldungen der Haut, z. B. der Fußsohlen,

— Sinnesmeldungen über die Position des Kopfes relativ zum Rumpf.

Letzteren wird themabedingt in der folgenden Erörterung besondere Aufmerksamkeit gelten. Hierzu sei jedoch zunächst noch auf eine methodische Voraussetzung hingewiesen: Sinnesmeldungen lassen sich in der Regel als Messwerte auffassen. Wo Messwerte vorliegen, darf man nach der Art der Messskala fragen, auf welche sie projiziert werden. Im Fall der Raumorientierung ist diese Messskala natürlich nicht eindimensional linear wie die Skalen der Temperaturen oder der Lautstärken, sonder es handelt sich um Winkelangaben (einschließlich Winkeländerungsmeldungen), und diese bilden eine zirkuläre Skala. Will man dies in einer Kurzformel ausdrücken, so lautet diese für jeden beliebigen Winkelwert: $\alpha = 360° + \alpha$.

So etwas wäre für Temperaturen oder sonstige Messwerte auf einer linearen Skala undenkbar.

3.2 Gegenseitige Bestätigung

Fragt man nun nach der Art und Weise, in der die Daten der Statolithen, der Bogengänge, des Sehens und des Richtungshörens zu einer Positionsmeldung verrechnet werden, so handelt es sich um den logisch eigentümlichen Vorgang der gegenseitigen Bestätigung: Melden beispielsweise die Bogengänge und die Augen je eine relative Drehgeschwindigkeit zur Umgebung von 90°/s, so bestätigen sich diese Meldungen gegenseitig; es wäre absurd, wenn sie sich addierten und damit den falschen Wert von 180°/s ergäben. Ein augenfälliges Beispiel für den Vorgang der »Bestätigung« im Unterschied zur Addition bietet der Gesichtssinn: Betrachtet man die Umwelt zunächst mit einem Auge und öffnet dann das andere, so wird das wahrgenommene Bild nicht heller, obwohl der visuelle Kortex den doppelten Signaleinstrom empfängt; würde statt dessen der Lichtwelleneinstrom in eines der Augen schlagartig verdoppelt, so würde man das als Helligkeitssprung wahrnehmen (was man beispielsweise durch Manipulation am Fernsehapparat reproduzieren kann). Der funktionelle Sinn des Datenverarbeitungsmodus der »Bestätigung« liegt naturgemäß darin, dass die Sinnesorgane der Raumorientierung auf diese Weise problemlos zusammenarbeiten, wenn sie parallel zueinander tätig sind, sich aber auch gegenseitig ohne Bruch in ihrer Funktion ablösen und vertreten können, beispielsweise beim Übergang aus dem Hellen (Labyrinth und Auge tätig) in lichtlose Dunkelheit (nur Labyrinth tätig). Bezeichnet man die Wahrnehmung mit W, den wahrgenommenen

Positionswinkel mit α und die verschiedenen Sinnesmodalitäten mit den Ziffern 1 und 2, so lautet die mathematisch-logische Formel für das Prinzip der »Bestätigung«:

$$WI(a) = W2(a) = \frac{W}{(a) + W2(a)}.$$

3.3   Winkelsubtraktion

Ganz anders aber werden die Winkelmeldungen des Kopfgelenkbereichs verrechnet: Sie bestätigen nicht die Meldungen des Labyrinths, der Augen und der Ohren, sondern sie werden von diesen vor der Bildung des Raumlage-Endergebnisses subtrahiert. Warum das funktionell unumgänglich ist, ergibt sich aus folgender Überlegung:

Die Gleichgewichtskorrekturreaktionen der Beine, Arme und des Achsenskeletts bestimmen die Raumlage nicht des Kopfes, sondern des Rumpfes. Die Raumlagesinnesorgane (Statolithen, Bogengange, Augen) befinden sich dagegen im Kopf, registrieren also primär dessen Position und Bewegungszustand. Das Auswertungsendergebnis, das die Gleichgewichtsreaktionen steuert – und auch ins Bewusstsein eintritt!-, bezieht sich jedoch nicht auf die Position des Kopfes, sondern auf die des Rumpfes. Um diesen Funktionswert zu gewinnen, gibt es gar keinen anderen Weg, als die Labyrinth- und Augenmeldungen durch die jeweils bestehenden Kopf- Rumpf-Beziehungen zu korrigieren, d. h. alle existierenden Winkelwerte zwischen Kopf und Körperachse von den primär wahrgenommenen kopfbezogenen Werten zu subtrahieren; denn erst das ergibt in allen 3 Dimensionen die Position des Rumpfes. Hierbei handelt es sich um einen Spezialfall für die in der Raumorientierung gültige triviale allgemeine biokybernetische Beziehung zwischen Sinnesorgan und Sinnesorganträger: Die Körperposition ergibt sich aus den Positionsmeldungen der Sinnesorgane abzüglich etwaiger Meldungen über die Position des Sinnesorganträgers relativ zum Körper; durch den Sinnesorganträger registrierte bzw. durch ihn hervorgebrachte Winkeländerungen zwischen Körper und Sinnesorgan werden daher in die Sinnesorganmeldungen quantitativ eingerechnet, indem sie von ihnen subtrahiert werden. Auf den Kopfgelenkbereich des Menschen bezogen heißt das beispielsweise: Wenn bei ruhigem Stehen durch aktives oder passives Nicken, Drehen oder Zur-Seite-

Neigen des Kopfes keine Raumlagestabilisierungsreflexe, wie etwa bei einem unfreiwilligen Sturz, ausgelöst und auch keine Positionsänderungen des eigenen Körpers subjektiv empfunden werden, so liegt das an der mathematischen Subtraktion der entstehenden Sinnesmeldungen über die Kopfstellung aus dem Kopfgelenkbereich von den übrigen, einander bestätigenden Meldungen (zu vermuten, hier seien eher kognitive Einsichten verantwortlich, würde nicht mit der Unfähigkeit zusammenpassen, etwaige pathologische Fehlmeldungen der Raumlagesinne durch verstandesmäßige Einsicht zu korrigieren).

Auf kürzeste Form zusammengedrängt, lautet die Aussage dieses Absatzes, wenn man den Buchstaben W für »Wahrnehmung der Raumlage« verwendet: W(Rumpf) = W(Kopf)–W(Winkel Kopf/ Rumpf).

Darin steckt für den Kopfgelenkbereich folgende Konsequenz: Er ist nicht nur ein Organ motorischer Beweglichkeit, sondern auch ein Sinnesorgan. Über alle Winkelbeziehungen zwischen Halswirbeln müssen Winkelmeldungen an die beschriebene Raumlageinstanz gelangen, wo sie mit denen der Labyrinthe und Augen zusammenwirken. Sie müssen ihnen in der Präzision etwa gleichkommen; denn die Genauigkeit des Gesamtsystems kann die Genauigkeit des am wenigsten präzise arbeitenden Teilsystems nicht überschreiten.

3.4   Ruhefrequenz

Im Hintergrund der eben durchgeführten Erörterung steht natürlich das Anliegen, pathologische Raumlageempfindungen, wie etwa den Drehschwindel, funktionell besser zu verstehen. Hierzu ist aber zusätzlich noch etwas weiteres zu bedenken: Der Skalenwert 0, also die Meldung »kein Reiz«, wird bei der Übertragung vom Sinnesorgan zum Zentralnervensystem in der Regel nicht durch die physiologische Nervenimpulsfrequenz 0, also »keine Impulse«, ausgedrückt, sondern durch eine Ruhefrequenz von beispielsweise 10 oder 40 Impulsen/s. Dies bietet zwei funktionelle Vorteile:

1. Ein sehr schwacher Reiz würde ohne Mitwirkung einer Ruhefrequenz durch eine Frequenzerhöhung von 0 auf beispielsweise 1 Impuls/s wiedergegeben werden, wäre also am Empfän-

ger, da dort nur jede Sekunde ein Impuls einträfe, erst nach frühestens 2 s quantitativ erfaßbar; bei Verwendung der Ruhefrequenz 10 Impulse/s würde aber derselbe schwache Reiz zur Frequenz 11 Impulse/s führen, und das Ergebnis wäre nach dem Bruchteil einer Sekunde übermittelt; die Information kann daher vom Empfänger in viel kürzerer Zeit quantitativ erfaßt werden.

2. Eine Ruhefrequenz macht Abweichungen in zwei Richtungen (plus oder minus) übertragbar (durch Frequenzänderungen von 10 zu 11 oder zu 9 Impulsen/s), was sonst unmöglich wäre.

Nach alledem sind im Rahmen der Raumlagedatenverarbeitung die beiden Prozesse »Bestätigung« und »Subtraktion« zwangsläufig als so beschaffen zu betrachten, dass der Signalwert 0 durch bestimmte Ruhefrequenzen wiedergegeben wird. Wie diese dann im einzelnen verrechnet werden, braucht hier nicht erörtert zu werden.

So sinnreich das Prinzip der Ruhefrequenz für die periphere Signalübertragung auch ist, so birgt es doch die Gefahr einer speziellen pathologischen Störung in sich: Falls das Sinnesorgan einmal ausfällt, bedeutet die daraufhin im Zentrum eintreffende Impulsfrequenz 0 nicht »kein Reiz empfangen«, sondern »extreme negative Abweichung von der den Reiz 0 repräsentierenden Ruhefrequenz«, und das wiederum bedeutet: maximaler einseitiger Reiz. Daraus können, sofern es sich um Raumlagesinnesmeldungen handelt, theoretisch zwei ganz unterschiedliche Konsequenzen folgen:

Erste denkbare Konsequenz: Das Ausfallen des Sinnesorgans führt zur Wahrnehmung einer extremen Abweichung des Körpers von der Normallage und u. U. zu entsprechenden automatischen Kompensationsreaktionen. Ein solcher Effekt ließ sich besonders deutlich bei Fischen des freien Wassers (Gegensatz: Bodenfische) beobachten, denen experimentell ein Labyrinth entfernt wurde: Entweder nehmen diese Tiere permanent eine Schräglage ein oder sie rotieren sogar zeitweise um ihre Längsachse. Die Erscheinung verschwindet erst im Lauf von einigen Tagen (v. Holst 1948), kann aber als Folge von Aufregung vorübergehend wiederkehren.

Zweite denkbare Konsequenz: Die durch den Ausfall eines Sinnesorgans und dessen Ruhefrequenz bedingte Raumlagefehlmeldung würde in die obengenannte »Bestätigungsinstanz« gelangen. Dort aber würde sie die sonstigen eintreffenden Positionsmeldungen gar nicht bestätigen, sondern mit ihnen in krassen Widerspruch treten. Die möglichen sekundären Folgen einer solchen Diskordanz seien erst ab S. 13 dieses Referats näher betrachtet. Wir kehren zunächst noch einmal zur ersten denkbaren Konsequenz des Ausfalls einer Raumlagesinnesmeldung zurück, einer extremen Fehlinformation über die Raumlage: Aus den vorangegangenen Erörterungen folgt eine für die Anfangsphase biokybernetischer Untersuchungen typische »Wenn-Dann-Aussage«: Wenn 1) die Sinnesmeldungen über die jeweilige Kopf-Rumpf-Winkelbeziehung, an deren Existenz wegen ihrer physiologischen Notwendigkeit nicht zu zweifeln ist, aus dem Kopfgelenkbereich (und nicht aus Muskeln oder der Halshaut) stammen und wenn 2) in ihnen das Kodierungsprinzip der Ruhefrequenz verwirklicht ist, dann müssen der Ausfall oder die pathologische Veränderung dieser Sinnesmeldungen Fehlinformationen über die jeweilige Raumlage zur Folge haben. Wären diese Fehlinformationen statisch, würden sie eine nicht existierende Körperlage, wären sie kinetisch, würden sie eine Drehung im Raum vortäuschen bzw. zum Bewusstsein bringen. Letzteres wäre mit dem Phänomen des Drehschwindels identisch, der sich durch diesen Gedankengang – unter den angegebenen Voraussetzungen – als zwingende Konsequenz von Ausfallen oder Änderungen von Kopfstellung – Sinnesmeldungen aus dem Kopfgelenkbereich herausstellen würde.

3.5   Efferenzkopie

Außer Sinnesmeldungen und Ruhefrequenzen gelangt noch eine weitere Art von Eingangssignalen in die zentralnervöse Raumlage-Registrierungs-Instanz: die Efferenzkopie von zentralnervösen Bewegungskommandos. Die Existenz und die Wirksamkeit von Efferenzkopien – nach dem »Reafferenzprinzip« von v. Holst u. Mittelstaedt (1950) – lassen sich am anschaulichsten an einem eigentlich trivialen, aus 2 Teilen bestehenden Versuch demonstrieren:

Versuch a: Man halte ein Auge mit der Hand zu. Bei unbewegtem Kopf lasse man den Blick des freien Auges nach oben, nach unten und nach den Seiten schweifen. Dadurch bewegt man die Augäpfel in ihren Höhlen in verschiedene Richtungen. Niemand wird dabei unerwartete oder bemerkenswerte Beobachtungen machen, etwa die, dass sich – anstatt des Blickes – die Umwelt zu bewegen scheint.

Versuch b: Man hält ein Auge mit der Hand zu und bewegt mit der anderen Hand ganz vorsichtig den Augapfel des freien Auges, z. B. drückt man mit dem Zeigefinger ein wenig unterhalb des äußeren Augenwinkels auf das untere Lid oder man fasst das untere Lid mit Daumen und Zeigefinger, indem man eine kleine Falte abhebt, und zieht ganz schwach und ruckweise daran. Jetzt hat man, wenn man es richtig macht, den unerwarteten Eindruck, die Umwelt bewege sich. Wir unterliegen also einer Bewegungstäuschung. Diese verschwindet auch nicht, wenn man sich gedanklich klar macht, dass man einer Täuschung unterliegt. Sie entsteht bei Versuch a niemals. Offensichtlich wird in Versuch b die zuständige Datenverarbeitung nicht davon unterrichtet, dass die wahrgenommene Bildverschiebung auf einer Augapfeldrehung beruht; so wird fälschlich eine Umweltbewegung registriert.

Deutung: Die zentralnervöse Auswertungsinstanz für Bildverschiebungen auf der Retina scheint in Versuch b – anders als im Versuch a – nicht über die Konsequenzen der eigenen Fingerbewegungen informiert zu werden, ähnlich wie dies beim eingangs beschriebenen Nick-Leseversuch hinsichtlich der Armbewegungen der Fall war. Dementsprechend zeigen sich erwartungsgemäss gleiche Scheinbewegungen, wenn die Augäpfel nicht von den eigenen Fingern, sondern von einer anderen Person bewegt werden. Daher lässt sich die Erfahrung von Versuch b folgendermaßen verallgemeinern: Fremdbestimmte (= passive) Augenbewegungen führen zu der durch den Willen nicht kompensierbaren Wahrnehmung einer relativen Umweltbewegung. Bei der aktiven Augapfeldrehung durch Kontraktion der eigenen Augenmuskeln (Versuch a) geschieht folglich etwas, was die Wahrnehmungskonsequenz der retinalen Bildverschiebung abändert: Die retinale Bildverschiebung wird zwar als solche perzipiert, aber nicht als Umweltbewegung wahrgenommen. Mit anderen Worten: Für die Wahrnehmung von Umweltbewegung wird, formal betrachtet, der von den Augenmuskeln verursachte Bildverschiebungsbetrag von dem wahrgenommenen Bildverschiebungsbetrag subtrahiert, bevor der (relative) Umweltbewegungsbetrag zum Bewusstsein kommt. Diesen Zusammenhang kann man mit folgender Formel ausdrücken: retinale Bildverschiebung β – aktive Augendrehung α = wahrgenommene relative Umweltbewegung γ bzw. $\beta - \alpha = \gamma$ drückt eine beobachtbare mathematische Beziehung zwischen einer Reizsituation β, einer motorischen Aktion α und einer Wahrnehmung γ aus. Diese mathematische Beziehung ist zugleich die Beschreibung eines realen physiologischen Geschehens, einer Datenverarbeitung. An welcher Stelle des Zentralnervensystems sich diese abspielt und welche physiologischen Einzelprozesse ihr zugrunde liegen, ist noch unbekannt. Doch lässt sich biokybernetisch formulieren, was zur Verwirklichung dieses realen funktionellen Zusammenhangs hinreichend und notwendig ist:

1. ein physiologisches Signal β, das den Winkelwert der retinalen Bildverschiebung repräsentiert;
2. ein physiologisches Signal α, das den Winkelwert der von den Augenmuskeln hervorgebrachten Augenbewegungen repräsentiert;
3. eine periphere oder zentralnervöse Instanz, die den 2. Winkelwert vom 1. mathematisch subtrahiert;
4. eine Instanz, die den so entstandenen Differenzbetrag γ als Wahrnehmung zum Bewusstsein bringt.

Die Kernfrage dieses Abschnitts lautet nun: Welchen Ursprung hat das eben unter 2) genannte physiologische Signal α, das die Winkelwerte der von den Augenmuskeln hervorgebrachten Augenbewegungen repräsentiert? Die jeweilige Augenstellung relativ zum Kopf ist zunächst natürlich durch die jeweiligen Längen der verschiedenen Augenmuskeln repräsentiert; doch kommen diese nicht als Quelle für die erforderlichen physiologischen Signale in Frage: Bei aktiven und passiven Augapfeldrehungen ändern sich die Augenmuskellängen gleichartig. Hiernach erhebt sich die Frage: Welche Quelle kommt für physiologische Signale α in Frage, die allein aktive, nicht aber passive Augenbewegungen widerspiegeln?

Hierfür bietet sich das steuernde zentralnervöse Kommando selbst an. Die durch Gl. 3 beschriebene funktionelle Leistung würde dadurch erbracht werden, dass ein dem Augenbewegungskommando quantitativ gleichendes Signal erzeugt und als Winkeländerungswert α vom retinalen Bildverschiebungswinkelwert β subtrahiert würde. Hierzu wäre im Prinzip nichts weiter erforderlich, als dass von der Nervenbahn, die das Augenbewegungskommando überträgt, eine kollaterale Bahn abzweigen würde: sie würde automatisch stets dasselbe Signal führen wie die Kommandobahn. Dieses Signal wäre so etwas wie ein Duplikat bzw. eine Kopie des Kommandos. Das gedankliche Konzept für ein derartiges Signal stammt von v. Holst u. Mittelstaedt (1950); sie nannten es sinngemäss Efferenzkopie. Die Efferenzkopie wäre im ungestörten Normalfall quantitativ äquivalent zur Augenstellungsmeldung aus den Muskeln; diese Äquivalenz zwischen Kommando und Ausführung kann bei Augenbewegungen vorausgesetzt werden, weil hier die Ausführung der Kommandos keinen unvorhersehbaren wechselnden mechanischen Widerständen begegnet, wie dies etwa bei Extremitätenbewegungen der Fall ist.

Bevor diskutiert wird, ob der eben beschriebene funktionelle Zusammenhang tatsächlich verwirklicht ist, sei er durch ◘ Abb. 3.2 graphisch dargestellt: Die rechte senkrechte Bahn geht vom Zentrum aus und überträgt das Kommando für die Augenbewegung; eine Abzweigung nach links überträgt die eben definierte Efferenzkopie zur Subtraktionsinstanz. Das Sinnesorgan (links unten) nimmt Relativbewegungen zwischen Umwelt und Sinnesorgan wahr. Die unkorrigierten Meldungen dieses Sinnesorgans repräsentieren noch die Summe aus solchen Meldungen, die durch die Eigenaktivität – hier Eigendrehung – des Sinnesorgans hervorgerufen wurden (Reafferenz genannt), zuzüglich eventueller Meldungen von unabhängigen Umweltgeschehnissen (Exafferenz). Nun erfolgt die Subtraktion: Die Reafferenz spiegelt quantitativ das Augenbewegungskommando und damit auch dessen Kopie, die Efferenzkopie, wider; durch deren Subtraktion wird daher die Reafferenz aus der Sinnesorganmeldung eliminiert. Übrig bleibt die Exafferenz, also die Meldung über nicht vom Organismus selbst aktiv hervorgebrachte Änderungen seiner Umweltbeziehungen.

Die Existenz und Wirksamkeit der Efferenzkopie der Augenbewegungskommandos nach ◘ Abb. 3.2 lässt sich durch mehrere unabhängige Beobachtungen überzeugend belegen (Hassenstein 1965). An dieser Stelle seien die visuellen Bewegungstäuschungen bei Augenmuskellähmungen genannt: Blicksprungkommandos lassen sich auch bei Augenmuskellähmungen nicht unterdrücken, werden aber nicht befolgt; sie erzeugen trotzdem Efferenzkopien. Wegen der nicht erfolgenden Blickbewegungen sendet die Retina keine der Efferenzkopie entspre-

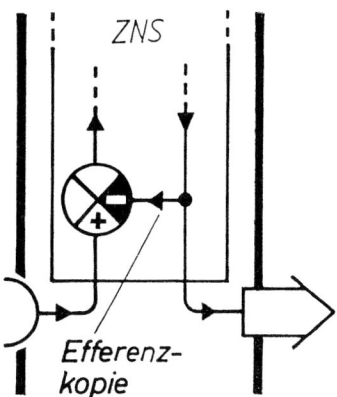

◘ **Abb. 3.2** Reafferenzprinzip (Erklärung s. Text)

chende Reafferenz. Daher können Reafferenz und Efferenzkopie einander nicht wie sonst auslöschen. Von der Subtraktionsinstanz aus läuft daher jetzt die nichtkompensierte negative Efferenzkopie ins Zentrum, wo sie als Exafferenz gewertet und dementsprechend als (unzutreffende) Wahrnehmung einer Umweltbewegung ins Bewusstsein tritt. Die bekannten, überaus störenden visuellen Bewegungstäuschungen bei Augenmuskellähmungen bringen also die Efferenzkopien der nicht unterdrückbaren Augenbewegungskommandos zur Erscheinung. Die Efferenzkopie zeigt hier den zusätzlichen Charakter einer Bewegungserwartung; wird diese nicht erfüllt, d. h. durch keine tatsächliche Bildverschiebung bestätigt, so wandelt sie sich zur Ursache einer visuellen Scheinbewegung.

Hiermit ist am Beispiel der Augenbewegungen dargelegt worden: Außer Sinnesmeldungen und Ruhefrequenzen gehören auch Efferenzkopien zu den Eingangssignalen für diejenige Instanz, die, wie auf S. 2 f. beschrieben, die jederzeit abrufbaren Informationswerte über die Raumlage von Kopf und Körper in sich repräsentiert. Man muss möglicherweise auch in anderen Sinnessystemen als dem visuellen mit dem Auftreten und Wirksamwerden von Efferenzkopien rechnen.

3.6 Schwindel

Raumlagewahrnehmungen können von der unlustbetonten Empfindung des Schwindels begleitet sein. Die Ursachen sind überaus verschieden: widersprüchliche Meldungen verschiedener Raumlagesinnesorgane, wie z. B. nach Schluss eines langdauernden, schnellen Walzertanzes (Widerspruch zwischen Bewegungsmeldungen des Labyrinths und Seheindrücken); Funktionsmängel von Gleichgewichtsorganen; visuelle Wahrnehmung eines steilen Abgrunds. Die Schwindelempfindung ist mit zwei anderen unlustbehafteten Gefühlen vergleichbar, dem Schmerz und der Angst. Auf Schmerz und Angst reagieren Menschen und Tiere durch Entfernen der Schmerzursache oder Flucht vor der Gefahr.

Als allgemeine, vermutlich angeborene Reaktion auf Schwindelgefühle kann das Verbessern der Vorsorge gegen den Gleichgewichtsverlust gelten, beispielsweise durch Sich-Festhalten, breitbeiniges Stehen oder Sich-entfernen vom steilen Abgrund. Der Schwindel ist somit als ebenso natürlich und lebenswichtig anzusehen wie Schmerz und Angst und muss, gerade auch wenn kein Anlass erkennbar ist, als Indikator für eine funktionelle Störung ernst genommen werden.

3.7   Nystagmus

Im Zusammenhang mit dem Kopfgelenkbereich spielt der Nystagmus als Indikator für Fehlfunktionen der Raumlageorientierung eine Rolle. Störungen im Kopfgelenkbereich können einen Nystagmus auslösen. Wenn Gleichgewichtsstörungen und Drehschwindel zugleich auftreten, hat nach Hülse (1983) der Nystagmus als objektives Indiz für die Gleichgewichtsstörungen zu gelten; denn Gleichgewichtsstörungen sind als solche schwer messbar, und Schwindel ist primär nur ein subjektives Phänomen, das möglichst der Objektivierung bedarf.

3.7.1   Biologischer Sinn und Richtung des Nystagmus

In biologischer Sicht ist der Nystagmus ein Bewegungsprogramm der Augäpfel zum Ermöglichen des ungestörten Formen- und Gestaltsehens trotz Relativbewegungen zwischen Kopf und Umwelt. Aufgabe ist daher das Herbeiführen zumindest kurzdauernder stabiler Raumbeziehungen zwischen Auge und Umwelt, weil dies für das Gestaltsehen erforderlich ist. Die Phasen der stabilen Beziehung sind die langsamen Phasen des Nystagmus. Dabei folgen die Augen der gesehenen Umweltbewegung.

Daher sind die langsamen Phasen auch das funktionell wichtigere am Nystagmus. Die schnellen Sakkaden sind nicht zum Sehen da, sondern dazu, die Augäpfel – falls erforderlich – durch Überholen der relativen Kopfdrehbewegung in eine Position zur gesehenen Umwelt zu bringen, die dann während der langsamen Phase möglichst lange beibehalten werden kann.

Wenn man bei einem Nystagmus von dessen Richtung spricht, so hält man sich nicht an die langsamen Phasen, obwohl diese funktionell das wichtigere sind, sondern an die schnellen Phasen, weil sie auffälliger sind. Nur aus dieser nomenklatorischen Festlegung ergibt sich der Satz: Die Kopfdrehung geht einher mit einem Nystagmus »in derselben Drehrichtung«. Die bisweilen geäußerte Hypothese, die schnelle, der relativen Kopfdrehung vorauseilende Nystagmusphase habe den funktionellen Sinn, neu am voreilenden Blickfeldrand Auftauchendes schnellstmöglich ins Auge zu fassen, hat im Vergleich zur vorher genannten Auffassung kein Gewicht.

3.7.2   Nystagmus ohne Sichtkontakt mit der Umwelt

Der pathologische Nystagmus wird
- bei geschlossenen Augen,
- in der Dunkelheit oder
- mit der Frenzel-Brille

registriert. Daher ist nun der Nystagmus ohne Sichtkontakt zu besprechen, wie er im physiologischen Normalgeschehen vorkommt.

Ein leicht durchführbarer, eigentlich trivialer und doch lehrreicher Versuch ist der folgende: Man legt die Endglieder der Finger auf die geschlossenen Augenlider, so dass man die Augenbewegungen fühlen kann, und dreht sich dann willkürlich um die eigene Achse. Dies kann geschehen:
- im Stehen durch Umsetzen der Füße,
- mit feststehenden Füßen durch Sichdrehen in der Hüfte,
- durch Drehen allein des Kopfes auf dem Hals,
- sitzend auf einem Drehstuhl durch Abstoßen mit den Füßen.

In allen Fallen fühlt man einen Nystagmus in Richtung der willkürlichen Körperdrehung mit dem funktionellen Sinn der Gegendrehung der Augäpfel in den Augenhöhlen, um sie so genau wie möglich in einer räumlich konstanten Position zu halten. Daher sind die langsamen Nystagmusphasen Ausdruck der im Zentralnervensystem repräsentierten Informationswerte über den Bewegungszustand des eigenen Kopfes, und zwar mit umgekehrtem Vorzeichen und der gleichen Winkelgeschwindigkeit.

Aus dem beschriebenen Anschauungsversuch lässt sich herleiten: Das Konzept der Reflexe ist ungeeignet zur theoretischen Einsicht in diese funktionellen Zusammenhänge, denn man müsste sonst lauter verschiedene Reflexe formulieren:

- Fuß – Nystagmusreflex,
- Rumpf – Nystagmusreflex,
- Hals-Nystagmusreflex usw.

In Wirklichkeit sammelt und verrechnet eine Zentralinstanz alle für die Kopfbewegung gegen die Umwelt relevanten Daten und bildet einen Funktionswert dafür. Dies ist in ◘ Abb. 3.3 schematisch dargestellt.

3.7.3 HWS-bedingter spontaner Nystagmus

Im Lichte der vorangegangenen Erörterungen hat ein Nystagmus bei einem unbewegten HWS-Patienten folgende Bedeutung:

Seine innere zentralnervöse Positionsinstanz repräsentiert mit ihrem Informationswert fälschlich eine dauernd wahrgenommene Drehung des Kopfes gegen die Umgebung: Dies bringt das dauernde

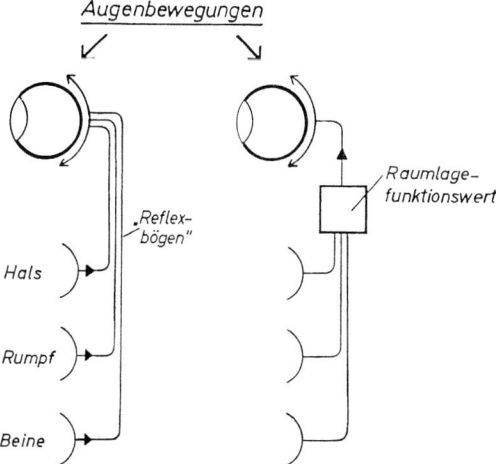

◘ Abb. 3.3 Konzept der Reflexe bzw. der zentralen Datenverarbeitung zur Erklärung der funktionellen Zusammenhänge beim Nystagmus ohne Sichtkontakt

Signal an die Augäpfel hervor, diese Scheindrehung durch Gegenbewegungen zu kompensieren, um dadurch vermeintlich das Formensehen zu unterstützen. Die langsamen Phasen des Nystagmus repräsentieren – mit umgekehrtem Vorzeichen – den im Zentralnervensystem repräsentierten Informationswert über die jeweilige Drehbewegungssituation. Damit zeigen die schnellen Phasen des Nystagmus die Richtung an, in der sich der Patient infolge seiner zervikalen Fehlmeldungen gedreht fühlt. Ein solches Drehgefühl, das nicht den Tatsachen entspricht, also mit den übrigen Positionssinnesmeldungen im Widerspruch steht, empfindet man als Drehschwindel.

3.7.4 Zervikalnystagmus bei beidseitigem Labyrinthausfall

Besonders lehrreich, wenn auch nicht primär für den Kopfgelenkbereich, ist der Zervikalnystagmus (ohne Störung im Kopfgelenkbereich) als Indiz für beidseitigen Labyrinthausfall. Diese aus dem Rahmen fallende Reaktion lehrt nämlich, mit welcher Art von womöglich langsamen Adaptationsvorgängen man innerhalb des Systems der Raumlagereaktionen rechnen muss.

Wird bei der Drehung mit einem Drehstuhl der Kopf (mit geschlossenen Lidern) festgehalten, so löst die dabei erfolgende Halsdrehung beim Gesunden keinen Nystagmus aus; doch ist dies der Fall, wenn beide Labyrinthe fehlen. Dass ausgerechnet der Ausfall beider Labyrinthe den vom Kopfgelenkbereich ausgelösten Nystagmus zur Folge hat, ist darum so überraschend, weil beim Experiment der Kopf im Raum fixiert bleibt, die Labyrinthe also, auch wenn sie intakt vorhanden wären, die Meldung Null absenden würden.

In diesem Befund drückt sich daher eine Umschaltung, vielleicht »Umeichung« aus: Bei intakten Labyrinthen führt jede aktive Kopf- oder Körperdrehung nur dann zu einem »spontanen« Nystagmus, wenn auch das Labyrinth die Drehung wahrnimmt und bestätigt. Fallen beide Labyrinthe aus, wird dagegen von nun an die Drehung des Kopfes relativ zum Körper auch ohne die Bestätigung durch das Labyrinth als Zeichen für die Drehung des Kopfes relativ zur Umwelt gewertet und zur Erzeugung des Nystagmus zugelassen. Es wird gleichsam vorausgesetzt: Falls keine anderslautenden Meldungen vorliegen, sei der Körperstamm gegenüber der Umgebung nicht in Drehung, sondern in Ruhe. Ob es sich bei der hier zum Ausdruck kommenden Änderung der Reaktionsnorm um eine sofortige Umschaltung oder um eine eher langsame Umeichung handelt, muss dahingestellt bleiben. Ähnliche Umstellungen muss man vielleicht auch bei Störungen der Sinnesfunktion der Halswirbelgelenke als denkbar ins Auge fassen.

3.8   Konsequenzen interner Widersprüche im Zentralnervensystem

Es ist eine eigentümliche, meines Wissens noch unerklärte Eigenschaft des Zentralnervensystems, dass interne Informationskonflikte generalisierte Effekte haben können. Im folgenden, anscheinend »weit hergeholten« Beispiel ist dies eindrucksvoll zu erkennen: Der Innsbrucker Experimentalpsychologe Ivo Kohler hatte bestimmte Versuchspersonen (Vpn) tagelang Brillen tragen lassen, die das Gesichtsfeld verformten, so beispielsweise alle geraden senkrechten Linien nach einer Seite durchgebogen erscheinen ließen (Kohler 1951). Dies wurde mit der Zeit durch die zentralnervöse visuelle Raumauswertung der Vpn korrigiert; danach sahen für sie senkrechte Geraden trotz der künstlichen Verzerrung wieder gerade aus. Nach Abnahme der Brille aber schienen dann senkrechte Geraden zunächst nach der anderen Seite gekrümmt zu sein. Kohler legte einer Vp dieses Stadiums auf einer Tischplatte eine metallene Kette vor und gab dieser eine solche Gegenkrümmung, dass die Vp die nun in Wirklichkeit im Bogen liegende Kette als gerade wahrnahm. Nun folgte das für unseren Problemkreis bedeutsame Experiment: Der Experimentator zog vor den Augen der Vp die Kette in die Länge, so dass sie in Wirklichkeit gerade wurde; für die Vp aber krümmte sich dadurch die Kette, obwohl sie aber zugleich auseinandergezogen wurde! Diese in sich widerspruchsvolle Wahrnehmung hatte für die Vp prompt eine ausgefallene Konsequenz: Ihr wurde übel. Auch wenn man sich vor dicken Aquariumscheiben bewegt, entspricht mitunter die Wahrnehmung (hier: Bewegungswahrnehmung) nicht der Erwartung, was gelegentlich ebenfalls Übelkeit hervorruft. Das gleiche gilt für einen Kurzsichtigen, der erstmals eine Brille trägt, an die er sich noch nicht gewöhnt hat; auch hier be-

stätigen die Bewegungserwartungen und die wahrgenommenen Bewegungen einander nicht, sondern treten miteinander in Konflikt.

Die eben beschriebenen Beispiele lehren: Treten zentralnervöse Informationswerte, die im Normalfall einander bestätigen, zueinander in Widerspruch, so kann das ein vegetatives Symptom, Übelkeit, hervorrufen. Diesem Schema entsprechen auch die Seekrankheit bzw. allgemein die »Bewegungskrankheiten«: Pathogen sind nicht die Quantität und die Dauer der Reizung (die in einer Gymnastikstunde natürlich viel größer sein können), sondern die Inkongruenzen im Informationsgehalt zwischen verschiedenen Sinnesmeldungen über denselben Sachverhalt. Darauf ist die Datenverarbeitung offensichtlich nicht eingerichtet. Sofern die Nausea als Modellfall für pathologische Wirkungen von Widersprüchen zwischen zentralnervösen Informationswerten gelten darf, ist es sinnvoll, sich auch das weite Spektrum von deren Symptomen vor Augen zu führen: Erbrechen, Kreislaufkollaps, Apathie, begrenzte bis fehlende willentliche Beeinflussbarkeit des eigenen psychischen Zustandes, stunden- bis tagelange Nachwirkungen in Form von Bewegungshalluzinationen.

So ungewohnt die Kausalbeziehung zwischen einem isolierten zentralnervösen Phänomen und generalisierten Allgemeinsymptomen auch auf den ersten Blick erscheinen mag – wir müssen beim Zentralnervensystem mit mehreren ähnlichen Funktionszusammenhängen rechnen. Einige davon wurden durch Experimente der elektrischen Hirnreizung an der Katze (Hess 1956) bzw. am Haushuhn (v. Holst u. St. Paul 1960) aufgedeckt. Durch die Reizung an jeweils eng begrenzten Positionen des Gehirns können folgende in den ganzen Körper ausstrahlende Wirkungen eintreten:

- allgemeine Atonie (Katze): Auf die betreffende isolierte Reizung hin sinkt das Tier auf der Stelle in sich zusammen, die Beine liegen quer übereinander, der Schwanz wird nicht um den Körper gerollt.

- Müdewerden, Schlaf (Katze): Nach Beginn der elektrischen Reizung Aufsuchen eines geeigneten Schlafplatzes, sich Niederlegen in die bekannte Schlafhaltung mit um den Körper gelegtem Schwanz, danach sofortiges Einschlafen.

- Allgemeine Ataxie (Haushuhn): Während der Reizung torkelt das Huhn, es versucht mit den

Flügeln Gleichgewicht zu halten, doch immer wieder stehen die Beine in falscher Richtung.

- Flexibilitas cerea (Haushuhn): Auf Reizung »friert« das Tier in der Stellung ein, die es gerade einnimmt, doch sind Körper und Gliedmaßen biegsam wie Wachs, d. h. sie behalten die Position bei, in die man sie in den Gelenken umbiegt.

Diese Befunde tragen zwar nichts Spezielles zum Problem der Bedeutung des Kopfgelenkbereichs bei, veranschaulichen aber die Beeinflussbarkeit des allgemeinen Funktionszustands des Zentralnervensystems durch eng begrenzte Erregungsvorgänge: dabei handelt es sich jeweils um unterschiedliche Weisen der Einschränkung der normalen Funktionsfähigkeit. Die genannten Gehirnreizexperimente können als neurophysiologische Modelle für ähnliche Zusammenhänge aus der Verhaltensbiologie und der menschlichen Neurophysiologie gelten:

- Angst blockiert, je stärker sie aktiviert ist, um so mehr alles Verhalten des Spielbereichs: Erkunden, Neugierde, Spielen, spielerisches Nachahmen.
- Aufregung und Angst können vorübergehend die Wahrnehmung von Schmerz, von anderen Reizen sowie auch das Denken blockieren.
- Chronische starke Schmerzen, Schwindel, Übelkeit etc. können das Motivationsgefüge eines Menschen so weitgehend beeinträchtigen, dass man von »Persönlichkeitsveränderungen« sprechen muss.

Die Frage nach dem histologischen Substrat für die beschriebenen Zustandsveränderungen des Zentralnervensystems und auch für die »Ausstrahlung« bzw. Irradiation pathologischer Signale von Instanzen der Raumlageorientierung in andere Instanzen hinein scheint heute noch nicht zu beantworten zu sein. Dieser Mangel darf jedoch nicht als Grund dafür herhalten, den beschriebenen Erscheinungen etwa die Realität abzusprechen oder sie ins Reich des »rein Psychogenen« oder der Simulation zu verbannen.

3.9 Physiologische Grundlage der Winkelinformationen aus dem Kopfgelenkbereich

In der nun folgenden Diskussion soll es als unbezweifelbar und bewiesen gelten, dass die Winkelbeziehungen zwischen Kopf und Rumpf propriozeptiv gemessen und in die Raumlagewahrnehmung und -steuerung einbezogen werden. Dabei setzt sich der Gesamtwinkel in 2facher Hinsicht aus Teilwinkeln zusammen:

- die Winkel in allen Gelenken der Halswirbelsäule addieren sich,
- die Winkel, die beim Nicken, Drehen und Seitwärtsneigen des Kopfes entstehen, addieren sich vektoriell.

Den Löwenanteil liefern die Gelenkbeziehungen Kopf/Atlas und Atlas/Axis. Bei der Feinheit der Abstimmung werden aber auch die übrigen Gelenkbeziehungen präzise einbezogen.

Die Rezeptoren für die zu messenden Winkel könnten in den Muskeln oder im Gelenkapparat liegen. Die folgenden Überlegungen hierzu sind wegen der Spärlichkeit und Widersprüchlichkeit der verfügbaren Informationen von ganz vorläufigem Charakter.

Falls die Muskeln als Substrat für die Messung von Winkelbeziehungen zwischen Skelettelementen dienen sollen, so ist nicht ihre Spannung, sondern ihre jeweilige Länge von Bedeutung. Als Sinnesorgane für die jeweilige Länge von Muskeln gelten die Muskelspindeln. In ihnen sind jedoch die sensorischen Anteile, die Längenrezeptoren, mit motorischen, den intrafusalen Muskelfasern, in Reihe geschaltet. Die Muskelspindelafferenz meldet also gar nicht die Muskellänge, sondern – aufgrund der γ-Innervierung der intrafusalen Muskeln – die Differenz zwischen der tatsächlichen und der durch die Willkürinnervierung angestrebten Länge. Hierdurch offenbaren sich die Muskelspindeln auch als etwas anderes als Sinnesorgane, nämlich als Regler. Zwar ließe sich die Muskellängenangabe theoretisch aus den afferenten Spindelmeldungen wieder herausrechnen, dies aber nur unter Einrechnung der γ-Efferenz sowie des Muskeltonus, der sich seinerseits wieder aus der α-Efferenz und dem mechanischen Widerstand gegen die Muskelverkürzung ergibt. Beim heutigen Stand der Kenntnisse ist zu bezweifeln, ob man dem Zentralnervensystem diese Datenverarbeitung zutrauen kann, ja ob sie überhaupt mit hinreichender Genauigkeit möglich wäre. Der Vorstellung, dass die Winkelangabe der Halswirbelsäule durch Muskelspindeln geliefert wird, stellen sich also gewichtige Schwierigkeiten entgegen.

Damit erstarkt die Vermutung, die Winkelrezeptoren säßen im Gelenkbereich. Ein Schlüsselexperiment hierfür bestände aus 2 Teilen: Registrierung von Raumlagereflexen auf Kopfdrehungen eines Versuchstieres a) nach Denervierung von Haut und Muskeln des Halses bei intakter Gelenkinnervierung, b) nach Denervierung der Gelenke bei intakten Muskeln und intakter Haut. Dieses Experiment wurde in der Tat an dezerebrierten Katzen durchgeführt (McCouch et al. 1950) und hatte das mit obiger Vermutung konforme Ergebnis: erhaltene Raumlagereaktionen bei a), fehlende bei b). Allerdings scheinen bis heute weder die verantwortlichen Rezeptoren noch die entsprechenden afferenten Nervenbahnen identifiziert worden zu sein.

Zusammenfassung

Mitunter können funktionelle Zusammenhänge aus Beobachtungen und Experimenten richtig hergeleitet werden, lange bevor die zugrundeliegenden Elementarprozesse der Forschung zugänglich sind. So waren die Gesetze des Vererbungsgeschehens seit Jahrzehnten bekannt und mathematisch formuliert, ehe man die materiellen Träger der Erbanlagen zytologisch lokalisierte und später biochemisch identifizierte. In der vorstehenden Erörterung wurde ein ähnlicher Versuch für die Funktion des Kopfgelenkbereichs des Menschen skizziert. Als Ergebnis schälte sich heraus:

1. Im Kopfgelenkbereich befinden sich Sinnesrezeptoren für die Position des Kopfes relativ zum Rumpf.
2. Während die Raumlagemeldungen von Statolithen, Bogengängen und Augen nach dem logischen Prinzip der gegenseitigen Bestätigung (und damit Vertretbarkeit) zusammenwirken, werden die Sinnesmeldungen über die Kopf-Rumpf-Winkelbeziehungen von den Raumlagemesswerten der Kopfsinnesorgane mathematisch subtrahiert und liefern daraufhin die Information über die räumliche Position des Rumpfes.
3. Etwaiger Ausfall oder pathologische Modifizierung der raumlagerelevanten Sinnesmeldungen aus dem Kopfgelenkbereich können – u. a. durch Wegfall der Ruhefrequenzen – zu Fehlinformationen über die Raumlage (beispielsweise in Form des Drehschwindels) führen, ferner zur Inkongruenz solcher Raumlageinformationen, die im Normalfall einander bestätigen.
4. Beim Nystagmus sind die langsamen Phasen Gegenbewegungen zum Zwecke der Kompensation von Relativbewegungen des Kopfes gegen die Umwelt; die schnellen Phasen sind sprunghafte Überholbewegungen der Kopfeigenbewegung, um danach vorübergehend, aber möglichst lange, eine neue raumkonstante Position einzunehmen. Deswegen spiegelt ein ohne Sichtkontakt mit der Umwelt vor sich gehender Spontannystagmus durch seine langsamen Phasen einen pathologisch entstandenen falschen Informationswert über eine (nicht vorhandene) Drehung des Kopfes bzw. des ganzen Körpers im Raum wider, was sich subjektiv als Drehschwindel äußert.
5. Inkongruenz, d. h. Informationswidersprüche, zwischen Raumlagemeldungen, die einander im Normalfall bestätigen, können pathogene Folgen auf den funktionellen Allgemeinzustand des Zentralnervensystems haben, die von Übelkeit und Kopfschmerz bis zu Änderungen der Persönlichkeit reichen.
6. Fügt man die eben formulierten Aussagen 3) und 4) zusammen, so folgt aus ihnen: Schäden in den Rezeptoren des Kopfgelenkbereichs können pathologische Zustandsänderungen des Zentralnervensystems verursachen.
7. Die Muskeln besitzen in ihren Muskelspindeln keine eigentlichen Längenmessorgane und dürften daher kaum die fraglichen Winkelstellungsrezeptoren beherbergen; diese müssten daher wohl im Gelenkapparat lokalisiert sein, sind aber dort bisher nicht auffindbar.

Die in diesem Referat vorgetragenen Überlegungen könnten in Versicherungsfällen bedeutsam werden, in denen röntgenologisch keine morphologischen Unfallsfolgen an der Halswirbelsäule erkennbar sind. Etwaige Symptome wie Schwindel, Gleichgewichtsstörungen, Benommenheit, Übelkeit etc. können in diesem Fall leicht zuungunsten von Antragstellern pauschal als psychogen oder gar als simuliert eingeordnet werden. Eine wissenschaftliche Theorie rein funktioneller Symptome von röntgenologisch nicht feststellbaren Schäden kann womöglich die Kriterien verbessern, nach denen man auch hier echte von unechten Unfallfolgen unterscheiden kann.

Literatur

Dvorak J, Dvorak V, Schneider W (Hrsg) (1984) Manuelle Medizin. Springer, Berlin Heidelberg New York

Hassenstein B (1965) Biologische Kybernetik. Quelle & Meyer, Heidelberg

Hess WR (1956) Hypothalamus und Thalamus. Experimental-Dokumente. Thieme, Stuttgart

Hülse M (1983) Die zervikalen Gleichgewichtsstörungen. Springer, Berlin Heidelberg New York

Kohler I (1951) Über Aufbau und Wandlungen der Wahrnehmungswelt. Sitzungsberichte der Österr. Akad. der Wissenschaften, phil.-histor. Klasse 227: 1–118

McCouch GP, Deering JD, Ling TH (1950) Location of receptors for tonic neck reflexes. J Neurophysiol 14: 191–196

Von Holst E (1948) Quantitative Untersuchungen über Umstimmungsvorgange im Zentralnervensystem. Z Vergl Physiol 31: 134–148

Von Holst E, Mittelstaedt H (1950) Das Reafferenzprinzip. Naturwiss 37: 464

Von Holst E, von St. Paul U (1960) Vom Wirkungsgefüge der Triebe. Naturwiss 47: 409–422

Wolff HD (1982) Die Sonderstellung des Kopfgelenkbereichs – Schwindel und hohes Zervikalsyndrom. Z Allg Med 58: 503–515

Zimmermann M (1980) Kybernetische Aspekte des Nervensystems und der Sinnesorgane. In: Schmidt RF, Thews G (Hrsg) Physiologie des Menschen. Springer, Berlin Heidelberg New York

Zur Phylogenese des kraniozervikalen Übergangs

H.-D. Wolff

4.1   Einleitung

Es bedarf oft eines Besuches in einem naturhistorischen Museum (z. B. des Senckenberg-Museums in Frankfurt) um zu erleben, welche neuen und überraschenden Einsichten sich bei der Begegnung mit der Vorgeschichte auftun. Es werden plötzlich die Augen für Zusammenhänge und Entwicklungslinien geöffnet, die aus der nahen Wirklichkeit niemals erschlossen werden können. So wird auch das **Besondere des kraniozervikalen Überganges** nur dann wirklich durchsichtig und verstehbar, wenn man sich mit der **Anamnese seiner Entstehung,** d. h. mit seiner Entwicklung im Rahmen der Phylogenese der Vertebraten beschäftigt. Bedienen wir uns also der wissenschaftlichen Erkenntnisse und Vorstellungen der Paläontologen und deren Kollegen in der vergleichenden Anatomie, die wie sie in Jahrmillionen denken.

Von dorther können sie uns Antworten zu nahe liegenden anatomischen oder physiologischen Fragen geben. Auch die Fragen nach der »Sonderstellung des Kopfgelenkbereichs« finden hier Antworten, die überraschend und logisch, wenn nicht gar spannend sind.

4.1.1   Der Zeitplan der Erdgeschichte

Um die Hemmschwelle des Lesers abzubauen und sein Interesse zu wecken, seien vorweg einige Informationen über die Zeitdimensionen der Erdgeschichte im Ganzen und die Zeiträume, in denen sich die Evolution der Vertebraten abgespielt hat, im Einzelnen aufgezeigt. Das erste Auftauchen von Leben vollzog sich vor ca. 3,8 bis 4,2 **Milliarden Jahren.** Uns interessiert erst der Abschnitt der letzten 500 **Millionen Jahre,** denn erst seit dieser Zeit existieren Fossilien, die Formen von »höherem« Leben belegen. Wir verfolgen die Zeitschichten so, wie sie als Erdschichten (Sedimente) übereinander liegen (Stark 1978; ◘ Abb. 4.1).

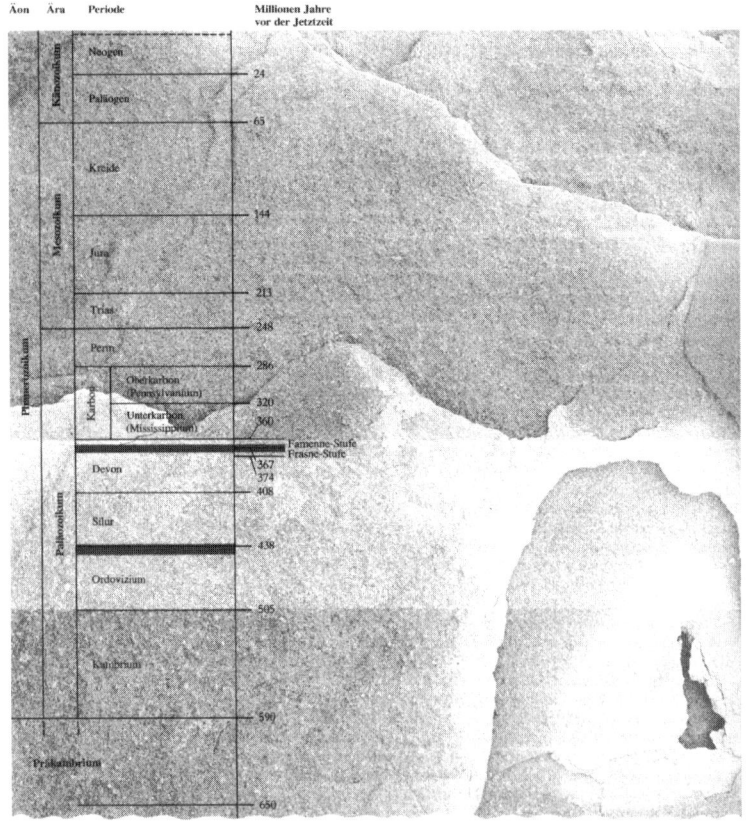

◘ **Abb. 4.1** Die Zeitschichten der Evolution

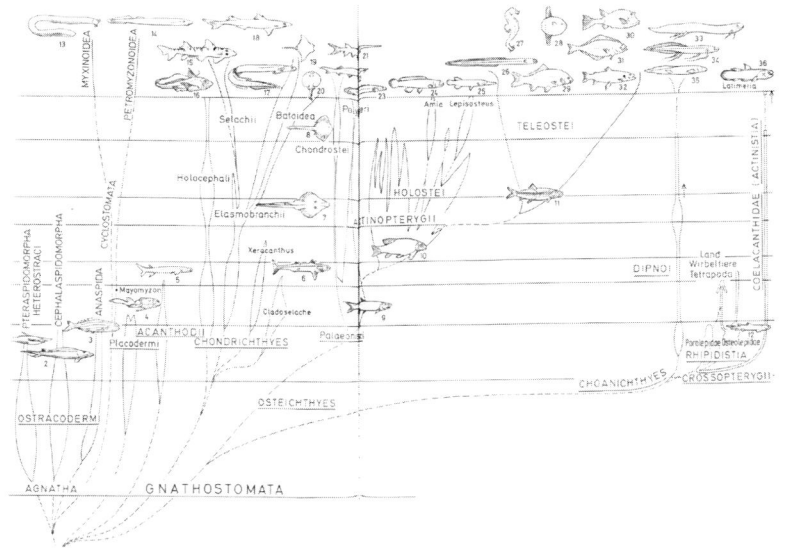

■ **Abb. 4.2** Überblicksschema der Phylogenese der frühen Vertebraten. Beachte die Abzweigung ganz rechts, die über die Quastenflosser (Crossopterygier) und die Lungenfische (Dipnoi) zu den Landvertebraten führt. (Aus Stark 1978)

Die Zeiträume von damals bis heute werden eingeteilt in:

- Erd-Altertum oder Kambrium und Vorkambrium: von 500–248 Mio.,
- Erd-Mittelalter oder Mesozoikum: von 248–65 Mio.,
- Neuzeit oder Paläozoikum: von 65–heute.

Das **Erdaltertum** wird unterteilt in:

- Kambrium: von 590–505 Mio. Jahren,
- Ordovicium: von 505–436 Mio. Jahren,
- Silur: von 436–408 Mio. Jahren,
- Devon: von 408–360 Mio. Jahren,
- Karbon: von 360–286 Mio. Jahren,
- Perm: von 286–248 Mio. Jahren.

Das **Erdmittelalter** in:

- Trias: von 284–213 Mio. Jahren,
- Jura: von 213–154 Mio. Jahren,
- Kreide: von 154–65 Mio. Jahren.

Die **Erdneuzeit** in:

- Paläozoikum: von 65–5 Mio. Jahren,
- Neogen: von 5 Mio. Jahren bis heute.

Für die Paläontologen sind diese Schichten mit ihren Leitfossilien die Wegweiser durch die Entwicklungsschichten von Fauna und Flora. In diesen Schichten sind auch die Groß- Ereignisse, im Klartext: Die Katastrophen und Untergänge in der Erdgeschichte dokumentiert, wie z. B. das Driften der Kontinental-Platten und die großen, tektonischen Kollisionen. Diese verursachten Klimaschwankungen mit verheerenden Folgen für die Tier- und Pflanzen- Welt.

Immer wieder kam es zu Trocken- oder Kälteperioden für je 5–10 Mio. Jahre. In sie eingeschoben waren lebensfreundliche Zeiten von bis zu 100 Mio. Jahre, in denen sich Fauna und Flora nicht nur erholten, sondern sich zu neuem Arten- und Formenreichtum entwickelten.

In diesen Zeiträumen begleiten wir jetzt die Entwicklung der Vertebraten und achten dabei vor allem auf die Entwicklung des Kopfgelenkbereiches, die erst nach dem Wechsel vom **Wasser an Land** einsetzte (■ Abb. 4.2).

4.2 Die Entwicklung der Vertebraten und des Kopfgelenkbereichs

4.2.1 Urformen im Wasser: Chordaten, Lungenfische und Quastenflossler

Die ersten Vorformen der fischartigen Vertebraten finden sich schon im Erdaltertum, wo sich ihre Anfänge im Dunkel der Vorgeschichte verlieren. Schon ganz am Anfang ereignete sich das Überraschende, dass sich unter den fischartigen Vorformen 2 Arten finden, die – im Gegensatz zu allen anderen Fischen – über Lungen verfügten:

Es handelt sich um **die Lungenfische** (Dipnoi; ■ Abb. 4.3) und die **Quastenflossler** (Cölenteraten oder Crossopterygier; ■ Abb. 4.4). Man geht heute

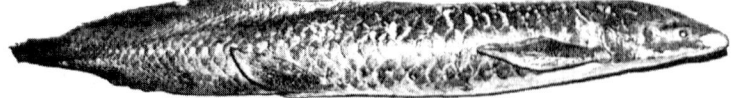

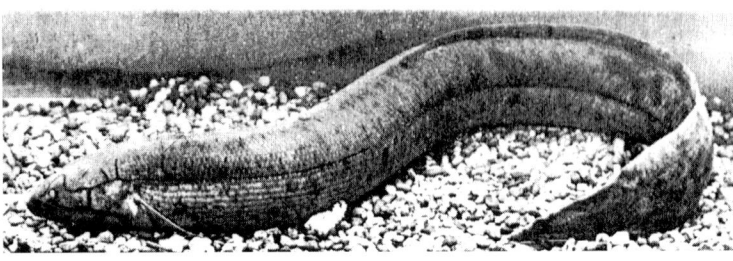

davon aus, dass sie in ihrer frühen Vergangenheit mehrfach in flachen Süßwasser-Meeren erhebliche Klimawechsel überstanden haben. Mit diesen Lungen waren sie in der Lage, zeitweilig im Schlamm oder gar auf trockenem Land zu überleben. Das entspricht schon in Ansätzen amphibischem Verhalten. Die größeren Überlebenschancen hatten dabei die Quastenflossler, die aus Flossen stabile und mit Muskeln bestückte Gliedmaßen entwickelten. Diese ermöglichten ihnen ein besseres Vorwärtskommen als den Lungenfischen, die sich an Land nicht vom Boden abheben konnten.

Es besteht heute kein Zweifel mehr, dass diese beiden Arten die Urahnen der Land-Vertebraten – und damit auch letztlich des Homo sapiens – sind. Dabei wird den Quastenflosslern der entscheidendere Beitrag zugestanden. Beide Arten haben in früher erdgeschichtlicher Zeit weithin die flachen Süßwasser-Meere bevölkert bis beherrscht. Ihre Fossilien verschwinden im Silur (ab ca. 300 Mio. Jahren) aus den Sedimenten. Man hat sie lange für völlig ausgestorben gehalten, bis im letzten Jahrhundert noch lebende »Fossilien« beider Arten aufgefunden wurden. So entdeckte man im 19. Jahrhundert rund um den Äquator in Flüssen von Australien, Afrika und Südamerika »lurchenartige« Fische, die sich auf Flossen von einem Tümpel zum anderen bewegen konnten. In Australien hat man diese »Urahnen« mit großem Aufwand vor dem Aussterben gerettet. Nicht zu Unrecht war es eine Welt-Sensation als man 1936 an den Steilküsten der Komoren (Ostküste von Afrika) einen lebenden Quastenflossler aus ca. 150 m Tiefe an Land zog. Es ist unbegreiflich, dass dieser seit ca. 300 Mio. Jahren verschollene Süßwasserfisch in solchen Tiefen überleben konnte. Noch erstaunlicher ist, dass vom Kambrium bis zu uns heute eine irgendwie durchgehende genetische Kette existiert. Hier ist ein biologischer Urprozess wirksam, der sich im Spannungsfeld von genetischer Beharrlichkeit und Kontinuität einerseits und Selektion und funktioneller Plastizität andererseits als unverwüstlich und zugleich kreativ erweist.

4.2.2 Chordaten

Viele Arten der frühen Fische sind mit einer elastischen, nicht- segmentierten dorsalen Längsversteifung, der Chorda dorsalis, ausgestattet. Dieses

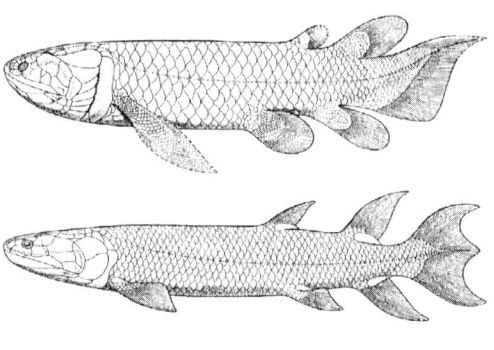

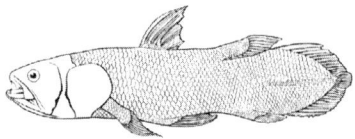

■ **Abb. 4.4** Entwicklungsstufen der Quastenflosser

»Endoskelett« bestimmt vor allem die längsausgerichtete Körperform und deren Beweglichkeiten. Bei den sehr frühen Chordaten, z. B. dem Lanzettfischchen (Amphioxus), reicht die Chorda bis in die vorderste Körperspitze. Beim Quastenflossler ist sie im Okzipital-Segment des Schädels verankert. Die Hydrodynamik des Schwimmens dieser gestreckten, spindelartigen Lebewesen erforderte einen durchgehend glatten Körper, in den auch der Kopf durch einen festen Verbund einbezogen war. Das ist besonders bei schnellen und räuberischen Fischen lebensnotwendig.

4.2.3 Vertebraten

Im Silur (zwischen 430–400 Mio. Jahren) wurde die Chorda dorsalis durch Segmentierung und Skelettierung zur Wirbelsäule umgebaut. Von nun an kann man von Vertebraten sprechen. Schon bei den frühen Amphibien ist die Wirbelsäule nach Zahl und formaler Ausprägung der Wirbelkörper unserer Wirbelsäule angenähert. Dagegen beginnt die Umwandlung des kraniozervikalen Übergangs erst später im Karbon vor ca. 360–280 Mio. Jahren.

4.2.4 Der Wechsel vom Wasser an Land

Wir haben gesehen, dass die Lungenfische und Quastenflossler schon zeitweilig an Land überleben konnten. Der dauerhafte Wechsel an Land setzte erst viel später mit den Amphibien im Ober-Devon vor etwa 360 Mio. Jahren ein. Eine wesentliche Voraussetzung dafür war, dass sich erstmalig Pflanzen an Land ausgebreitet hatten (im Silur und Devon vor ca. 438–360 Mio. Jahren). Damit boten sich vielen Tieren am Strand und auch an Land Nahrungsquellen, die oft im Meer nicht so reichlich vorhanden waren.

Der bisher im Wasser schwebende und leicht bewegliche Fischkörper der Vertebraten wurde an Land plötzlich schwer und ungelenk. Er konnte sich mit den neuen, seitlich angebrachten kurzen »**Extremitäten**« nur mühsam vom Boden abheben. Praktisch alle Organsysteme mussten für das Leben an Land umstrukturiert werden. Im Vordergrund stand dabei der Umbau der Atmungs- und Bewegungssystems. Es bedurfte mindestens 50 Mio. Jahre, bis diese Anpassung bewältigt war (◙ Abb. 4.5).

4.2.5 Amphibien

Die Amphibien sind das Abbild des mühsamen Entwicklungsganges aus dem Wasser an Land. Ontogenetisch sind die meisten Individuen schon reine Landbewohner. Phylogenetisch aber bleibt ihre Fortpflanzung ans Wasser gebunden. Die ersten Amphibien gehen im Ober-Devon (vor ca. 360 Mio. Jahren) an Land. Das älteste Amphibien-

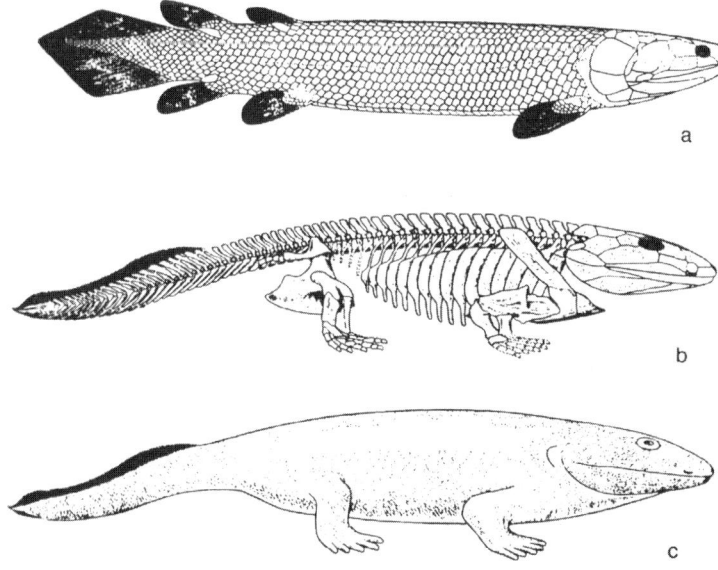

◙ **Abb. 4.5 a** Ein Quastenflosser (Eusthenopteron) aus dem Ober-Devon, der im Süßwasser am Rand des »Old-Red-Festlands« lebte und von dem Vierfüßer (Tetrapoda) abstammen könnten. **b**, **c** Ichtyostega aus dem Ober-Devon von Grönland; ist der älteste bekannte Vierfüßer, der noch einen Fischschwanz besaß

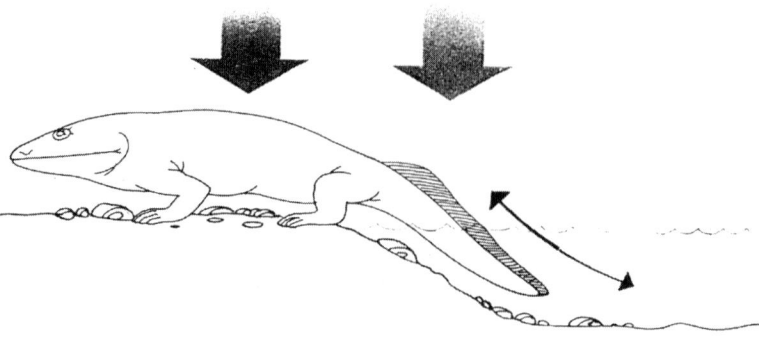

■ **Abb. 4.6** Die primitiven Amphibien (wie Ichthyostega) waren nicht in der Lage, ihre Körpertemperatur zu steuern. Sie mussten im Wasser Schutz vor der Hitze des Tages oder der nächtlichen Kälte suchen

Fossil »Ichthyostega« ist noch überwiegend Fisch. Aber es kann sich auf kurzen Extremitäten vom Boden abheben und vorwärts bewegen (Stark 1978; ■ Abb. 4.6). Die Amphibien weisen eine große Zahl von unterschiedlichen Arten auf, die sich bis in die Gegenwart erhalten haben wie: Lurche, Salamander und Molche, Frösche und Kröten.

4.2.6 Erste Stufe der Entstehung des Kopfgelenkbereiches zur Zeit der Amphibien

War die straffe Verbindung zwischen Kopf und Hals **im Wasser** lebensnotwendig, dann war sie beim Leben **an Land** unnötig, ja, hinderlich. Zur Nahrungsaufnahme, zur Orientierung im Umfeld und zum Kampf mussten dem Kopf eigene Bewegungsmöglichkeiten erschlossen werden. Die knöchernen und/oder ligamentären Verwachsungen zwischen **Okziput und oberstem Wirbel wurden gelockert** (■ Abb. 4.7).

Es entstanden am Okziput eine große oder 2 getrennte, flache **konvexe Kondylen**, die mit entsprechenden **konkaven Gelenkpfannen** des obersten Wirbels (dem späteren Atlas) kommunizierten. Die

Hauptbeweglichkeit des Kopfes in dieser Gelenkebene diente vornehmlich dem **Nicken** (Ante- und Retroflexion) und der **Seitneigung**. Je nach Feineinstellung der Gelenkflächen dominierte die Ante- und Retroflexion oder die kombinierte Bewegung aus beiden Bewegungs-Möglichkeiten. Für eine nennenswerte Rotation ließen diese Gelenkkonfigurationen kaum einen Spielraum. Schon hier sei darauf hingewiesen, dass diese älteste und scheinbar primitivste Stufe der Entwicklung des Kopfgelenkbereiches zugleich auch die widerstandsfähigste ist. Sie wird selbst bei Vertebraten, die wieder dauerhaft ins Meer zurückkehrten, nicht nur nicht zurückgebildet sondern oft sogar gewaltig vergrößert (z. B. Wale, Delphine, Ichthyosaurier u.ä.), während die übrige HWS gleichzeitig zusammengestaucht und immobil wurde.

4.2.7 Die zweite Stufe der Entwicklung des Kopfgelenkbereichs zur Zeit der Reptilien

Die Reptilien sind keine Weiterentwicklung der Amphibien. Ihre Frühformen finden sich schon in der Zeit, in der die Amphibien noch vorherrschten.

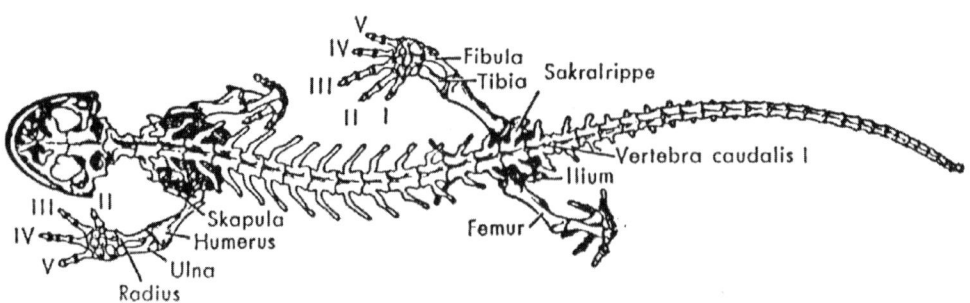

■ **Abb. 4.7** Skelett eines Salamanders (Amphibie) von dorsal. (Aus Romer 1976)

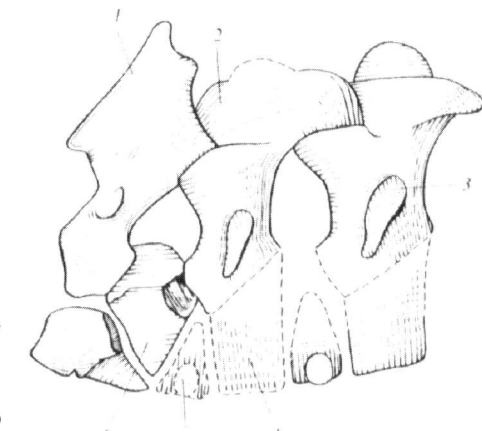

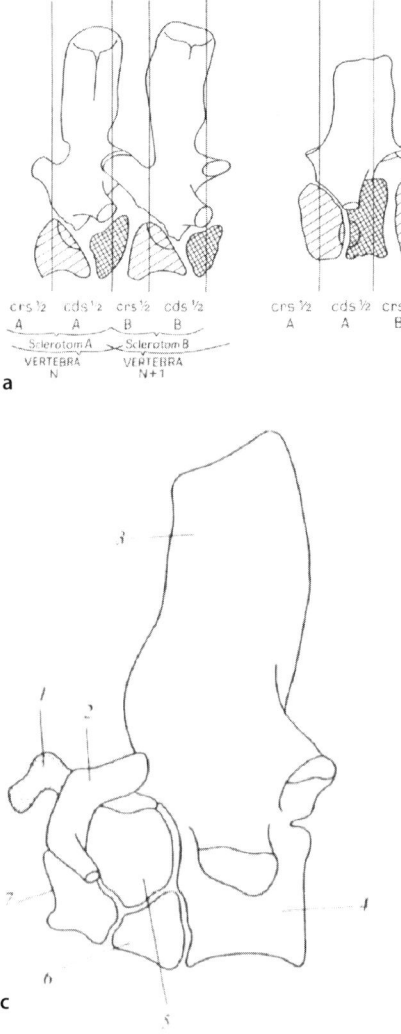

a

b

c

■ Abb. 4.8 a Vermutliche Beziehung der Wirbel von Altamphibien zu den primären Segmenten und die Herkunft der Baubestandteile des Wirbels aus kaudalen (cds1/2) Sklerotomhälften und kranialen Sklerotomhälften (crs1/2). Ansicht von links: a Eryops, b Archeria (aus Stark 1979). b Die ersten 3 Halswirbel einer Stammamphiebie (Seymouria) von links: 1 Neuralbogen des Atlas, 2 Neuralbogen des Axis, 3 Diapophyse (Rippenlagerung), 4 Pleurozentrum II, 5 Hypozentrum II, 6 Pleurozentrum I, 7 Hypozentrum I (aus Stark 1979). c Atlas und Axis eines säugerähnlichen Reptils (Dimetroden) von links: 1 Proatlas, 2 Neuralbogen des Atlas, 3 Neuralbogen Axis, 4 Pleurozentrum Axis, 5 Pleurozentrum I, 6 Hypozentrum II, 7 Hypozentrum I. (Aus Stark 1979)

Erste Reptilien-Fossilien finden sich im jüngsten Karbon – um 280 Mill. Jahre- das sind immerhin 80–100 Mio. Jahre nachdem die ersten Quastenflossler ans Land gingen (bzw. krochen). Die große Zeit der Reptilien, speziell der Dinosaurier, der Flug- und Meeressaurier und Krokodile liegt in der Kreide etwa vor 145–65 Mio. Jahren. Ihnen ist die völlige Anpassung an das Landleben gelungen. Die Bewegungsmöglichkeiten sind größer und komplizierter geworden. Es werden immer vielfältigere Anforderungen an eine schnelle und präzise Kopfmobilität in alle 3 Ebenen gestellt. Dieser funktionelle Zwang war so nachhaltig, dass es nicht nur bei der Weiterentwicklung der Atlas/Okziput Gelenkebene blieb, sondern dass auch noch ein **wei-**teres Bewegungssegment (C1/2 =Atlas/Axis) in Anspruch genommen wurde: **Es entstand der Dens von Axis mit dem vorderen und hinteren Dens-Gelenk.**

Um zu verstehen wie die »Natur« dieses »technische« Problem gelöst hat, ist Folgendes von Interesse (■ Abb. 4.8a–c):

— Die frühe Wirbelkörper-Entwicklung ist dadurch gekennzeichnet, dass zu Beginn der Ontogenese 2 Sklerotomhälften, nämlich das **Hypozentrum** und das **Pleurozentrum** entstehen. Diese vereinigen sich zur endgültigen Form des Wirbelkörpers.

— Das Hypozentrum liegt mehr ventral-kranial und das Pleurozentrum mehr dorsal-kaudal.

- Bei den Stammreptilien, die als Vorformen der Säuger angesehen werden, geschieht nun im Bewegungssegment C1/2 folgendes: das **Pleurozentrum I** vereinigt sich nicht – wie zu erwarten – mit seinem Hypozentrum I, sondern verschmilzt unter Opferung der Bandscheibe C1/2 mit dem **Pleurozentrum II** und wird damit zum **Dens** von C2.
- Das **Hypozentrum I** wird zum **vorderen Bogen von Atlas**.
- Im vorderen **Dens-Gelenk** kommuniziert der vordere **Atlas**bogen weiter mit seinem abtrünnig gewordenen angestammten **Pleurozentrum I**.
- Durch diesen spektakulären Kunstgriff ist jetzt auch das zweitobere Bewegungssegment, die Ebene von Atlas/Axis, in den Kopfgelenkbereich eingebunden. Damit ist die endgültige Zahl von 6 Detail- Gelenken des Kopfgelenkbereiches festgelegt.

Zudem wurde das Bewegungssegment C1/2 mit einer idealen Gelenkmechanik versehen, die eine Rotationsfähigkeit von ca. 45° nach beiden Seiten ermöglichte.

- Ergänzend dazu wurde der **Dornfortsatz** von Axis, der in der muskulären Ausstattung des Kopfgelenkbereiches eine zentrale Rolle spielt, erheblich vergrößert.
- Im Gegensatz dazu schrumpfte der Dornfortsatz von **Atlas** bis zur Unkenntlichkeit, da die Segmentebene Okziput/Atlas jetzt nur noch an der Rotation mit seinem joint play beteiligt ist.
- Ferner stehen für die Ante- und Retroflexion des Kopfes dorsal und ventral breitflächige An-

satzmöglichkeiten für die tiefe, autochthone Nacken– Muskulatur am Okziput und am hinteren Atlasbogen zur Verfügung.
- Das Rotations-Modell zwischen C1/C2 wurde von den Reptilien in der langen Zeit ihrer Herrschaft von vielen Arten und Unterarten übernommen. Es wurde je nach Umweltgegebenheiten modifiziert und in allen Formen und Größen variiert.

Für unser Thema sind aus diesem Artenreichtum vor allem die säugetierähnlichen Familien der Reptilien (besonders die Ordnungen der Therapsida und Synosida) von Interesse. Bei ihnen befinden sich die Extremitäten nicht mehr seitlich abgewinkelt neben dem Körper, sondern unmittelbar am Körper. Zudem wurden sie immer länger. Dieses vergrößerte ihre Beweglichkeit und Laufgeschwindigkeit und damit auch die Anforderungen an die obere HWS (◻ Abb. 4.9). Die **Reptilien** tauchten im Karbon, d. h. vor ca. 280 Mio. Jahren auf. In der Kreide, etwa vor ca.150 Mio. Jahren, hatten sie ihren Höhepunkt an Ausbreitung und Vielfalt erreicht. Vor ca. 65 Mio. Jahren fielen sie dann verheerenden Klimaveränderungen in relativ kurzer Zeit zum Opfer.

4.2.8 Säuger

Die ersten fossilen Spuren von säugetierartigen Reptilien und archaischen Säugern tauchen im Trias-Jura-Übergang vor 215 Mio. Jahren auf. Dagegen finden sich die ersten »reinen« **Säuger** erst vor ca. 145 Mio. Jahre im Jura, als die dominierenden Reptilien noch Erde, Luft und Wasser beherrschten. Sie waren klein und lebten versteckt, um den gefährlichen Saurier-Riesen nicht zum Opfer zu fallen. Erst als ein großer Teil der Reptilien, vor allem die Riesen-Saurier, in kurzer Zeit ausstarben, war für die Säuger der Weg frei für die Vorherrschaft unter den Vertebraten. In einem erdgeschichtlich kurzen Zeitraum von nur 65 Mill. Jahren haben sie aufgrund vielfacher günstiger Anlagen (Körpertemperatur, Lebendgeburten, Gehirn- und Nerven-Wachstum u. s. w.) eine erstaunliche phylogenetische Vielfalt entwickelt.

Dabei haben die frühen Säuger das **genetische Muster** für den **kraniozervikalen Übergang** von speziellen Reptilien übernommen.

Im breiten Artenspektrum der Säuger – vom Elefanten bis zur Maus und vom Nashorn bis zum Spitzhörnchen – waren erhebliche Anpassungen

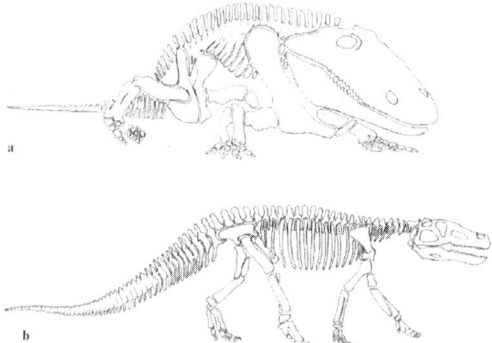

◻ Abb. 4.9a,b Stellungsänderung der Gliedmaßen beim Übergang vom Kriechen (**a** Altamphib) zum Laufen (**a** säugerähnliches Reptil). (Aus Stark 1978)

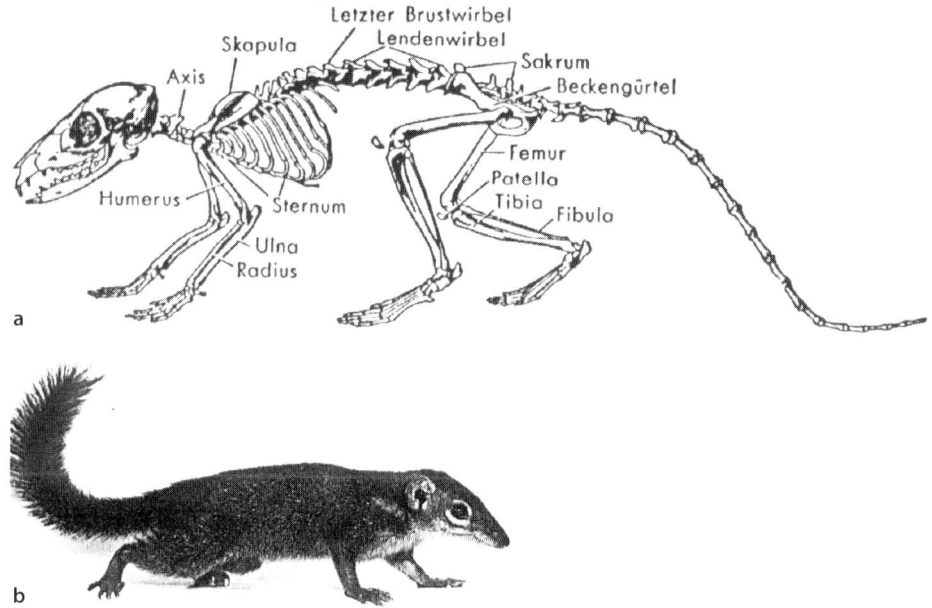

a

b

⊡ Abb. 4.10 a Skelett eines generalisierten Säugers, Tupaia (aus Romer 1976). **b** Tupaia belangeria (Scandentia Tupaidae), Südostasien

notwendig. Die kleine Spitzmaus spielt dabei die Rolle einer evolutionären Markierung. Sie ist der erste Säuger, der alle anatomischen und physiologischen Basismerkmale eines Hominieden (einschließlich des Menschen) aufweist (⊡ Abb. 4.10a, b). Im Kopfgelenksbereich waren spektakuläre Änderungen aber nicht mehr erforderlich. Durch den Erwerb des aufrechten Gangs wurde letztlich auch noch die Segmentetage C2/3 in den Kopfgelenksbereich mit einbezogen. Durch einen besonderen Sperrmechanismus in der Gelenkmechanik der Wirbelgelenke C2/3 wurde diese Etage zu einem stabilisierenden Sockel unter Axis.

4.2.9 Der phylogenetisch letzte »Weg«

Dieser führte zuerst über die Insektivoren zu den baumlebenden Nager. Das Spitzhörnchen Tupaija ist dann das erste vollkommene Modell dieser Gattungen, die über die Halbaffen, Affen und den Hominiden zu den Affenmenschen (Pitekanthropus) und dann zum Homo Sapiens aufstiegen. Im Zeitraum von vor 8–3 Mio. Jahren haben sie sich endgültig zum Zweifüßler aufgerichtet. Der Homo erectus und seine Nachkommen bahnten dann dem **Homo sapiens** den Weg in unsere Geschichte.

4.3 Die Rückkehr von Säugern ins Meer

Im Laufe der vielen erdgeschichtlichen Verwerfungen und Veränderungen kam es immer wieder zu der Situation, dass eine Gruppe einer Art an Land bleiben konnte (terrestrische Form), während eine andere Gruppe wieder ins Wasser zurückkehrte (aquatile Form).

Dort paßten sie sich dem Wasser als Lebensraum an. Dieses geschah bei den Reptilien (z. B. bei Ichthyosauriern), vor allem aber bei Säugern in den letzten 100 bis 150 Mill. Jahren (z. B. Wale, Delphine, Robben und Seehunde, Walrosse, Seekühe bis hin zu Seeottern, Biebern usw.).

In unserem Zusammenhang ist es von Interesse, wie diese Anpassung im Kopfhalsübergang vor sich ging. Bei den Arten, die sich erst seit kurzem an das Leben im Wasser adaptiert haben, die **langsam schwimmen** und in Landnähe **bleiben, änderte sich an HWS und Kopfgelenken kaum etwas.** Die **Schnellschwimmer** dagegen, die in Ozeanen große Schwimmleistungen vollbringen müssen, nahmen wieder die alte Spindelform des Körpers an. Der Kopf wurde wieder ohne Übergang in den ganzen Körper einbezogen mit der Folge, dass die HWS zusammen gestaucht und z. T. knöchern versteift

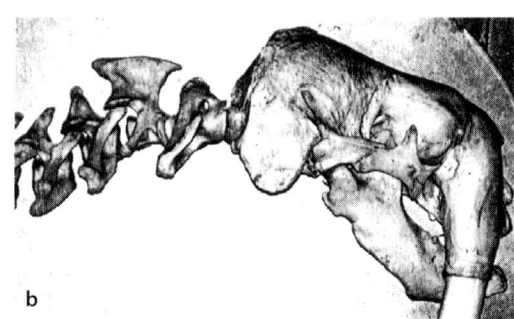

◻ **Abb. 4.11 a** Halswirbelsäule eines Cetaceen (Meeressäuger) von rechts. Beachte die grossen Okziputkondylen, knöcherne Verbindung zwischen Atlas und Axis und die gestauchte und zusammengewachsene »klassische« Halswirbelsäule (Senckenberg-Museum, Frankfurt). **b** Obere HWS des Walrosses, ein landnaher Taucher. Die bewegliche HWS unterscheidet sich kaum von verwandten terrestrischen Säugern (Senckenberg-Museum Frankfurt)

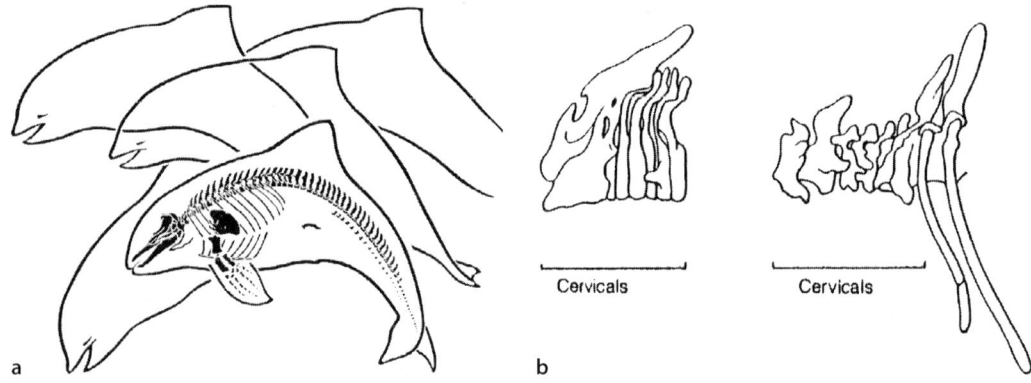

◻ **Abb. 4.12 a** Bogenschwimmen von Delphinen (aus dem Katalog des Senckenberg-Museums, Frankfurt). **a** Seitliche Ansicht der HWS von a Delphinus delphis (schneller Hochschwimmer), b Platanista gangetica (langsamer Flussbewohner). (Nach Pilleri 1976)

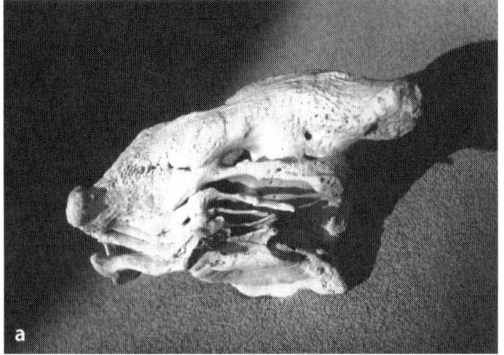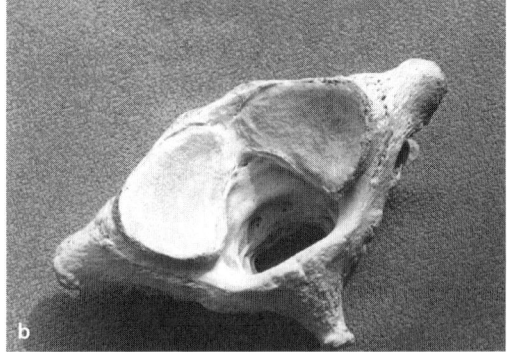

◻ **Abb. 4.13 a** Die zusammengestauchte klassische Halswirbelsäule. **b** Die verwandelte HWS: Die riesige obere Gelenkfläche des Atlas

wurde. Das Atlas-/Axis-Segment verschmolz zu einem Block, in dem der vordere Atlasbogen mit dem Dens fast unkenntlich aufging. Die Überraschung ist nun, dass das Atlantookzipital-Gelenk nicht nur nicht verkrüppelt ist, sondern z. B. bei Walen, Delphinen u. ä. riesengroß wurde. Die Okziputkondylen und die Gelenkpfannen von Atlas stehen exakt rechtwinklig zur »Fahrtrichtung«. Sie sind nur flach gewölbt, sodass geringe Bewegungen in jede Richtung möglich sind.

Dieses Experiment der Natur lässt erkennen, dass die einmal erworbenen skelettalen Muster zwar durch eine andere physische Umwelt oft bis zur Unkenntlichkeit verwandelt aber nie aufgegeben wurden (◘ Abb. 4.11–4.13).

Zusammenfassung

Die Entwicklung des Kopfgelenksbereiches führt bis zu 500 Mio. Jahre in die Erdgeschichte zurück. Dort beginnt die Phylogenese der Vertebraten im Wasser.
Es gibt in dieser Zeit unter allen übrigen Fischen nur 2 Fischarten, die über Lungen verfügten: die **Diploe** (Lungenfische) und die **Quastenflossler** (Latimeria columnae).
Nur diese beiden waren in der Lage, in Trockenzeiten zeitweilig auch an Land in Tümpeln oder im Schlamm zu überleben. Nach einer Entwicklung von ca. 250 Mio. Jahren hatten sie sich an ein Leben an Land gewöhnt. Die Quastenflossler hatten aus Flossen Extremitäten entwickelt, die ihnen eine schnellere Fortbewegung und eine größere Mobilität verschafften. Es begann die Zeit der **Amphibien,** die jetzt durchgehend an Land leben konnten. Sie blieben allerdings mit ihrer Fortpflanzung ans Wasser gebunden.
Im Wasser war der Körper der Fische leicht und geschmeidig, an Land aber schwerfällig und ungelenk. Vor allem der Kopf brauchte beim Fressen und im Kampf eine größere und autonomere Beweglichkeit zum Überleben. Unter diesem selektiven Druck entstand ein »Gelenkspalt« zwischen Kopf und oberstem Wirbel. **Das Modell des späteren Atlantookzipitalgelenks war entstanden.**

In der Folge entwickelten sich neue, leistungsfähigere Arten. Die **Reptilien** verdrängten die altertümlichen Amphibien und dominierten über 150 Mio. Jahre mit ihren z. T. riesigen Echsen, Sauriern, Flugsauriern usw. die übrige Tierwelt. Sie waren wesentlich mehr mit Muskeln bepackt und gelenkiger als ihre Vorgänger. Das hatte zur Folge, dass der Kopfgelenkbereich immer wieder verändert und verbessert wurde. Durch komplizierte Umbauten wurde ein Teil des Körpers von Atlas als Dens auf Axis fixiert. Ein ungemein leistungsfähiges Rotationsgelenk war entstanden. Als die großen Echsen vor 63 Mio. Jahren ausstarben, traten die **Säuger** aus ihrem Schatten. Schon in früher Zeit tauchen Vorformen mit charakteristischen Säuger- Merkmalen auf. Mit dem Verschwinden der Saurier übernahmen sie die Vorherrschaft bei den Vertebraten. Die Arten der Insektivoren und baumlebenden Nager eroberten sich den Urwald als Lebensraum. Über ihre Stammmutter, das **Spitzhörnchen (Tupaia),** entwickelten sich ihre Gattungen und Familien in ihrer dreidimensionalen Welt zu akrobatischen Springern und Hanglern. Als die Urwälder abstarben nahmen sie die dort erworbenen Fähigkeiten in die Steppen und Savannen mit. Als Hominiden lernten sie das aufgerichtete Gehen und Laufen, das sich vor 3–4 Mio. Jahren zum obligatorischen aufrechten Gang entwickelte. Das war der Anlass zu einer letzten Verfeinerung des Kopfgelenkbereiches mit der Einbeziehung der 3. Etage (C2/3) als Stabilisator von Axis.

Literatur

Brocher JEW (1955) Die occipito-cervikal Gegend. Thieme, Stuttgart
Gaupp E (1908) Über die Kopfgelenke der Säuger u. d. Menschen in Neurophysiologischer und funktioneller Beziehung. Verlag der anatomischen Ges. XXII: 181
Grmek MD (1979) Die Wirbelsäule im Zeitgeschehen. Man Med 17: 69–74
Herm D (1987) Umweltveränderungen und Evolution in der Erdgeschichte. In: Wilhelm F (Hrsg) Der Gang der Evolution. Beck, München

Knese KH (1936) Das Kopfgelenk der aquatilen Säuger. Gegenbauers Morph. Jahrbuch 78: 314–376

Pilleri G (1976) Osteological differences in the cervical vertebral of Platanista indii and gangetica. Investigationes on cetacea 6

Romer AS (1976) Vergleichende Anatomie der Wirbeltiere. Parey, Hamburg

Stanley SM (1989) Krisen der Evolution. Spektrum Bibliothek

Stark D (1978) Vergleichende Anatomie der Wirbeltiere, Bd 1. Springer, Berlin Heidelberg New York

Stark D (1979) Vergleichende Anatomie der Wirbeltiere, Bd 2. Springer, Berlin Heidelberg New York

Stark D (1982) Vergleichende Anatomie der Wirbeltiere, Bd 3. Springer, Berlin Heidelberg New York

Stofft E (1978) Zur Morphologie und Funktion der zervikookzipitalen Übergangsregion. In: Meinecke FW (Hrsg) Pathologie und Klinik der Okzipitozervikalregion. Hippokrates, Stuttgart

Torklus VD (1987) Die obere Halswirbelsäule. Thieme, Stuttgart

Wilhelm F (1987) Der Gang der Evolution in der Geschichte des Kosmos und der Erde. Beck, München

Wolff HD (1988) Phylogenetische Anmerkungen zur Sonderstellung des Kopfgelenkbereiches. In: Wolff HD (Hrsg) Die Sonderstellung des Kopfgelenkbereiches. Springer, Berlin Heidelberg New York

Ziegelmayer G (1998) Zur phylogenetischen Entwicklung des Menschen. In: Wilhelm F (Hrsg) Der Gang der Evolution in der Geschichte des Kosmos und der Erde. Beck, München

Ontogenese:
Molekulare Aspekte der Entwicklung und Entwicklungsstörungen

B. Christ, R. Huang

5.1   Einleitung

Das Übergangsgebiet des Schädels zur Halswirbelsäule weist sehr auffällige Besonderheiten auf, die
bereits während der Entwicklung deutlich werden.
Obwohl die Basis des Hinterhauptes und die Wirbelsäule aus demselben Anlagematerial hervorgehen, erfolgt bereits im jungen Embryo eine **Grenzziehung zwischen Hals und Kopf**. Das oberhalb
dieser Grenze gelegene Anlagematerial wird in die
Entwicklung des Schädels einbezogen. Das zervikookzipitale Übergangsgebiet stellt den **zuerst ange-**
legten **Körperabschnitt des Menschen** dar, der nicht
nur Material für das Skelett des Hinterhauptes und
der oberen Halswirbelsäule liefert, sondern darüber
hinaus an der Entwicklung anderer **lebenswichtiger
Organsysteme** (z. B. des Herzens, des Magen-Darm-
traktes und der Niere) beteiligt ist. Die Fähigkeit zu
ausgedehnten **Umwendemöglichkeiten des Kopfes**
wird dadurch erzielt, daß sich der Wirbelkörper des
Atlas mit dem Axiskörper verbindet und auf diese
Weise zum Zylinder eines Drehgelenks wird, dessen
Gelenkpfanne vom Atlas und dem atlaszugehörigen
Bandapparat gebildet wird. Die kranialen Segmente
des mesenchymalen Anlagematerials verschmelzen
zum **Os basioccipitale** und bilden so einen knöchernen Ring, der das Foramen occipitale magnum
umgibt.

   In diesem Beitrag werden die morphologisch
faßbaren Teilschritte der Entwicklung des zervikookzipitalen Übergangs dargestellt und die ihnen
zugrunde liegenden molekularen Mechanismen erörtert.

5.2   Primäre Segmentierung (Somitenbildung)

Das Hinterhaupt und die Wirbelsäule sowie die Muskeln, die auf diese Skelettanteile wirken, entwickeln
sich aus einem Abschnitt des mittleren Keimblattes
(Mesoderm), der beiderseits an die Rückenmarksanlage (Neuralrohr) und die Rückensaite (Chorda
dorsalis) angrenzt und **paraxiales Mesoderm** genannt wird (◘ Abb. 5.1). Das paraxiale Mesoderm
wird in einen präotischen Abschnitt unterteilt, der
im Kopf vor der Ohranlage gelegen ist, und in einem
postotischen Abschnitt, der sich aus dem hinteren
Abschnitt des Kopfes kontinuierlich in den Hals
und den Rumpf fortsetzt. Während das vor dem Ohr
gelegene paraxiale Mesoderm keine mesodermalen
Segmente entwickelt, wird das postotische paraxiale
Mesoderm segmentiert. Bei den Segmenten handelt
es sich um die zunächst epithelialen **Somiten**, die
einen mesenchymalen Kern, das Somitozoel, ent-
halten (◘ Abb. 5.1). Das erste Somitenpaar entsteht
unmittelbar hinter der Ohranlage und die weiteren
Somiten entwckeln sich nach und nach in kraniokaudaler Richtung. Das Anlagematerial für weitere
Somiten wird durch Anlagerung von neuem Material am kaudalen Ende des paraxialen Mesoderms

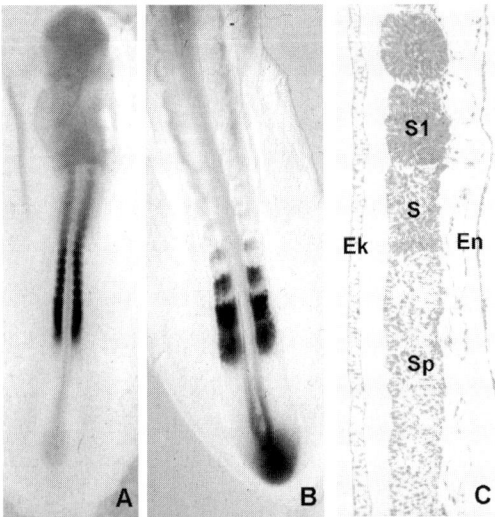

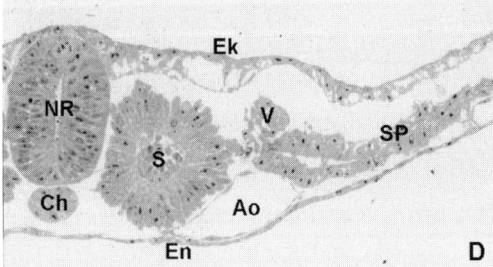

◘ **Abb. 5.1a–d** 2-tägiger Hühnerembryo zum Zeitpunkt der
Somitenbildung. **a** Expression des Epithelialisierungsgens
Paraxis in den Somiten und dem kranialen Abschnitt der
Segmentplatte. **b** Expression von EphA4 während der Somi-
tenbildung. **c** Sagittalschnitt durch das paraxiale Mesoderm;
Ek Ektoderm, En Entoderm, S1 letzter Somit, S sich abgrenzen-
der Somit, Sp Segmentplatte mit nach kranial zunehmender
Epithelialisierung. **d** Transversalschnitt durch einen zervikalen
Somiten; NR Neuralrohr, Ch Chorda dorsalis, Ek Ektoderm,
En Entoderm, Ao Aorta, S Somit, V Vornierengangblastem,
SP Seitenplatte

ergänzt. Der Embryo wächst demnach appositionell. Die Vorläuferzellen dieses Anlagematerials werden im Rahmen der **primären Gastrulation** zunächst vom Primitivknoten (Hensen-Knoten) und Primitivstreifen und später als Folge der **sekundären Gastrulation** von der Schwanzknospe gebildet. Die Grenze der von Primitivknoten bzw. -streifen und von der Schwanzknospe gebildeten Struktur liegt in der unteren Lumbalregion. Die durch die Gastrulation neu gebildeten Zellen bewirken durch ihre Eingliederung in das paraxiale Mesoderm und ihre anschließende starke Vermehrung das Längenwachstum der Wirbelsäulenablage und des gesamten Embryos. Das neu gebildete paraxiale Mesoderm wird nicht sofort segmentiert. Sein kaudaler noch unsegmentierter Abschnitt wird als **Segmentplatte** oder **präsomitisches Mesoderm** bezeichnet (◘ Abb. 5.1).

Eine wesentliche Voraussetzung für die Bildung von Somiten ist demnach der kaudale Zuwachs des paraxialen Mesoderms. Dieser Zuwachs wird von den Genen, die die Gastrulation koordinieren, sowie dem **Fibroblastenwachstumsfaktor 8 (FGF-8)** gefördert, der von den Zellen im kaudalen Abschnitt der Segmentplatte produziert wird. Die Menge des abgegebenen FGF-8 bestimmt die Größe der sich später von der Segmentplatte abgliedernden Somiten, wie experimentelle Untersuchungen an Hühnerembryonen gezeigt haben.

Der Segmentierungsprozess wird durch eine »Segmentierungsuhr« bewirkt, die als molekularer Oszillator funktioniert (Pourquié 2000). Sie ist durch eine **rhythmische Produktion von mRNA der Segmentierungsgene** charakterisiert. Zu den Segmentierungsgenen gehören *hairy* und *Lunatic fringe* sowie die Gene des **Delta-Notch-Signalwegs**. Diese Gene der Vertebraten sind Genen der Fruchtfliege (*Drosophila*) homolog, was darauf hindeutet, daß die Segmentierung ein in der Evolution stark konserviertes Körpermuster darstellt. Notch ist ein Transmembranrezeptor, der an zwei unterschiedliche Transmembranliganden binden kann, nämlich Delta und Serrate. Die wesentiche Bedeutung des Delta-Notch- Signalwegs dürfte darin liegen, daß die Oszillationen der Segmentierungsgene in benachbarten Zellen der Segmentplatte synchronisiert werden. In kaudo-kranialer Richtung laufen Expressionswellen von *hairy* und *Lunatic fringe* über die Segmentplatte hinweg, die so lang ist, daß sich

aus ihrem Material ca. 12 Somiten bilden können. Das bedeutet, daß jede Zelle von ihrer Eingliederung in die Segmentplatte bis zur Einbeziehung in dem zuletzt gebildeten Somiten 12 Oszillationen der Segmentierungsgene erlebt. Beim Hühnerembryo dauert es 90 min bis die Welle eines Segmentierungsgens in kaudo-kranialer Richtung über die Segmentplatte hinweggelaufen ist und ein neuer Somit entsteht. Durch die Oszillationen kommt es zu einer Reifung der Segmentplatte, die sich morphologisch in einer **Dichterlagerung der Zellen** und einer **Epithelialisierung des Segmentplattenmesoderms** zeigt (◘ Abb. 5.1c). Es wird davon ausgegangen, daß bei jeder Oszillation **Lunatic Fringe-Protein** gebildet und in den Zellen der Segmentplatte akkumuliert wird, bis eine bestimmte Menge erreicht ist, die für den Ablauf des Segmentierungsprozesses benötigt wird.

Durch diese Menge von Lunatic Fringe-Protein wird der Notch-Signalweg modifiziert und eine Grenzziehung im kranialen Abschnitt der Segmentplatte ermöglicht, die zur Abgliederung des Somiten führt.

Eine weitere Voraussetzung für die Bildung eines normalen Somiten ist die Epithelialisierung der Segmentplatte, die durch das ***Paraxis*-Gen** gesteuert wird (◘ Abb. 5.1a). Mäuse mit inaktivierendem *Paraxis*-Gen bilden keine epithelialen Somiten und später keine gegliederte Wirbelsäule (Burgess et al. 1996). Die Aktivierung dieses Gens steht unter der Kontrolle von Signalmolekülen, die von der embryonalen Epidermis produziert werden. Bei Embryonen, die erhöhten Kohlenmonoxidkonzentrationen ausgesetzt sind, wird die Aktivität von *Paraxis* gehemmt, wodurch Fehlbildungen der Wirbelsäule resultieren.

Fazit: Die wichtigsten morphologisch faßbaren Ereignisse der Somitenbildung sind demnach die Epithelialisierung der Segmentplatte und die Grenzziehungen an ihrem kranialen Ende.

5.3   Somitenkompartimentierung

Der zunächst epitheliale Somit wird in dorsoventraler Richtung in zwei Abteilungen untergliedert (Übersicht bei Christ u. Ordahl 1995). Der dorsale Abschnitt, der an die embryonale Oberhaut angrenzt, behält die epitheliale Struktur bei und wird

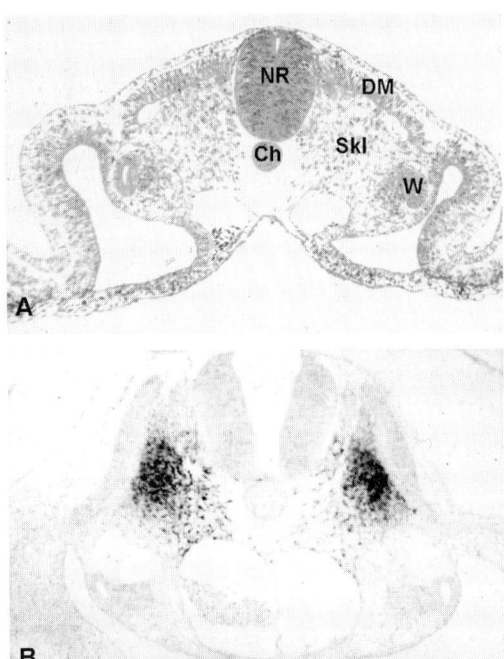

◘ **Abb. 5.2a,b** Transversalschnitt durch 3-tägige Hühner-
embryonen. **a** Aufteilung des Somiten in Dermomyotom
(DM) und Sklerotom (Skl), NR Neuralrohr, Ch Chorda dorsalis,
W Wolff-Gang. **b** Expression des Pax-1-Gens (schwarz) im
Sklerotom

als **Dermomyotom** bezeichnet. Die Zellen der ventralen Somitenhälfte lösen ihre engen Kontakte und
bilden ein embryonales Bindegewebe (Mesenchym),
das als **Sklerotom** bezeichnet wird (◘ Abb. 5.2). In
das Sklerotom werden auch die mesenchymalen So-
mitozoelzellen miteinbezogen, die den Somitenkern
bildeten. Aus dem Dermomyotom geht die **Skelettmuskulatur und die Dermis des Rückens** hervor, die
Sklerotome bilden die **Wirbelsäule und das Os basioccipitale**. Die dorsoventrale Kompartmentierung
des Somiten in Dermomyotom und Sklerotom,
durch die die Muskelanlage von der Skelettanlage abgegrenzt wird, erfolgt unter dem Einfluß von **Signalmolekülen**, die von umgebenden Strukturen abgegeben werden. Das dorsal gelegene Dermomyotom
wird durch **Wnt-Proteine** induziert und erhalten, die
von der embryonalen Oberhaut, dem Oberflächen-
ektoderm, und dem dorsalen Abschnitt der Rückenmarksanlage, dem Neuralrohr, produziert werden.
Die *Wnt* Gene sind dem *wingless*-Gen homolog, das
für die Bildung der Segmentpolarität bei *Drosophila*

von Bedeutung ist. Unter dem Einfluß der Wnt-Proteine exprimieren die Dermomyotomzellen *Pax-3*
und *Pax-7*. Die Entwicklung des Sklerotoms und
die Expression von *Pax-1* (◘ Abb. 5.2b) und *Pax-
9* erfolgt unter dem Einfluß des Signalmoleküls
Sonic hedgehog (Shh), das in der **Chorda dorsalis**
und später auch im ventralen Abschnitt des Neural-
rohrs, der Bodenplatte, gebildet wird (Übersicht bei
Stockdale et al. 2000). Fehlt das Shh-Signal werden
Pax-1 und *Pax-9* nicht aktiviert. Das führt zu einem
Phänotyp, bei dem **Wirbelkörper und Bandscheiben fehlen**. Die *Pax*-Gene gehören zu einer Gruppe
von Entwicklungskontrollgenen, die eine Homolo-
gie mit dem bei der Taufliege, *Drosophila*, identifizierten Segmentierungsgen *paired* aufweisen. Den
Genen ist eine Basensequenz gemeinsam, die als
»**Paired box**« bezeichnet wird und 384 Basenpaare
umfaßt. Bis heute sind neun Mitglieder dieser Gen-
familie (*Pax-1* bis *Pax-9*) bekannt, die alle für **Transkriptionsfaktoren** kodieren. Beim Menschen sind
zwei Erbkrankheiten bekannt, denen Mutationen
von *Pax*-Genen zugrunde liegen. Eine Mutation von
Pax-3 ist die Ursache des **Waardenburg-Syndroms**,
das mit Taubheit, Pigmentstörungen und Gesichts-
veränderungen umhergeht. Eine *Pax-6*-Mutation
führt zum **Aniridia-Phänotyp** mit Fehlbildungen
des Auges. An weiteren Genen werden im Sklerotom *Mfh1*, *Twist* und *Scleraxis* exprimiert.

Die Trennung des Skelettkompartiments vom
Muskelkompartiment ist demnach die Folge einer
Balance von **dorsalen Signalmolekülen, den Wnts**,
und **ventralen Signalmolekülen**, insbesondere **Shh**.
Experimentelle Untersuchungen haben gezeigt, daß
eine Überproduktion der Wnt-Proteine das Muskelkompartiment auf Kosten des Wirbelsäulenkom-
partiments vergrößert. Andererseits wird durch eine
verstärkte Shh-Produktion die Wirbelsäulenanlage
vergrößert (Wagner et al. 2000).

Im weiteren Verlauf der Sklerotomentwicklung
lassen sich die Anlagematerialien für die verschiedenen Abschnitte der Wirbel voneinander unterscheiden (Übersicht bei Christ et al. 2000). Sklerotomzellen besiedeln den perichordalen Raum und
bilden dort die **Wirbelkörper und Bandscheiben**
(◘ Abb. 5.5). Dieser Prozeß erfolgt unter dem Einfluß von Signalmolekülen, die von der Chorda dorsalis abgegeben werden. Die dorsolateral gelegenen,
an das Muskelkompartiment angrenzenden Sklerotomzellen, bilden die **Rippen und Wirbelbögen**

mit Ausnahme der dorsalen Bogenanteile und der Dornfortsätze. Die Zellen dieses Sklerotomabschnittes winden durch **Fibroblastenwachstumsfaktoren (FGFs)**, die von den angrenzenden Muskelzellen abgegeben werden, zur Vermehrung und Differenzierung angeregt. Die dorsalen Bogenanteile und Dornfortsätze sind Derivate der dorsalen Sklerotomabschnitte, deren Zellen *Msx-1* exprimieren. Die Aktivität dieses Gens erhält die Zellen in einem undifferenzierten und wanderungsfähigen Zustand. Dadurch wird gewährleistet, daß sie in den Zwischenraum zwischen Haut- und Rückenmarksanlage einwandern können, wodurch der **Wirbelkanal** nach dorsal geschlossen wird (◘ Abb. 5.3). Die

Entwicklung der **dorsalen Bogenanteile** und der **Dornfortsätze** ist von dem Signalmolekül »**Bone Morphogenetic Protein 4**« (BMP4) abhängig, das zur **Transforming Growth Factor β-Familie** von Wachstumsfaktoren gehört und in der Deckplatte der Rückenmarksanlage sowie von der embryonalen Oberhaut produziert und von dort an die dorsalen Sklerotomzellen abgegeben wird (◘ Abb. 5.3b). Störungen dieses Signalnetzwerkes, deren Ursache in einer Insuffizienz der Deckplatte der Rückenmarksanlage liegen können, haben dorsale Verschlußstörungen der Wirbelsäulenanlage zur Folge und führen zu dorsalen **Spaltbildungen** der Wirbelsäule (z. B. **Spina bifida**).

5.4 Sekundäre Segmentierung und Neugliederung der Wirbelsäule

Bereits Remak (1850) war bei der Untersuchung von Hühnerembryonen aufgefallen, daß die Grenzen der Somiten nicht mit den Grenzen der definitiven Wirbel identisch sind. Er stellte fest, daß sich die Segmentgrenzen der Wirbel um die Höhe eines halben Segmentes gegenüber denen der Somiten verschieben. Dieses Phänomen wurde als **Neugliederung** der Wirbelsäule bezeichnet und kommt dadurch zustande, daß sich innerhalb eines jeden Sklerotoms eine Spalte ausbildet und die durch diese Grenzziehung entstandenen Sklerotomhälften neu kombiniert werden (◘ Abb. 5.3c). Das geschieht in der Weise, daß die kaudale Sklerotomhälfte eines Somiten mit der kranialen Hälfte des kaudal angrenzenden Somiten zur definitiven Wirbelanlage fusioniert. Da die segmentalen Muskelanlagen ihre ursprüngliche Position innerhalb der Somitengrenzen beibehalten, können sie nach erfolgter Neugliederung auf benachbarte Wirbel einwirken und diese halten bzw. bewegen. Die der Neugliederung des Wirbelblastems zugrunde liegende **Halbierung des Sklerotoms** in kraniokaudaler Richtung (◘ Abb. 5.4) ist morphologischer Ausdruck einer **Segmentpolarität**, die bereits bei der Bildung der Somiten determiniert ist und unabhängig vom Einfluß umgebender Strukturen realisiert wird. Die Segmentpolarität ist auf molekularer Ebene unter anderem durch eine Aktivierung der **Gene des Delta/Notch-Signalsystems** charakterisiert (Übersicht bei Gossler u. Hrabé de Angelis 1998). In den beiden Sklerotomhälften

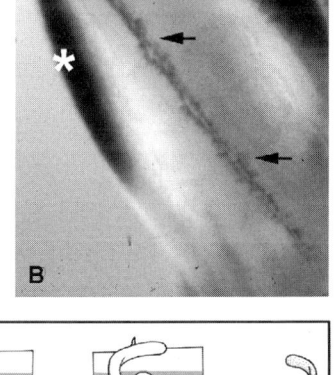

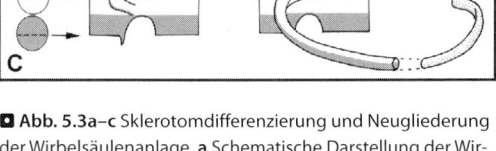

◘ **Abb. 5.3a–c** Sklerotomdifferenzierung und Neugliederung der Wirbelsäulenanlage. **a** Schematische Darstellung der Wirbelsäulenentwicklung; *S* Somit, *DM* Dermomyotom, *l* lateraler, *d* dorsaler, *v* ventraler Sklerotomabschnitt, *Ao* Aorta, *eM* epaxiale, *hM* hypaxiale Muskulatur, *WK* Wirbelkörper, *DF* Dornfortsatz, *QF* Querfortsatz, *RK* Rippenkopf, *R* Rippe. **b** Dorsalansicht der *BMP4*-Expression eines 4-tägigen Hühnerembryos. *Stern* Anlage der oberen Extremität, *Pfeile* BMP4-Expression im dorsalen Abschnitt der Rückenmarksanlage. **c** Umgliederung des Wirbelsäulenblastems. Projektion des Somiten (*links*) auf einen Wirbel und eine Rippe (*rechts*)

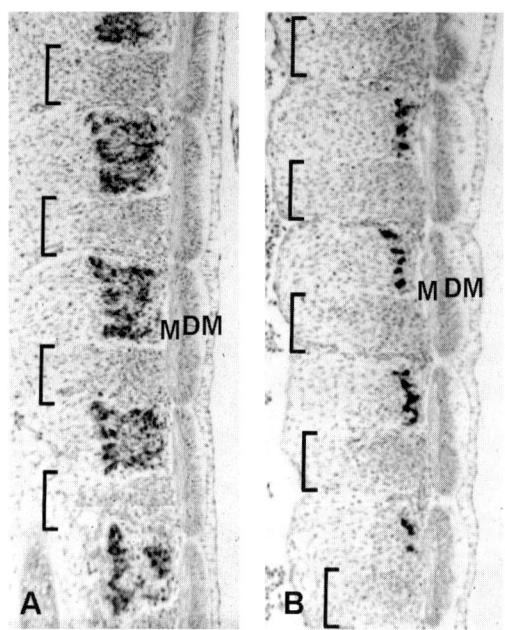

◻ Abb. 5.4a,b Sagittalschnitte durch die metameren Anlagen der Spinalganglien (**a**) und der Spinalnerven (**b**). Darstellung mit einem Antikörper, der die Nervenanlagen visualisiert. *DM* Dermomyotom, *M* Myotom; die *Klammern* markieren die kaudalen Sklerotomhälften

werden in der Folge unterschiedliche Gene aktiviert, die zu unterschiedlichen biochemischen Ausstattungen dieser Kompartimente führen. Dabei spielen **Ephrine** und ihre **Eph-Rezeptoren** eine bedeutende Rolle. Es handelt sich um Transmembran-Proteine, die unter anderem mit den Vorläuferzellen des peripheren Nervensystems interagieren. Sie hindern die Axone und Neuralleistenzellen an der Besiedelung des kaudalen Sklerotomkompartiments und lassen nur eine Einwanderung in die kraniale Sklerotomhälfte zu. Dieses ist die molekulare Grundlage der **segmentalen Anordnung des peripheren Nervensystems** und damit der Entwicklung der **Spinalnerven** (◻ Abb. 5.4).

Zu den Derivaten des ventralen Sklerotomabschnittes gehören die **Bandscheibenanlagen**, die **Wachstumszonen** der Wirbelsäulenanlage darstellen und *Pax-1* exprimieren (Wilting et al. 1994). Das Bandscheibenmaterial hat seinen Ursprung in den im Zentrum der Somiten gelegenen Somitozelzellen. Das gilt auch für die Rippenköpfchen und die Gelenkflächen der kleinen Wirbelgelenke, wie Markierungsexperimente an tierischen Embryo-

nen gezeigt haben. Die sich bewegenden Anteile der Wirbelsäule projizieren sich somit auf die Mitte der Somiten und befinden sich in der Mitte der späteren **Bewegungssegmente**.

Als **Bewegungssegment** wird nach Junghanns (Schmorl u. Junghanns 1968) die **Funktionseinheit der Wirbelsäule** bezeichnet. Sie umfaßt 2 angrenzende Wirbel mit allen dazwischenliegenden Strukturen wie Bandscheiben, Wirbelbogengelenken, Bändern, Muskeln und Spinalnerven.

Fazit: Die Derivate eines Somiten bilden und begrenzen das Bewegungssegment. Der im Bewegungssegment gelegene Spinalnerv wird durch die Segmentpolarität des Somiten gebündelt und in seiner Lage bestimmt (Übersicht bei Christ et al. 2000).

5.5 Segmentidentität und Wirbelfusion

Die Wirbelsäule weist entlang der Körperachse einzelne **Regionen** auf. Bekanntermaßen kann man zwischen der HWS, der BWS, der LWS sowie dem Kreuz- und Steißbein unterscheiden. Innerhalb der einzelnen Wirbelsäulenabschnitte besitzen darüber hinaus die einzelnen **Wirbel** charakteristische Formmerkmale. So läßt sich beispielsweise der Atlas vom 7. Halswirbel problemlos unterscheiden. Neben der Gliederung in Wirbelsäulenabschnitte weist jedes einzelne Segment der Wirbelsäule eine eigene Identität auf. Diese **Regionalität** und **Segmentidentität** werden durch **Homeoboxgene** (*Hox*-Gene) festgelegt. Dabei handelt es sich um Entwicklungskontrollgene, die in 4 Komplexen (*Hox A, Hox B, Hox C* und *Hox D*) auf den Chromosomen 2, 7, 12 und 17 lokalisiert sind und bereits im Somitenstadium angeschaltet werden (Übersicht bei Christ u. Wachtler 1998). Der Name **Homeobox** bezeichnet einen hochgradig konservierten DNA-Abschnitt von 183 Basenpaaren. »Konserviert« heißt in diesem Zusammenhang, daß identische DNA-Abschnitte bei vielen verschiedenen Lebewesen zu finden sind und über eine lange Zeitspanne der Evolution erhalten geblieben sind. Die 183 Basenpaare der Homeoboxgene kodieren ein aus 61 Aminosäuren bestehendes Proteinsegment, das die besondere Eigenschaft besitzt, spezifisch an die DNA zu binden und die Expression anderer Gene darunter auch anderer *Hox*-Gene zu steuern. Man

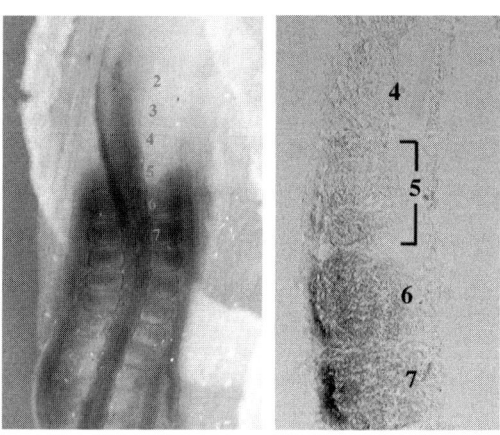

■ Abb. 5.5a,b Hals-Kopf-Übergangsregionen mit Expression von *Hox B3*, das beim Hühnchen mit dem kranialen Ende seine Expressionsdomäne die Kopf-Hals Grenze innerhalb des 5. Somiten markiert. **a** Totalansicht, **b** Sagittalschnitt

nennt dieses Proteinsegment **Homeodomäne** oder **Helix-turn-Helix-Motiv**. Die Genprodukte der *Hox*-Gene wirken somit als Transkriptionsfaktoren. Die *Hox*-Gene werden in bestimmten Regionen bzw. Segmenten der Wirbelsäulenanlage exprimiert, wobei die Expressionsdomäne eines jeden Gens eine scharfe kraniale Grenze aufweist. Mehrere *Hox*-Gene wirken in kombinatorischer Weise zusammen **(Hox-Code)** und spezifizieren die Bauelemente der Wirbelsäule. Interessanterweise entspricht die Folge der Genexpressionen entlang der Körperachse der Anordnung der Gene auf den Chromosomen, was als Kolinearität bezeichnet wird. Änderungen des Hox-Codes haben zur Folge, daß Wirbel eine ihnen eigentlich nicht entsprechende Identität annehmen oder Grenzverschiebungen zwischen den einzelnen Wirbelsäulenregionen auftreten, wie sie beispielsweise bei der Sakralisation des 5. Lendenwirbels, der Atlasassimilation oder dem Auftreten von Halsrippen in Erscheinung treten. **Retinsäure**, ein Vitamin A-Derivat, kann derartige Grenzverschiebungen bzw. Identitätswechsel, die auch als **homeotische Transformationen** bezeichnet werden, verursachen. Die Kopf-Hals-Grenze, die durch die Mitte des fünften Somiten verläuft, wird durch die *Hox*-Gene A3, A4, B4 und D4 festgelegt (■ Abb. 5.5).

Durch die Hox-Gene werden weitere Gene kontrolliert, die für die morphologische Ausprägung der segmentspezifischen Identität von Bedeutung sind. Die Aktivität dieser Gene entscheidet über die Zellvermehrung, den Zelltod und die Differenzierung und bestimmt damit die Formmerkmale der einzelnen Wirbel. Die Aktivität dieser nachgeschalteten Gene wird durch Signale, die von angrenzenden Strukturen ausgehen, moduliert.

Im Hals-Kopf-Übergangsgebiet und bei der Entwicklung des Kreuzbeins treten **Fusionen von Wirbelanlagen** auf, die zur Bildung von segmentübergreifenden Skelettstücken führen. Dabei verschwinden die *Pax-1*-exprimierenden Bandscheibenanlagen, die zunächst Wachtumszentren darstellen und Material an die wachsenden Wirbelanlagen abgegeben. Die **Herunterregulierung des *Pax-1*-Gens** führt zur Verbindung benachbarter Wirbelanlagen und hat deren Fusion zur Folge (■ Abb. 5.7b). Auf diese Weise bildet sich z. B. das Os basioccipitale aus der Verschmelzung der 4 ½ kranialen Somiten. Ein weiteres Beispiel ist die Fusion des »Atlaskörpers« mit dem Körper der Axis, die zur **Entwicklung des Dens axis** führt (Wilting et al. 1995). Diese regionalen Wirbelverschmelzungen werden durch den axialen Hox-Code determiniert. Pathologische **Blockwirbelbildungen** können durch eine zu frühe Herunterregulierung von *Pax-1* entstehen.

5.6   Rechts-Links-Asymmetrie

Alle Strukturen der Wirbelsäule gehen aus **paarigen Anlagen** hervor, die sich während der Entwicklung ventral und dorsal der Rückenmarksanlage verbinden, ohne jedoch die Mittellinie zu überschreiten. Die Blasteme beider Seiten entwickeln sich nach einem weitgehend identischen Differenzierungsprogramm. Bei genauer Betrachtung stellt sich jedoch heraus, daß sowohl bei den Wirbeln als auch bei den Muskeln **bilaterale Asymmetrien** auftreten, wenn auch weniger augenfällig als bei den Organen des Brust- und Bauchsitus. In den vergangenen Jahren sind zahlreiche Genprodukte identifiziert worden, die schon in fühen Embryonalstadien asymmetrische Expressionsmuster aufweisen (Übersicht bei Boettger et al. 1999). **Aktivin-Rezeptor II A** und **Fibroblastenwachstumsfaktor 8 (FGF-8)** werden beim Hühnerembryo auf der rechten Seite des Primitivknotens exprimiert, **Sonic hedgehog (Shh)** und **Caronte** (ein Cerberus-ähnlicher BMP-Inhibitor) sind auf der linken Seite nachweisbar. FGF-8 unterdrückt auf der rechten Seite die Aktivierung von

Links　　　　　　　　Rechts

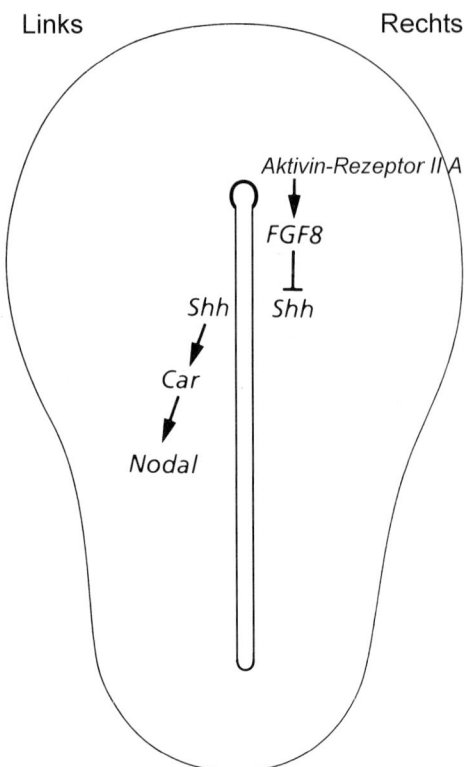

Abb. 5.6 Schematische Darstellung der asymmetrischen Genexpression während der Bildung des paraxialen Mesoderms (s. Text)

nodal im angrenzenden Seitenplattenmesoderm. Auf der linken Seite aktiviert Shh *Caronte*, wodurch wiederum *nodal* exprimiert wird (**Abb. 5.6**). Die **Gene der Rechts-Links-Asymmetrie** werden in medio-lateraler Richtung angeschaltet und einige ihrer Genprodukte sind auch im paraxialen Mesoderm, dem Anlagematerial der Wirbelsäule und der Skelettmuskulatur, nachweisbar.

Fazit: Es ist deshalb nicht überraschend, daß Wirbel und Muskeln gelegentlich Rechts-Links-Asymmetrien aufweisen.

5.7 Derivate der Hals-Kopf-Übergangsregion

Das Übergangsgebiet von Kopf und Hals ist der zuerst angelegte Körperabschnitt des Menschen überhaupt. Von hier aus wächst der Embryo appositionell sehr ausgeprägt nach kaudal, wodurch Hals,

Brust, Lende und Sakralregion angelegt werden, und weniger stark nach rostral, wodurch der prächordale Kopfabschnitt entsteht. Die **zervikookzipitale Übergangsregion** reicht vom **1. bis** zum **8. Somiten**. Neben den Skelettstücken und Muskeln, die hier regionalspezifisch modifiziert werden, sind Neuralleistenzellen aus dieser Region an der Entwicklung des Herzens und des Magen-Darm-Traktes beteiligt. Diese Zellen sind für die Septierung der **Ausflußbahn des Herzens** unerläßlich und bilden das **intramurale Nervensystem des Darmes**. Schließlich ist daran zu erinnern, daß der **N. vagus**, der aus dieser Region stammt, die Brust- und Baucheingeweide innerviert. Weil im ZNS der zervikookzipitalen Übergangsregion die lebenswichtigen Zentren für Atmung und Kreislauf lokalisiert sind, haben wir diese Region als das **vitale Zentrum** des Menschen bezeichnet (Christ u. Wachtler 1998). Aus dem intermediären Mesoderm geht darüber hinaus das Anlagematerial des Wolffschen Ganges hervor, aus dem sich später z. B. Ureter, Nierenbecken und Sammelrohre bilden.

Die Skelettstücke dieser Region umfassen das **Os basioccipitale** sowie **Atlas** und **Axis**. Während sich die 4 kranialen Somiten an der Entwicklung des Hinterhauptes beteiligen, bilden die kaudale Hälfte des 5. Somiten und die kraniale Hälfte des 6. Somiten den **Proatlas**, der beim Menschen in der Regel nicht persistiert. Sein Material bildet die Spitze des **Dens axis** und gibt möglicherweise noch Zellen an die Hinterhauptkondylen ab. Ist die Fusion von Proatlas und Dens axis gestört, was durch ein Persistieren der *Pax-1*-Expression verursacht sein kann, bleibt der Proatlas als selbständiges Knöchelchen (**Os odontoideum**) erhalten. Die kaudale Sklerotomhälfte des 6. Somiten bildet mit den kranialen Hälfte des 7. Somiten den Dens axis und den Atlas (**Abb. 5.7**). Der Dens axis stellt eigentlich den **Körper des Atlas** dar und ist von der Axis auch vorübergehend durch eine Bandscheibenanlage getrennt. Die kaudale Sklerotomhälfte des 7. Somiten bildet mit der kranialen Sklerotomhälfte des 8. Somiten den Axis.

Die okzipitalen Somiten liefern darüber hinaus das Anlagematerial für die **kurzen Nackenmuskeln**, die **Zungenmuskulatur** sowie die **infrahyale** und **Kehlkopfmuskulatur** (**Abb. 5.7**), während aus den Somiten der oberen Zervikalregion unter anderem die Muskelzellen für das **Zwerchfell** hervorgehen.

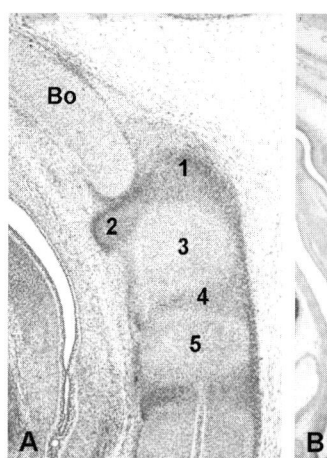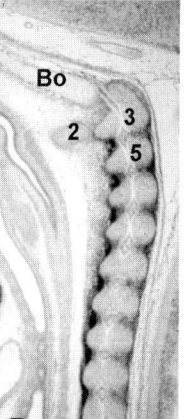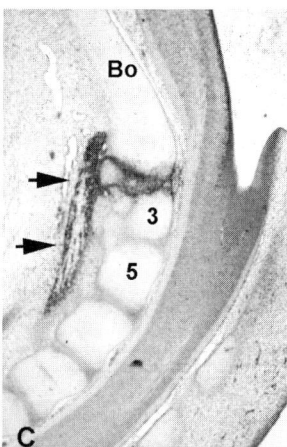

■ **Abb. 5.7a–c** Sagittalschnitte der zervikookzipitalen Übergangsregion bei Mensch (**a**), Maus (**b**) und Huhn (**c**). *Bo* Os basioccipitale, *1* Proatlas, *2* Atlas, *3* Dens axis, *4* Bandscheiben zwischen Dens axis und Axiskörper (*5*). **b** *Schwarz* Aktivität des *Pax-1*-Gens in den Bandscheibenanlagen. *Pfeil* Muskelanlagen. **c** *Schwarz* Zellen, die aus dem markierten 5 Somiten hervorgegangen sind

Die molekularen Mechanismen, die der Auswanderung und Differenzierung der Muskelvorläuferzellen zugrunde liegen, sind in den vergangenen Jahren zum großen Teil aufgeklärt worden.

Fazit: Die zervikookzipitale Übergangsregion ist der zentrale Körperabschnitt des Menschen, der entwicklungsbiologisch die Basis für die Entwicklung des Rumpfes und des Kopfes darstellt.

Zusammenfassung

Der zervikookzipitale Übergang ist der zuerst angelegte Körperabschnitt des menschlichen Embryos. Die Skelett- und Muskelanlagen werden zunächst wie die der übrigen Körperabschnitte durch Segmentierungsgene in primäre Segmente, die Somiten, zerlegt. Der morphologischen Spezifizierung entlang der Körperachse geht die Expression von *Hox*-Genen voraus, die auch die Grenze zwischen Kopf und Hals determinieren. Die Aufteilung des Somitenmaterials auf die Wirbelsäule und die Muskulatur erfolgt durch ein Signalnetzwerk, in dem dorsale und ventrale Signale in artspezifischer Weise balanciert werden. In der Evolution von den Chordaten zu den höheren Vertebraten muß eine Verstärkung der ventralen Signale mit der Folge stattgefunden haben, daß die Chorda dorsalis durch die Wirbelsäule als axiales Stützorgan ersetzt wurde. Das Skelett der zervikookzipitalen Übergangsregion erfährt durch die Umgliederung der

Wirbelsäulenanlage und Fusionen der Skelettanlagen eine regionaltypische Ausprägung, die dem Kopf eine besondere Beweglichkeit verleiht. Zellmaterial der zervikookzipitalen Übergangsregion ist an der Entwicklung und späteren Funktion des Herzens und des Magendarmtraktes beteiligt. Die diese Entwicklung steuernden Signalnetzwerke sind außerordentlich komplex und können Störungen erfahren, die zu Varianten und Fehlbildungen führen. Gelegentlich beobachtete Rechts-Links-Asymmetrien können durch die Paarigkeit der Anlage und die rechts und links unterschiedlichen Genaktivierungskaskaden erklärt werden.

Literatur

Boettger T, Wittler L, Kessel M (1999) FGF8 functions in the specification of the right body side of the chick. Curr Biol 9: 277–280

Burgess R, Rawls A, Brown D, Bradley A, Olson EN (1996) Requirement of the paraxis gene for somite formation and musculoskeletal patterning. Nature 384: 570–573

Christ B, Ordahl CP (1995) Early stages of chick somite development. Anat Embryol 191: 381–396

Christ B, Wachtler F (1998) Medizinische Embryologie. Ullstein Medical, Wiesbaden

Christ B, Huang R, Wilting J (2000) The development of the avian vertebral column. Anat Embryol 202: 179–194

Gossler A, Hrabé de Angelis M (1998) Somitogenesis. Curr Top Dev Biol 38: 225–287

Pourquié O (2000) Segmentation of the paraxial mesoderm and vertebrate somitogenesis. Curr Top Dev Biol 47: 81–105

Remak R (1850) Untersuchungen über die Entwicklung der Wirbelthiere. Reimer, Berlin

Schmorl G, Junghanns H (1968) Die gesunde und kranke Wirbelsäule in Röntgenbild und Klinik, 5. Aufl. Thieme, Stuttgart New York

Stockdale FE, Nikovits W jr, Christ B (2000) Molecular and cellular biology of avian somite development. Dev Dyn 219: 304–321

Wagner J, Schmidt C, Nikovits W jr, Christ B (2000) Compartmentalization of the somite and myogenesis in chick embryos are influenced by *Wnt* expression. Dev Biol 228: 86–94

Wilting J, Kurz H, Brand-Saberi B, Steding G, Yang YX, Hasselhorn MM, Epperlein HH, Christ B (1994) Kinetics and differentiation of somite cells forming the vertebral column: studies on human and chick embryos. Anat Embryol 190: 573–581

Wilting J, Ebensperger C, Müller TS, Koseki H, Wallin J, Christ B (1995) Pax-1 in the development of the cervico-occipital transitional zone. Anat Embryol 192: 221–227

Funktionelle Neuroanatomie
des kraniozervikalen Übergangs

W.L. Neuhuber

6.1   Einleitung

Der Hals hat als flexibler Träger des Kopfes große biomechanische und klinische Bedeutung. Embryologisch betrachtet, stellt der kraniozervikale Übergang die älteste Region des Körpers dar, und ist als solche von vitaler Bedeutung für die regelrechte Entwicklung von Rumpf, Kopf und inneren Organen. Die spezielle Konfiguration der Kopfgelenke (Art. atlantooccipitalis et atlantoaxialis), gepaart mit einem differenzierten Muskelapparat, ziehen das Interesse des Theoretikers, die Häufigkeit mitunter sehr therapieresistenter Syndrome im Kopf-Hals-Übergangsbereich jenes des Klinikers auf sich. Insbesondere sind es Gleichgewichtsstörungen, oft posttraumatisch, aber auch andere »vertebragene« Symptome, wie etwa Hörstörungen, verschiedene Schmerzzustände und psycho-vegetative Syndrome, gern als »zervikoenzephales Syndrom« zusammengefasst, die auf eine Dysfunktion des zervikalen Bewegungsapparats zurückgeführt werden. Sowohl für ein Verständnis der Pathogenese dieser Beschwerdebilder als auch der Effizienz empirisch validierter Therapien ist die Kenntnis der Innervation des kraniozervikalen Übergangs von Vorteil.

6.2   Die Kopfgelenke

Die Articulatio atlantooccipitalis (O/C1) und die Articulatio atlantoaxialis (C1/C2) bilden einen Komplex, der funktionell insgesamt als Kugelgelenk anzusehen ist. Dieser Kopfgelenkskomplex besteht aus sechs Einzelabschnitten, nämlich den beiden Kondylengelenken der Art. atlantooccipitalis, den beiden lateralen Abschnitten der Art. atlantoaxialis sowie dem ventralen und dorsalen Anteil der Art. atlantoaxialis mediana, in welcher der Dens mit dem vorderen Atlasbogen bzw. dem Lig. transversum atlantis artikuliert. Bewegungen in den Kopfgelenken können zwar in Einzelkomponenten zerlegt, diese jedoch vom Individuum praktisch nicht isoliert ausgeführt werden. Die Sagittalflexion wird im oberen und unteren Kopfgelenk zu etwa gleichen Teilen ausgeführt (je etwa 20–35°), während die Rotation fast ausschließlich im unteren Kopfgelenk erfolgt (nach jeder Seite etwa 45°). Eine Lateralflexion ist sowohl im oberen als auch unteren Kopfgelenk möglich,

insgesamt etwa 10–15°, wobei eine Zwangsrotation des Atlas um einige Grad erfolgt (Knese 1949; Putz 1994). Die Führung und Sicherung der Kopfgelenke wird zu einem großen Teil vom Bandapparat gewährleistet. Das Lig. cruciforme atlantis sichert den Dens in seiner Lage zum Atlasbogen, die Ligg. alaria fesseln das Os occipitale an den Dens.

Da die Rotationsmöglichkeit der Axis gegenüber dem dritten Halswirbel geringer ist als in der restlichen Halswirbelsäule, und C3 einen Sockel für die Axis bildet, der wiederum gegen die übrige HWS beweglich ist, erscheint es sinnvoll, auch das Gelenk C2/3 den Kopfgelenken zuzurechnen.

6.3   Die Muskeln des kraniozervikalen Übergangs (»Hals- und Nackenmuskulatur«)

Die Muskulatur dieser Region lässt sich in eine oberflächliche und tiefe Schicht, sowie in epaxiale und hypaxiale Gruppen gliedern. Die tiefe Schichte der epaxialen Muskulatur ist identisch mit der autochthonen Nackenmuskulatur. Darüber hinaus lässt sich eine allfällige Verbindung mit dem Gliedmaßenskelett oder das Fehlen einer solchen systematisierend verwerten (appendikuläre bzw paraxiale Halsmuskulatur).

Wirken auch oberflächliche Muskeln, wie der M. trapezius, M. sternocleidomastoideus, M. splenius capitis und M. semispinalis capitis auf die Kopfgelenke, so richtet sich das Augenmerk doch vor allem auf die suboccipitalen Muskeln (◘ Abb. 6.1). Sie spannen sich zwischen Axis, Atlas und Hinterhaupt aus und sind aufgrund ihres Verlaufs zur Rotation im Atlantoaxialgelenk (M. obliquus capitis inferior sive »Rotator atlantis«, M. rectus capitis major sive »Rotator capitis« der manualmedizinischen Literatur), sowie zur Rück- und geringen Seitneigung im Atlantooccipitalgelenk (Mm. recti capitis major et minor, M. obliquus capitis superior, M. rectus capitis lateralis, wobei letzterer nicht mehr zur Gruppe der autochthonen Nackenmuskeln gehört) und Seitneigung im Atlantoaxialgelenk (M. intertransversarius) befähigt. Die ventral gelegenen M. rectus capitis anterior und M. longus capitis neigen im Atlantooccipital- und -axialgelenk nach vorne, wobei bei einseitiger Innervation eine Lateralflexion mit rotatorischer Komponente resultiert. Nicht zu

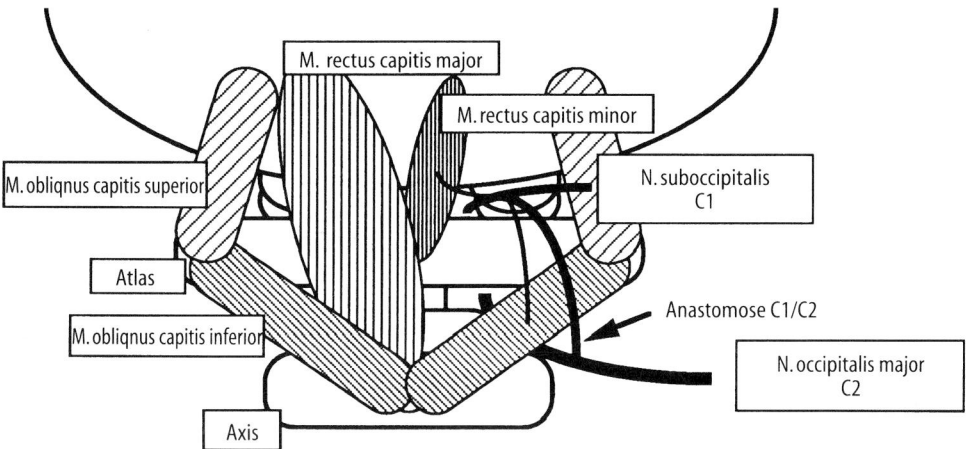

Abb. 6.1 Schema der subokzipitalen Muskeln und ihrer Innervation durch den N. suboccipitalis. Eine Anastomose mit dem N. occipitalis major führt einen Großteil der Afferenzen aus diesen Muskeln über die Hinterwurzel C2 dem Zentralnervensystem zu

unterschätzen ist die Rolle der supra- und infrahyalen Muskeln beim Kopfvorneigen, die bei dieser Bewegung ein viel größeres Moment aufweisen als die prävertebralen Muskeln. Die andere wichtige Funktion der Zungenbeinmuskulatur liegt in der Verspannung und Höhenverstellung des Larynx und in der Kieferöffnung (**Abb. 6.2**).

Doch auch die eigentliche Kopfmuskeln, insbesondere die Kaumuskulatur, aber auch Augenmuskeln, mimische und Zungenmuskulatur sowie die Kopf- und Halseingeweidemuskulatur (Pharynx und Larynx) dürfen bei einer Betrachtung der funktionellen Anatomie des rostralen Körperabschnittes nicht außer acht gelassen werden. Insbesondere bei den Kaubewegungen mit ihrer arthrologischen und biomechanischen Komplexität werden Kau-, Zungenbein- und Nackenmuskeln zu Muskelschlingen zusammengeschlossen, Kopf- und Kiefergelenke in gegenseitiger Abhängigkeit ausbalanciert. Zum Öffnen und Schließen des Mundes müssen die Kopfgelenke durch die tonische Wirkung der Nackenmuskulatur stabilisiert werden, damit die Zungenbeinmuskeln den Widerstand der Kaumuskeln, und umgekehrt, überwinden können, und stattdessen nicht ein Vorneigen des Kopfes resultiert. Andererseits muß beim Rückneigen des Kopfes durch eine Kontraktion der Nackenmuskeln die Kaumuskulatur balanciert tonisiert sein, damit nicht der Mund durch den Zug der Zungenbeinmuskeln offen stehen bleibt. Aber ein Rückneigen des Kopfes, somit

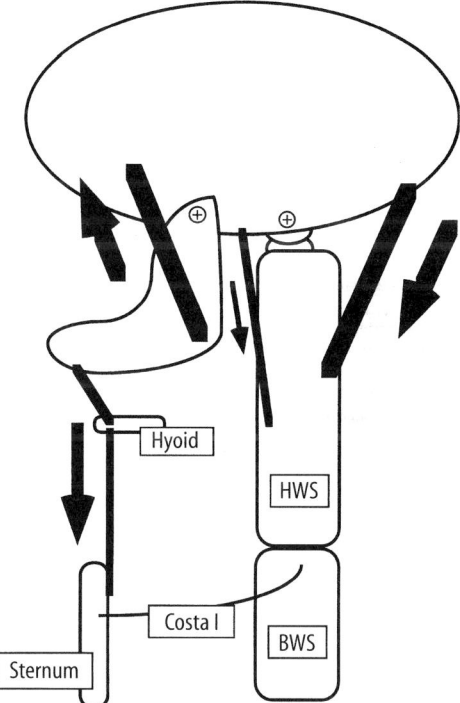

Abb. 6.2 Schema des Zusammenspiels von Nacken-, Kau- und Zungenbeinmuskeln. Sollen Bewegungen im Kiefergelenk (Mundöffnen und -schließen) bei ruhiger Kopfhaltung erfolgen, ist eine Stabilisierung in den Kopfgelenken durch kompensatorische Anspannung der Nackenmuskulatur nötig. Andererseits erfordert eine Reklination des Kopfes die gleichzeitige Aktivierung der Kaumuskeln, soll der Mund dabei geschlossen bleiben. (In Anlehnung an Sicher u. DuBrul in Schmidt 1994)

ein Heben des Oberkiefers kann auch, zusammen mit dem Senken des Unterkiefers, zum maximalen Öffnen des Mundes kombiniert werden (Schmidt 1994). Diese muskuläre Koordination wird nicht zuletzt durch die Vermittlung trigeminaler Spindelafferenzen aus Kaumuskeln, die wiederum die Dynamik des Kiefergelenks reflektieren, an den motorischen Apparat des zervikalen Rückenmarks ermöglicht (Dessem u. Luo 1999). Diese Intrdependenz muskulär gekoppelter Gelenke ist von den Extremitäten bestens geläufig, wurde jedoch im Kopf-Hals-Bereich bisher zu wenig beachtet. Daß die Innervation der Augenmuskeln mit jener der Halsmuskeln subtil abgestimmt werden muß, z. B. beim visuellen Verfolgen bewegter Objekte, leuchtet wiederum unmittelbar ein. Von zentraler Bedeutung dafür ist der Fasciculus longitudinalis medialis, der vom Mittelhirn bis weit ins Rückenmark absteigt, um Blick- mit Kopf- und Rumpfbewegungen zu koordinieren (Neuhuber 1994).

6.4   Periphere Nerven des kranio-zervikalen Übergangs

Im Kopf-Hals-Übergangsbereich treffen die Innervationsgebiete von Hirn- und Spinalnerven aufeinander. Die Kinn-Ohr-Scheitellinie trennt das Trigeminusareal von jenem des N. occipitalis major (dorsaler Ast aus C2) und der Hautäste des Plexus cervicalis (C2–C4). Im Bereich des äußeren Ohres beteiligen sich zusätzlich der N. facialis und der N. vagus an der Hautinnervation. Der erste Spinalnerv verfügt selbst über keinen oder nur einen sehr kleinen sensorischen Anteil, der die Innervation der Dura im Bereich des Foramen magnum übernimmt. Das impliziert, daß propriozeptive und nicht-propriozeptive Muskel- und Gelenksafferenzen aus dem Bereich von O/C1 ihre Zellkörper oft im Spinalganglion C2 besitzen, wohingegen die motorische Innervation der entsprechenden Muskeln über den N. suboccipitalis (dorsaler Ast aus C1) und ventrale Äste aus C1 (für Mm. recti capitis anterior et lateralis) erfolgt. Afferenzen aus suboccipitalen Muskeln verlaufen im N. suboccipitalis und treten über die Hinterwurzel C1 ins Rückenmark ein. Falls ein Spinalganglion und eine Hinterwurzel C1 fehlen, ziehen die Muskelafferenzen über eine Anastomose (Kubik u. Manestar 1975), die sich um den M. ob-

liquus capitis inferior schlingt, zum N. occipitalis major (C2; ◘ Abb. 6.1), um letztlich über die Hinterwurzel C2 ins Rückenmark einzutreten. Da Wirbelgelenke generell von zwei benachbarten Spinalnerven innerviert werden, führt der Spinalnerv C2 nicht nur Afferenzen aus den Gelenken C1/2 und, bei Abwesenheit eines Spinalganglions C1, auch aus O/C1, sondern auch aus dem Gelenk C2/3.

Auch der N. hypoglossus, bei dem ein Spinalganglion zwar angelegt wird, aber während der Entwicklung wieder verschwindet, führt in seinem peripheren Verlauf afferente Fasern, die nicht zuletzt aus Muskelspindeln der Zunge (Kleiss u. Kleiss 1980) und des M. geniohyoideus (Maier 1979; Neuhuber u. Mysicka 1980) stammen, und die über die Radix superior der Ansa cervicalis profunda und die Hinterwurzeln C2 und C3 ins Rückenmark gelangen.

6.5   Die motorische Innervation der Kopf- und Halsmuskeln

Untersuchungen mit neuronalen Tracingtechniken haben gezeigt, daß die Lage der jeweiligen Motoneuronpools im zervikalen Vorderhorn die Lage der Muskulatur widerspiegelt: Motoneurone für paraxiale Muskulatur liegen medial von jenen für appendikuläre, Neurone zur Innervation epaxialer Muskeln oberflächlich zu jenen für hypaxiale Muskeln (Krammer et al. 1987; ◘ Abb. 6.3). Die Motoneurone für Kau-, mimische, Pharynx- und Larynx-, Zungen- sowie Augenmuskulatur liegen in den motorischen Kernen der Hirnnerven III–VII und IX–XII, jeweils in somatotopischer Anordnung (Neuhuber 1994).

Die Lage der spinalen Motoneurone impliziert bis zu einem gewissen Grade ihre Zugänglichkeit für deszendierende Bahnen. Medial liegende Motoneurone zur Innervation paraxialer Muskulatur befinden sich im Terminationsfeld vor allem der medialen deszendierenden Trakte (Tr. corticospinalis med., reticulospinalis, interstitiospinalis, tectospinalis, vestibulospinalis), deren Axone großteils im Fasciculus longitudinalis medialis verlaufen. Diese Motoneurone und medialen Bahnen sind in erster Linie mit Orientierungsbewegungen zur Koordination von Rumpf-, Kopf- und Augenstellung befaßt. Laterale deszendierende Bahnen, insbesondere

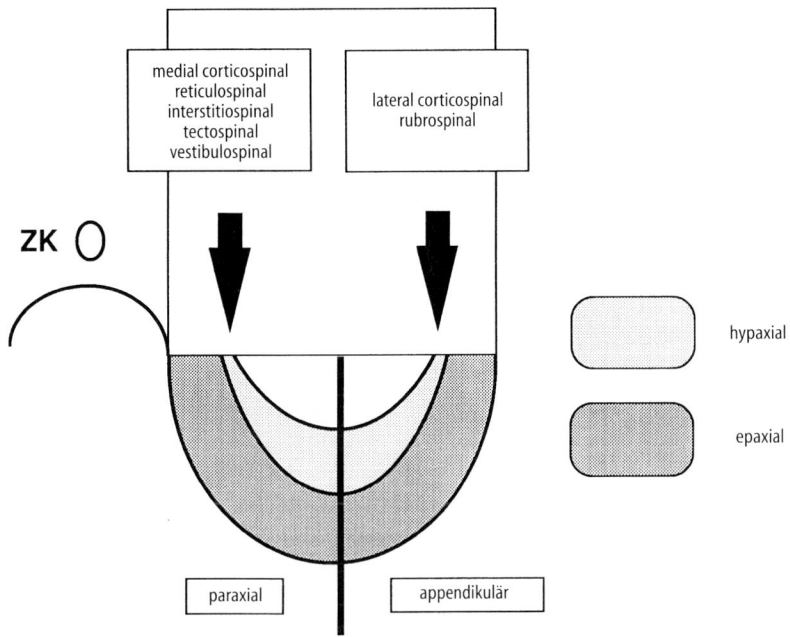

◘ Abb. 6.3 Schema der Anordnungsprinzipien der Motoneurone für hypaxiale (ventrale), epaxiale (dorsale), paraxiale und appendikuläre (Extremitäten-)Muskulatur im Vorderhorn. Diese Lageverhältnisse präjudizieren, welche absteigenden Bahnen die betreffenden Motoneurone beeinflussen können. Es wird deutlich, dass die perivertebrale, somit auch die Nackenmuskulatur, von Bahnen, die der Haltungs- und Orientierungsmotorik dienen (v. a. Tractus vestibulospinalis und reticulospinalis), gesteuert wird. (Nach Angaben bei Krammer et al. 1987; Ghez 1991). ZK- Zentralkanal

der Rubro- und laterale Kortikospinaltrakt, endigen vor allem in Motoneuronpools zur Innervation distaler Extremitätenmuskulatur (Ghez 1991; ◘ Abb. 6.3).

6.6   Die autonome Innervation des kraniozervikalen Übergangs: Muskulatur, Gelenke, Haut

Skelettmuskulatur, Gelenke, Bänder und Haut dieser Region werden, wie in anderen Körperabschnitten auch, vom sympathischen Nervensystem versorgt, wobei die postganglionären Neurone in den Halsganglien des Grenzstranges zu finden sind. Als Zielorgane der postganglionären Neurone stehen die Blutgefäße, in der Haut auch Schweißdrüsen und die glatten Mm arrectores pilorum im Vordergrund. Ob sympathische Neurone darüber hinaus Funktionen, etwa »trophische« auf Bindegewebsstrukturen, ausüben, wird vermutet, ist jedoch unklar. Skelettmuskelgefäße werden sowohl konstriktorisch, als auch dilatorisch vom Sympathikus beeinflußt, wobei im ersteren Fall Noradrenalin, im letzteren Azetylcholin als Transmitter fungieren. Blutgefäße in der eigentlichen Kopfmuskulatur (mimische und Kaumuskeln), sowie in Kopf- und Halseingeweiden

(Zunge, Schlund, Kehlkopf, Speiseröhre) erhalten zusätzlich eine parasympathische vasodilatorische Innervation aus verschiedenen autonomen Kopfganglien (Ggl. pterygopalatinum, submandibulare, oticum), sowie aus in den Organen selbst verstreut liegenden Mikroganglien. Als Transmitter verwenden diese Nervenzellen Azetylcholin, vor allem aber Stickoxid (NO) und vasoaktives intestinales Peptid (VIP). Auch die Kopf- und Gesichtshaut, und vermutlich auch Gelenks- und Bandstrukturen (z. B. Kiefergelenk) verfügen über eine solche sympathisch-parasympathisch autonome Doppelinnervation. Im Unterschied zur Muskulatur gibt es aber keine sicheren Hinweise auf *sympathische* vasodilatatorische Neurone in Haut und Gelenken (Zenker u. Neuhuber 1994).

Präganglionäre autonome Neurone in der Zona intermedia des Rückenmarks (sympathisch) und in parasympathischen Hirnnervenkernen stehen ebenfalls unter dem Einfluß deszendierender Bahnen. Prominentester Ausgangspunkt für einen dieser Trakte ist der kleinzellige Anteil des Nucleus paraventricularis des Hypothalamus. Aber auch Brücke und Medulla oblongata beherbergen Nervenzellgruppen, die zu präganglionären Neuronen projizieren. Viele von ihnen gehören den monoaminergen Kernen an, serotoninerg in der kaudalen Raphé, noradrenerg in der ventrolateralen Brücke und Medulla (Loewy u. Spyer 1990).

6.7 Die afferente Innervation des kraniozervikalen Übergangs: Muskulatur, Gelenke, Haut

Sowohl die Haut, als auch das Bewegungssystem der Region werden vom vollen Repertoire primäraffe-renter Neurone versorgt, von primären Muskelspin-delafferenzen höchster Leitungsgeschwindigkeit (Ia) bis zu marklosen, langsam leitenden polymo-dalen Chemonozizeptoren (C/IV). (Die Klassifika-tion I–IV nach Lloyd bezieht sich speziell auf Mus-kelafferenzen, während die A/B/C-Einteilung nach Erlanger und Gasser allgemein anwendbar ist.) Untersuchungen am Menschen (Voss 1971) und an Katzen (Richmond u. Bakker 1982) konnten zeigen, daß subokzipitale und andere Muskeln des kranio-zervikalen Übergangs, z. B. der M. longissimus capi-tis, eine hohe Dichte (Zahl pro Gramm Muskelge-wicht) an Muskelspindeln aufwiesen. Auch andere Mechanosensoren wie z. B. Lamellenkörperchen fanden sich sowohl in Muskeln als auch in Gelen-ken und Bändern. Muskelspindeln waren nicht nur dicht gelagert, sondern wiesen auch häufig andere Besonderheiten, wie etwa Tandem-Anordnung auf. Allerdings besitzen auch andere Muskeln, wie z. B. der M. abductor pollicis brevis oder der M. inte-rosseus dorsalis pedis II Muskelspindeln in hoher Dichte (Voss 1971), und propriozeptive Informati-on aus Extremitäten, sowohl distal als auch proxi-mal, ist ebenso präzis wie die vom kraniozervikalen Übergang (Taylor u. McCloskey 1988; Taylor 1992). Auch konnte jüngst gezeigt werden, dass sich auch unter den Nackenmuskeln solche mit geringer Spin-deldichte finden, wie z. B. der M. multifidus cervicis, während ventrale Halsmuskeln wie der M. longus colli eine hohe Spindeldichte aufweisen (Boyd-Clark et al. 2002). Nichtsdestoweniger kommt den Halspropriozeptoren eine wesentliche Rolle bei der Kontrolle der Kopf-, Körper- Extremitäten- und Augenstellung zu, und insbesondere bei langsamen Kopfbewegungen sind sie dem Vestibularapparat bei der Detektion von Kopfbewegung und -stellung überlegen (Taylor 1992). Für die »Berechnung« der Kopf-zu-Rumpfstellung sind sie von fundamentaler Bedeutung (Hassenstein 1988). Nach vorherrschen-der Ansicht sind es die muskulären Propriosenso-ren, insbesondere die Muskelspindeln, von denen die wesentlichen Informationen über die Gelenks-stellung kommen. Dies geht aus psychophysischen Studien an Extremitätengelenken hervor (Clark et al. 1989; Gandevia et al. 1992). Es darf angenommen werden, daß dies im Kopf-Hals-Bereich nicht anders ist (Dutia 1991). Gelenksensoren sprechen eher auf endgradige Bewegungen an, vor allem im »schmerz-haften« Bereich (Proske et al. 1988).

Die *zentralen Endigungsgebiete* dieser Primär-afferenzen erstrecken sich vom zervikalen Rücken-mark weit in den Hirnstamm, und nach kaudal bis ins mittlere Thorakalmark hinein. Andererseits rei-chen die Endigungsgebiete primärer Hirnnervenaf-ferenzen, insbesondere jener des N. trigeminus und N. vagus, weit ins zervikale Rückenmark. Dadurch ergeben sich enorme Möglichkeiten der Interaktion im Sinne einer Konvergenz von Primärafferenzen zervikaler Segmente mit jenen von Hirnnerven an sekundären Neuronen, die wiederum Ausgangs-punkte für lokale Reflexverschaltungen, sowie auf- und absteigende Bahnen darstellen.

Die folgenden Ergebnisse stammen zwar aus experimentellen Untersuchungen mit neuronalen Markierungsmethoden, zum Teil an elektrophysio-logisch identifizierten Afferenzen, bei verschiedenen nicht-humanen Spezies (Ratte, Meerschweinchen, Katze, Rhesus), aufgrund der großen Übereinstim-mung untereinander erscheint jedoch ihre Übertra-gung auf den Menschen gerechtfertigt.

6.7.1 Dünnkalibrige Afferenzen

Die Verteilung zentraler Endigungen *dünnkalibri-ger Primärafferenzen (Aδ und C bzw. III und IV)* im zervikalen **Rückenmark** entspricht weitgehend dem Muster, das für andere Segmente beschrieben wurde (◘ Abb. 6.4).

Dünnkalibrige Hautafferenzen endigen in den Hinterhornlaminae I, II/III, und V. Afferenzen aus dem aktiven und passiven Bewegungsapparat hin-gegen, vorwiegend Chemonozizeptoren, endigen in den Rexed-Laminae I und IV/V. Sie sparen Laminae II und III aus (Abrahams et al. 1984; Neuhuber u. Zenker 1989; Mense 1993).

An vielen sekundären Neuronen des Zervikal-marks kommt es zu Konvergenz afferenter Informa-tionen aus oberflächlichen und tiefen Strukturen.

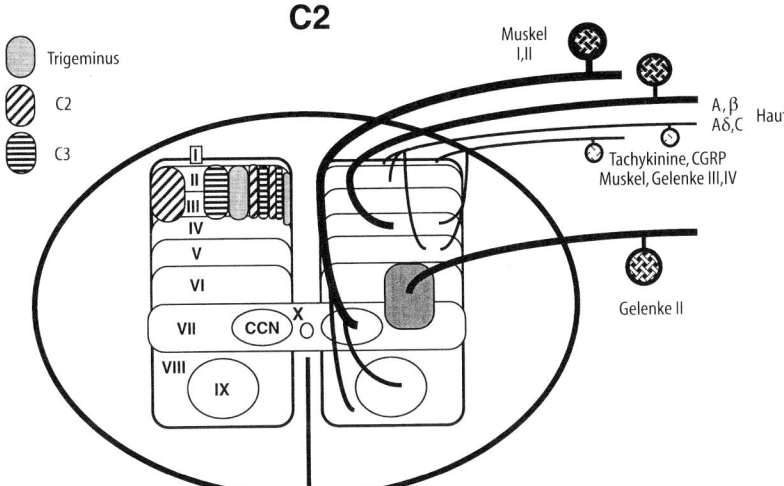

■ **Abb. 6.4** Schematischer Querschnitt durch das Rückenmark auf Höhe von C2. *Rechte Abbildungshälfte*: Verteilung der Afferenzen aus verschiedenen Komponenten des Bewegungsapparats und der Haut. *Linke Abbildungshälfte*: Angabe der Rexed-Laminae I–X. In den Laminae II und III sind die Endigungsfelder von Afferenzen der Spinalnerven C2 und 3 sowie des N. trigeminus eingetragen. *CCN* Nucl. cervicalis centralis.

Viele dieser Konvergenz-Neurone entsenden aufsteigende Axone zur Formatio reticularis, zu den Parabrachialkernen in der rostralen Brücke, zum periaquäduktalen Grau des Mittelhirns und zum Thalamus, aber auch Axonkollateralen, die sich lokal im Segment verzweigen. Somit fungieren diese Nervenzellen auch als lokale Interneurone.

Die experimentell gesicherte Konvergenz von Afferenzen aus oberflächlichen und tiefen Strukturen an sekundären Neuronen des spinalen und medullären Hinterhorns untermauert die Konvergenz-Projektions-Theorie des »übertragenen« Schmerzes *(referred pain)*. Diese heute weitgehend akzeptierte Theorie zur Genese derartiger Schmerzen besagt, daß aufgrund der Konvergenz die zum Gehirn weitergeleitete Information wegen ihrer »gemischten« Natur anderen als den noxisch gereizten Strukturen zugeordnet wird (Übersichten bei Mense1993; Schaible u. Grubb 1993; Handwerker 1999). In diese Überlegungen müssen auch nozizeptive Afferenzen einbezogen werden, die über den N. vagus und sympathische Bahnen aus inneren Organen, insbesondere dem Herzen, das obere Zervikalmark (C1–3) erreichen und dort mit somatischen Afferenzen an sekundären Neuronen konvergieren (Chandler et al. 2000; Qin et al. 2001). Schmerzen im Kopf-Hals-Bereich können somit auch z. B. vom Herz »übertragen« werden (Foreman 2000).

Rostrokaudal erstrecken sich Aδ Fasern mit ihren Kollateralen über mehrere Segmente, während die Endigungsgebiete von C Fasern, insbesondere

aus der Haut, auf 2–3 Segmente beschränkt sind. Ob es direkte supraspinale Projektionen dünnkalibriger Afferenzen gibt, ähnlich denjenigen dickkalibriger (s. u.), ist nicht bekannt.

An Querschnitten durch das zervikale Rückenmark beobachtet man in Laminae II/III eine regelrechte »Verzahnung« der Endigungsfelder von Afferenzen zervikaler Spinalnerven und des N. trigeminus (Pfaller u. Arvidsson 1988; ■ Abb. 6.4). Viele Hinterhornneurone, insbesondere solche mit aufsteigenden Projektionen, verfügen über ausgedehnte mediolaterale Dendritenbäume, sodass ein und dasselbe Hinterhornneuron konvergenten Input aus Hals- und Gesichtsbereich erhalten kann, was wiederum bei der »Übertragung« von Schmerz im oben genannten Sinne von Bedeutung sein könnte.

Als Transmitter dünnkalibriger Primärafferenzen wurden in den letzten Jahren vor allem verschiedene Peptide, und unter ihnen wiederum besonders Tachykinine (Substanz P und Neurokinin A) und *calcitonin gene-related peptide* (CGRP) diskutiert (■ Abb. 6.4). Diese Substanzen werden aus den zentralen afferenten Endigungen freigesetzt und entfachen verschiedene elektrische und metabolische Veränderungen im Hinterhorn. Ihre Wirkung tritt, verglichen mit jener klassischer Transmitter (z. B. Azetylcholin), langsam ein, hält dafür aber auch länger an. Dieselben Peptide werden vom Zellkörper auch in den peripheren Fortsatz des afferenten Neurons transportiert. Sie können dort, z. B. auf noxische Reize, freigesetzt werden und lokale Effekte hervorrufen (Vasodilatation, Plasmaextravasation, Einfluß auf Zellen des Abwehrsystems). Peptiderge primärafferente Neurone entfalten somit, zusätzlich zu ihrer afferenten signalweiterleitenden, eine lokaleffektorische Funktion (Holzer 1988). Der exzitatorische Transmitter afferenter Neurone mit rasch einsetzender und kurz anhaltender Wirkung ist höchstwahrscheinlich Glutamat (◘ Abb. 6.4), dessen Aktion durch die Peptide moduliert wird (Willis u. Coggeshall 1991).

6.7.2 Dickkalibrige Afferenzen

Auch bei *dickkalibrigen Primärafferenzen* gibt es markante Unterschiede in den spinalen Endigungsterritorien zwischen solchen mit kutaner, und solchen mit skeletomuskulärer Herkunft, soweit man aus sehr detaillierten Untersuchungen an lumbalen Einzelaxonen weiß. Wenngleich noch nicht alle Kategorien afferenter Fasern in zervikalen Seg-

menten ähnlich genau studiert wurden, weisen die vorhandenen Resultate doch auf eine weitgehende Vergleichbarkeit hin. Afferenzen von spezialisierten kutanen Mechanosensoren, wie Meissnerschen, Merkelschen, Ruffinischen und diversen Lamellenkörperchen, die der Aβ Kategorie angehören, endigen in den Hinterhorn-Laminae III-V. Endigungen von primären und sekundären Muskelspindel- (Ia und II) und Sehnenspindelafferenzen (Ib) belegen vor allem die Laminae VI, VII, VIII und IX, somit die Zona intermedia und das Vorderhorn des Rückenmarks (Brown 1981; ◘ Abb. 6.4). Insbesondere wurden Ia Afferenzen des zweiten Zervikalsegments aus epaxialen Muskeln mittels intraaxonaler Markierung physiologisch identifizierter Einzelfasern sehr genau charakterisiert. Im Rückenmark werden Kollateralen vor allem zum Nucleus cervicalis centralis, dem Ursprungskern einer spinozerebellären Projektion, sowie zum medialen Vorderhorn abgegeben (◘ Abb. 6.5). Neben (homonymen) monosyn-

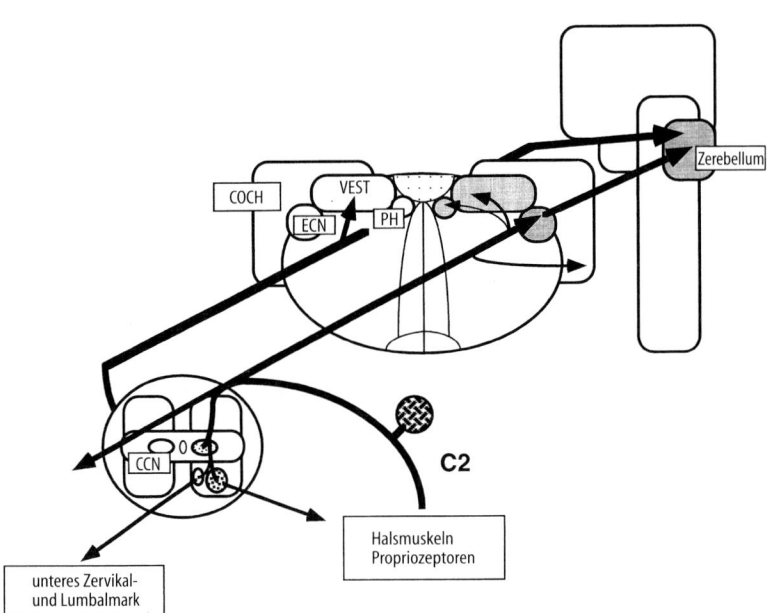

◘ **Abb. 6.5** Schema der Verteilung propriozeptiver Afferenzen des Spinalnerven C2 im Zentralnervensystem. Direkte Zielgebiete im Rückenmark sind der Nucl. cervicalis centralis (*CCN*), die Motoneurone für Halsmuskeln, sowie propriospinale Neurone, die zum unteren Zervikal- und Lumbalmark projizieren. Aufsteigend erreichen propriozeptive Afferenzen direkt den Nucl. cuneatus externus (*ECN*, Relaiskern zum Kleinhirn), die Vestibulariskerne (*VEST*), den Nucl. praepositus hypoglossi (*PH*), sowie den ventralen Kochleariskern (*COCH*). Alle direkten Projektionen sind ipsilateral. Der CCN ist Ausgangspunkt für eine kontralaterale Projektion zum Kleinhirn und auch zu den Vestibulariskernen, sodass zervikale propriozeptive Afferenzen indirekt den kontralateralen Vestibulariskernkomplex erreichen

aptischen Verbindungen zu Motoneuronen paraxialer Muskulatur, werden Nervenzellen kontaktiert, die absteigend zu Motoneuronen von Extremitätenmuskeln projizieren, somit offenbar zur Vermittlung tonischer Halsreflexe dienen (Übersicht bei Neuhuber et al. 1990; ◘ Abb. 6.5).

Diese Ergebnisse von Einzelfaserstudien stehen im Einklang mit jenen aus Experimenten mit Tracermarkierung ganzer Muskelnerven. Dabei fällt auf, daß das Endigungsmuster von Afferenzen aus epaxialer (z. B. suboccipitaler) und hypaxialer (z. B. M. geniohyoideus) Muskulatur gleich ist (Übersicht bei Neuhuber et al. 1990).

Als Transmitter dickkalibriger Afferenzen kommt ebenfalls in erster Linie Glutamat in Frage (Willis u. Coggeshall 1991; ◘ Abb. 6.4). In manchen dickkalibrigen, schnell leitenden Afferenzen findet sich auch CGRP.

6.7.3 Beeinflussung afferenter Informationsverarbeitung im Rückenmark durch absteigende Bahnen

Hierzu ◘ Abb. 6.6. Wie der spinale motorische Apparat, so untersteht auch die Verarbeitung und Weiterleitung des sensorischen Einstroms aus der Peripherie der Kontrolle absteigender Bahnen. Deszendierende Bahnen entscheiden vermutlich letztlich darüber, welche afferenten Kanäle zum Gehirn »durchgeschaltet« werden, und welche ungenutzt bleiben. Es gibt wohl keine supraspinale Struktur mit absteigenden Projektionen zum motorischen Apparat, die nicht auch zu sekundären sensorischen Neuronen in Hinterhorn, Zona intermedia und Vorderhorn projizieren würde. Das gilt sowohl für die Pyramidenbahn, als auch für verschiedene Kerngebiete des Hirnstamms. Neben Neuronengruppen, deren Einfluß auf den spinalen sensorischen Apparat, insbesondere die Verarbeitung nozizeptiver Information, schon länger bekannt ist, z. B. die kaudalen Raphékerne, die ventrolaterale Medulla oblongata oder der Locus coeruleus (Neuhuber 1994; Zimmermann 1993), scheinen auch Kerngebiete, die man bisher eher mit Motorik (Vestibulariskerne: Donevan et al. 1990; Bankoul u. Neuhuber 1992) oder autonomen Funktionen (Hypothalamus: Holstege 1987) in Verbindung gebracht hatte, das sensorische Geschehen im Hinterhorn über direk-

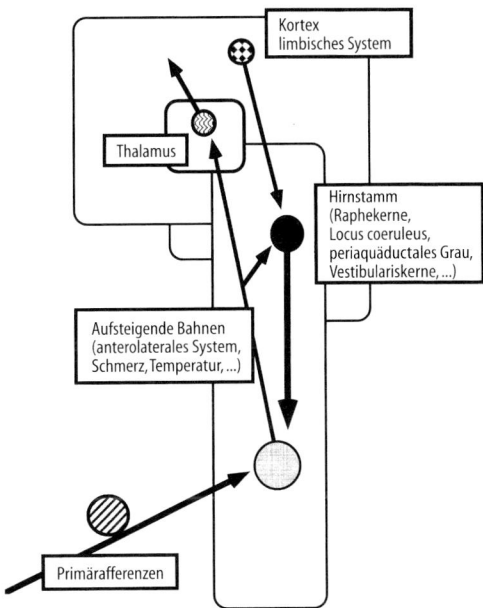

◘ **Abb. 6.6** Schema der deszendierenden Bahnen, die die Verarbeitung afferenter, nicht zuletzt nozizeptiver Information im Rückenmark modulieren. Wesentlicher Ausgangspunkt sind Nervenzellgruppen des Hirnstamms, die Serotonin und Noradrenalin als Transmitter verwenden. (Nach Zimmermann 1993)

te absteigende Bahnen zu beeinflussen. Viele dieser Bahnen konzentrieren sich auf das oberflächliche Hinterhorn (Laminae I und II). Das legt ihre Einbeziehung ins nozizeptive Geschehen im Sinne einer meist hemmenden Modulation nahe. Aber auch das Zentrum des Hinterhorns, in dem vor allem nichtnozizeptive Afferenzen repräsentiert sind, ist Ziel direkter deszendierender Bahnen. Dazu kommt, daß sich viele supraspinale Strukturen indirekt über Relais in der Formatio reticularis Zugang zum Rückenmark, nicht zuletzt zum Hinterhorn, verschaffen. Das gilt etwa für das periaquäduktale Grau des Mittelhirns, dessen antinozizeptiver Einfluß über die ventrale Medulla oblongata vermittelt wird, und vor allem für die Großhirnrinde.

6.7.4 Verteilung zervikaler Afferenzen im Hirnstamm

Die für unsere weiteren Überlegungen bemerkenswertesten Aspekte betreffen Verlauf und Endigung zervikaler Afferenzen unterschiedlicher Provenienz

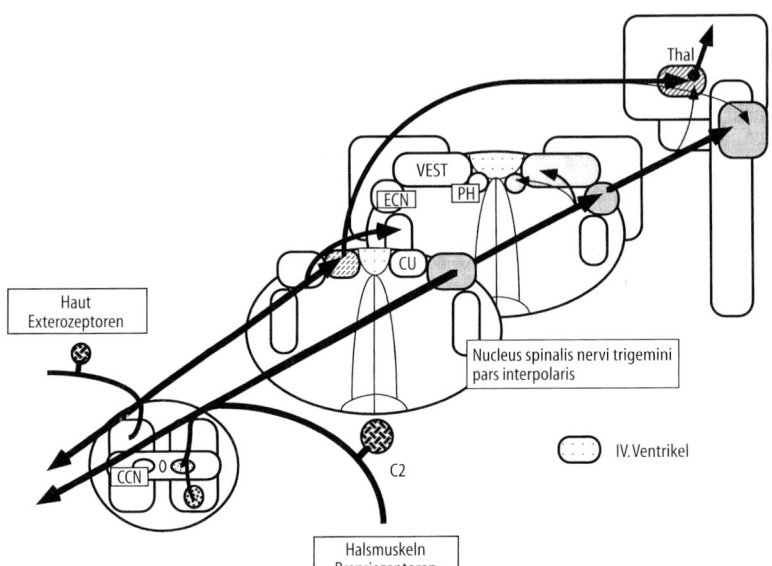

im **Hirnstamm** (◘ Abb. 6.5 und 6.7). Dabei können Besonderheiten zervikaler Afferenzen, verglichen mit jenen aus Extremitäten und Rumpf, besonders gut herausgearbeitet werden (Neuhuber et al. 1990).

Kutane Primärafferenzen, z. B. die des N. occipitalis major, gelangen im wesentlichen zu Hinterstrangkernen (Ncl. cuneatus) und zum spinalen Trigeminuskernkomplex (v.a. Subnucleus interpolaris). Die Weiterleitung erfolgt vorwiegend über den ventroposterioren Thalamus zur Hirnrinde.

Muskuläre Primärafferenzen zeigen ein völlig anderes Endigungsmuster: Sie steuern weniger den Ncl. cuneatus, als vielmehr den Ncl. cuneatus externus an, dessen Neurone vorwiegend zum Kleinhirn projizieren, während jene des Ncl. cuneatus vorwiegend zum Thalamus ziehen. Die Projektion zum spinalen Trigeminuskernkomplex ist spärlich oder fehlt.

Ein Hauptmerkmal zervikaler Muskelafferenzen ist jedoch ihre Projektion zu verschiedenen Abschnitten des ipsilateralen Vestibulariskernkomplexes (◘ Abb. 6.5, 6.7, 6.8). Es sind kaudale Abschnitte dieses Kerngebietes, die Ziel zervikaler Afferenzen sind, vor allem der mediale

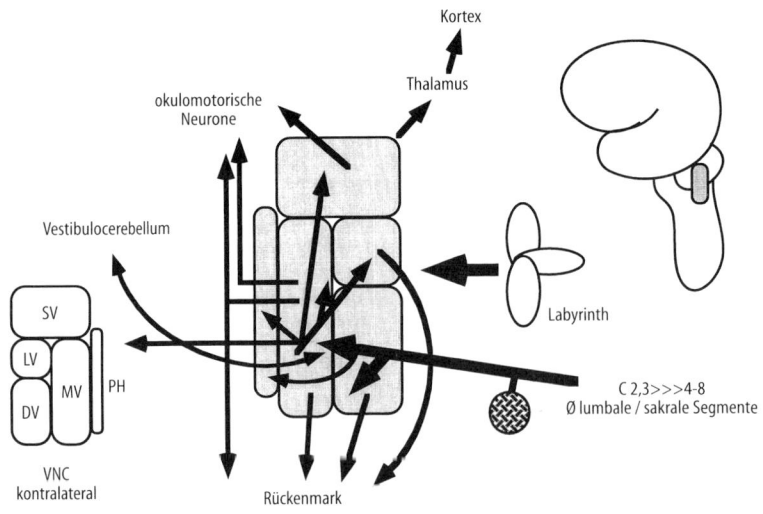

Vestibulariskern und, medial von ihm, der Ncl. praepositus hypoglossi, sowie bestimmte Bereiche des deszendierenden Vestibulariskerns. Der laterale Vestibulariskern, Ursprung des mächtigen lateralen Vestibulospinaltrakts, und der obere Vestibulariskern, Ursprung von vestibulo-okulomotorischen Projektionen, werden praktisch nicht direkt von zervikalen Primärafferenzen erreicht (◘ Abb. 6.8). Allerdings zeigen neuere Studien bei der Ratte eine massive Projektion aus dem Ncl. cervicalis centralis (CCN, ◘ Abb. 6.4), der wichtigen Relaisstation für zervikale Muskelafferenzen im Halsmark, zum kontralateralen lateralen Vestibulariskern (Matsushita et al. 1995; ◘ Abb. 6.5). Über diesen Weg gelangen propriozeptive Halsafferenzen indirekt zum Ursprung des lateralen Vestibulospinaltraktes, der für die Stützmotorik von zentraler Bedeutung ist. Die indirekte propriozeptive Projektion zu den Vestibulariskernen verläuft somit kontralateral, die direkte ipsilateral.

Diese direkte Projektion zum Vestibulariskernkomplex ist besonders ausgeprägt bei Afferenzen der Segmente C2 und C3 (C1 führt bei den meisten Säugerspezies kaum afferente Fasern). Sie nimmt nach kaudal rasch an Dichte ab (Arvidsson u. Pfaller 1990; Bankoul u. Neuhuber 1990; Neuhuber u. Zenker 1989; Neuhuber et al. 1990). Zwar findet man vereinzelt direkte Projektionen aus C4 bis C8, jedoch nicht aus lumbalen oder sakralen Segmenten.

Bemerkenswerterweise ziehen langaufsteigende, dickkalibrige zervikale Afferenzen nicht nur zum Vestibulariskernkomplex, sondern auch zum ventralen Cochleariskern (Pfaller u. Arvidsson 1988).

Diese Ergebnisse stammen aus Experimenten, bei denen das gesamte afferente Kontingent eines Spinalnerven, oder von Nerven zu ausgewählten epaxialen und hypaxialen Muskeln markiert wurde. Eine Zuordnung der zervikal-vestibulären Projektion zu primären und sekundären Muskelspindelafferenzen oder zu Afferenzen aus Golgi-Sehnenorganen ist daher noch nicht möglich. Dies würde Markierungsexperimente an physiologisch identifizierten Einzelfasern erfordern. Auch war es experimentell bisher unmöglich, dickkalibrige zervikale Muskel- von Gelenksafferenzen sauber zu trennen, da letztere am Applikationsort der neuronalen Markierungssubstanz meistens bereits im Muskelnerv verlaufen. Allerdings zeigten Markierungen der Afferenzen von Muskelnerven mit und ohne Bei-

mengung von Gelenksafferenzen dasselbe Muster, sodass die direkte zervikal-vestibuläre Projektion *zumindest* den muskulären Afferenzen zuzuschreiben ist (Neuhuber u. Zenker 1989). Andererseits weiß man aus Studien bei der Katze, daß die dickkalibrigen Afferenzen des Kniegelenksnerven in den Rückenmarkslaminae VI und VII (Craig et al. 1988) endigen, also dort, wo auch ein Großteil der schnelleitenden Muskelafferenzen repräsentiert ist (◘ Abb. 6.4).

Auch sekundäre Afferenzen aus den oberen Zervikalsegmenten zeigen auffallende Unterschiede zu solchen aus kaudaleren Rückenmarksabschnitten. Dies betrifft die oben erwähnte ausgeprägte Projektion zum Vestibulariskernkomplex. Darüber hinaus projizieren Neurone aus dem oberflächlichen zervikalen Hinterhorn, die somit vorwiegend nozizeptive Primärafferenzen verschalten, zu Anteilen des Parabrachialkernkomplexes in der rostralen Brücke, die wiederum einerseits in kardiopulmonale, andererseits in limbische Regelkreise eingebunden sind (Feil u. Herbert 1995).

6.8 Trigeminus-, Facialis-, Vagus- und Hypoglossusafferenzen

Hierzu ◘ Abb. 6.9. Die Endigungsgebiete afferenter Trigeminusneurone, das Gebiet der sensorischen Trigeminuskerne, erstrecket sich vom Mittelhirn bis weit ins zervikale Rückenmark hinein. Der kaudale Subnucleus des spinalen Trigeminuskerns, der etwa am Obex beginnt, repräsentiert das medulläre Hinterhorn, das in funktionellem Aufbau und neurochemischer Ausstattung dem Hinterhorn des Rückenmarks entspricht. Er ist vor allem auch mit der Verarbeitung nozizeptiver Afferenzen befaßt. Auf Höhe der oberen Zervikalsegmente überlappen die Endigungsgebiete von Trigeminus- und zervikalen Afferenzen im oberflächlichen Hinterhorn (insbesondere Laminae II und III), sodass anzunehmen ist, daß sekundäre Neurone konvergierenden Input aus Hals- und Trigeminusafferenzen erhalten. Andererseits gelangen insbesondere exterozeptive Afferenzen aus dem Halsbereich zum spinalen Trigeminuskern, sodass auch auf diesem Niveau zerviko-trigeminale Konvergenz stattfinden kann.

Auch Afferenzen aus den Rr. auriculares des N. facialis (Arvidsson u. Thomander 1984) und

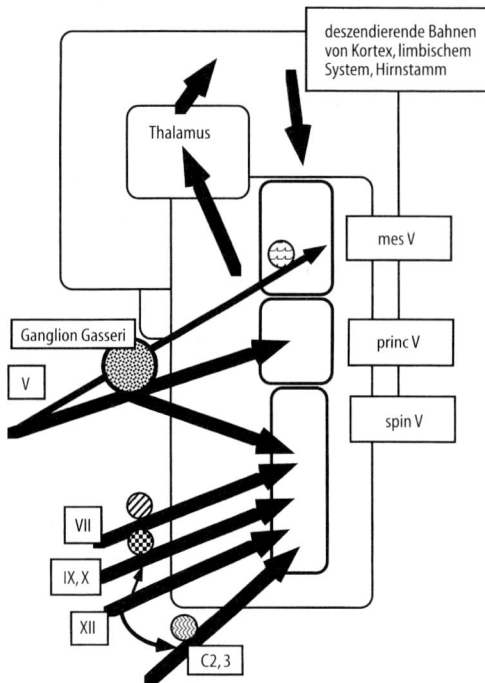

deszendierende Bahnen
von Kortex, limbischem
System, Hirnstamm

Thalamus

mes V

Ganglion Gasseri

princ V

V

spin V

VII

IX, X

XII

C2, 3

Abb. 6.9 Schema des Trigeminuskernkomplexes. An Neuronen des spinalen Trigeminuskerns (*spin V*) kommt es zur Konvergenz von Afferenzen der Hirnnerven VII, IX, X und spinaler Afferenzen aus C2 und 3 mit solchen des N. trigeminus. Afferenzen aus der Zungenmuskulatur, die peripher im N. hypoglossus verlaufen, werden über die zervikalen Hinterwurzeln C2 und 3 und den N. vagus dem Zentralnervensystem zugeleitet

des N. vagus (Nomura u. Mizuno 1984), sowie aus Pharynx- und Larynxästen des IX. und X. Hirnnerven (Altschuler et al. 1989) gelangen zum spinalen Trigeminuskern, insbesondere zum kaudalen Subnucleus und zu Nervenzellinseln im spinalen Trigeminustrakt, die als Ncl. paratrigeminalis bezeichnet werden. Es sind die dorsalen Anteile des spinalen Trigeminuskerns, die diese nicht-trigeminalen Afferenzen aufnehmen. Andererseits findet man im Hauptendigungsgebiet vagaler Afferenzen, dem Solitarius-Kernkomplex, Endigungen von Trigeminusafferenzen (Marfurt u. Rajchert 1991) und von solchen aus dem Hinterhaupts-Nackenbereich, insbesondere von oberflächlichen Strukturen (Neuhuber u. Zenker 1989).

Die afferenten Fasern des N. hypoglossus aus der extrinsischen und intrinsischen Zungenmuskulatur und aus dem M. geniohyoideus, die sowohl

schnelleitende propriozeptive als auch langsam leitende nicht-propriozeptive und nozizeptive Kategorien umfassen, und deren Zellkörper in den oberen zervikalen Spinalganglien und in den Vagusganglien liegen (Neuhuber u. Mysicka 1980), verteilen sich zentral entsprechend dem oben für zervikale Afferenzen beschriebenen Muster. Dies gilt insbesondere für die direkte Projektion zum Vestibulariskerngebiet und zu Teilen des Solitariuskerns (Neuhuber u. Fryscak-Benes 1987; Nazruddin et al. 1989).

Wie der sensorische Apparat des Rückenmarks, stehen auch der Trigeminuskernkomplex und der Solitariuskern unter der Kontrolle deszendierender Bahnen.

6.9   Welche Vestibulariskernneurone werden von zervikalen Afferenzen kontaktiert?

Die mögliche funktionelle Bedeutung einer direkten Projektion zervikaler propriozeptiver Afferenzen zum Vestibulariskernkomplex erschließt sich erst, wenn man die Verbindungen der kontaktierten Neurone berücksichtigt (**Abb. 6.8). Dies sind mit Sicherheit sekundäre vestibuläre Neurone, an denen *vestibuläre* Primärafferenzen endigen. Eine Konvergenz vestibulärer und zervikaler Afferenzen im Vestibulariskernkomplex konnte auch elektrophysiologisch gezeigt werden (Referenzen bei Neuhuber et al. 1990). Diese Konvergenz, in die auch visuelle Informationen und propriozeptive Signale aus den Augenmuskeln einbezogen werden, ermöglicht dem Gehirn die Ermittlung der Körperlage unter Berücksichtigung der Kopfstellung und der relativen Kopf-zu-Rumpf-Stellung. Die sekundären vestibulären Neurone, an denen Halspropriozeptoren endigen, projizieren wiederum vor allem zum Rückenmark (über den medialen und kaudalen, vermutlich kaum den lateralen Vestibulospinaltrakt; zu letzterem haben Halspropriozeptoren jedoch indirekt über den Ncl. cervicalis centralis Zugang, s.o.). Zum Teil projizieren sie jedoch auch zum okulomotorischen Apparat, da ein guter Teil der Neurone im Endigungsbereich der zervikalen Afferenzen durch eine T-förmige Teilung ihrer Axone über das mediale Längsbündel sowohl zum Rückenmark, als auch zu Augenmuskelkernen zieht (Büttner-Ennever 1992). Darüber hinaus erreichen zervikale Primärafferenzen mit dem Ncl. praepositus hypoglossi einen dezidiert präokulomotorischen Kern. Ferner beherbergt der mediale Vestibulariskern auch vestibuläre Neurone höherer Ordnung, die zum okulomotorischen Apparat projizieren (Büttner-Ennever 1992). Im kaudalen medialen und deszendierenden Vestibulariskern liegen auch Neurone, die zu Flocculus, Nodulus und Uvula des Kleinhirns projizieren. Nodulus und Uvula wiederum projizieren direkt zum deszendierenden und kaudalen medialen Vestibulariskern zurück (Büttner-Ennever 1992). Auch über Interneurone, an denen der mediale Vestibulariskern besonders reich ist, können Informationen aus zervikalen Propriozeptoren zu anderen Abschnitten des ipsilateralen, sowie zum kontralateralen Vestibulariskernkomplex gelangen (Neuhuber et al. 1990), sodass auch vestibulozerebelläre und vestibulothalamische Neurone erreicht werden können. So zeigt sich, daß zervikale Propriozeptoren direkten Zutritt zum vestibulären Netzwerk haben, das eine Schlüsselstellung bei der Koordination von Augen-, Kopf- und Körperstellung einnimmt, aber auch über seine Projektion zum Thalamus und Kortex die bewusste Wahrnehmung unserer Lage im Raum vermittelt.

Diese *prinzipiellen* Verbindungsmöglichkeiten müssen natürlich im einzelnen experimentell verifiziert werden. Dies gelang kürzlich am Beispiel der zerviko-vestibulo-zervikalen Schleife (Bankoul 1994; Bankoul et al. 1995). Mithilfe einer neuronalen Doppelmarkierungstechnik wurden vestibulospinale Neurone vom zervikalen Rückenmark aus markiert, und gleichzeitig die Endigungen zervikaler Primärafferenzen an diesen vestibulospinalen Neuronen dargestellt. Im Rahmen dieser Studien konnte auch gezeigt werden, daß ein Teil der vestibulospinalen Neurone, die im Projektionsfeld zervikaler Primärafferenzen liegen, nicht nur zum motorischen Apparat des Halsmarks, sondern auch zum zervikalen Hinterhorn projiziert. Sie könnten somit in der Lage sein, möglicherweise getriggert durch propriozeptive Halsafferenzen, die Weiterleitung afferenter Impulse dort zu modulieren (Donevan et al. 1990; Bankoul u. Neuhuber 1992; ◘ Abb. 6.10). Obwohl eine Charakterisierung dieser vestibulospinalen Bahn nach neurochemischen und elektrophysiologischen Gesichtspunkten noch aussteht, gibt es Hinweise für eine hemmende Funktion (Literatur bei Bankoul u. Neuhuber 1992). Interessanterweise endigt diese vestibulospinale – möglicherweise hemmende – Bahn dort, wo niedrigschwellige kutane Mechanosensoren und

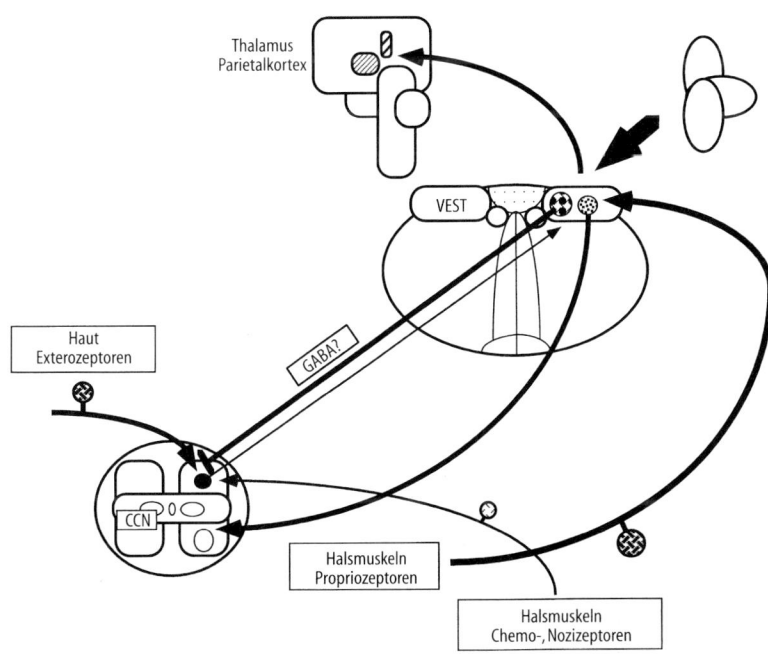

◘ **Abb. 6.10** Hypothetische Vorstellung zur Funktion der absteigenden Bahn von den Vestibulariskernen zum Hinterhorn. Getriggert durch propriozeptive Afferenzen könnte diese Bahn, möglicherweise vermittelt durch GABA, die Weiterleitung nozizeptiver »Stör«-Impulse zu den Vestibulariskernen hemmen. Störungen in diesem Zusammenspiel könnten über den Thalamus an den Parietalkortex weitergeleitet werden und dort zur subjektiven Missempfindung »Schwindel« führen

muskuläre Chemonozizeptoren im Hinterhorn repräsentiert sind (◘ Abb. 6.10). Auch sekundäre Afferenzen aus dem oberen Zervikalmark projizieren bilateral auf vestibulospinale Neurone und werden so in tonische Nackenreflexe und zervikovestibulo-zervikale Reflexe einbezogen (Xiong u. Matsushita 2001).

Bemerkenswerterweise konnte in elektrophysiologischen Untersuchungen gezeigt werden, daß fast ausschließlich propriozeptive, nicht jedoch exterozeptive oder nozizeptive, also nicht-propriozeptive Signale Zugang zum Vestibulariskernkomplex haben (Fredrickson et al. 1965, zit. in Neuhuber et al. 1990). Spinovestibuläre Bahnen stammen nicht zuletzt auch aus jenen Hinterhornlaminae, in denen Haut- und nicht-propriozeptive Muskelafferenzen repräsentiert sind (Laminae IV, V). Da diese Afferenzen dadurch vermutlich auch Zugang zu diesen Bahnen hätten, könnte das Nichteintreffen nicht-propriozeptiver Signale in den Vestibulariskernen an einer Hemmung ihrer Umschaltung im Hinterhorn auf spinovestibuläre Neurone gelegen sein. Diese Hemmung der Umschaltung könnte die Aufgabe der kürzlich entdeckten vestibulospinalen Bahn zum Hinterhorn sein (Donevan et al. 1990; Bankoul u. Neuhuber 1992; Neuhuber u. Bankoul 1992), und somit eine Spielart der oben beschriebenen deszendierenden Modulation der Verarbeitung primärafferenter Information darstellen. Diese (noch hypothetische) Funktion könnte man als »Entstörung« des propriozeptiven Einstroms zu den Vestibulariskernen von nicht-propriozeptivem »Rauschen« deuten.

6.10   Funktionelle Überlegungen und Hypothesen

Die Besonderheit der Innervation des kraniozervikalen Übergangs offenbart sich somit nicht nur in einer hohen Dichte von Propriosensoren, sondern vor allem in einer *direkten* Projektion propriozeptiver Afferenzen aus den obersten Halssegmenten zum *Vestibulariskernkomplex*. Diese Direktheit bringt es mit sich, daß erst im Vestibulariskernkomplex ein hemmender oder bahnender Einfluß des Zentralnervensystems auf diese Afferenzen möglich ist. Natürlich erhält der Vestibulariskernkomplex propriozeptive Afferenzen auch von Rumpf und

Extremitäten. Bei diesen Afferenzen handelt es sich wohl ausschließlich um sekundäre spino-vestibuläre Projektionen, bei denen eine Modulation bereits im Rückenmark, am spino-vestibulären Neuron möglich ist. (Oben wurde bereits erwähnt, daß Halsmuskelafferenzen auch indirekt über sekundäre Rückenmarksneurone zum kontralateralen Vestibulariskernkomplex projizieren, parallel zum direkten ipsilateralen Weg; ◘ Abb. 6.5.) Die Flexibilität des Halses macht neben dem Labyrinth als »Kopfteil« sozusagen einen »Halsteil« des Gleichgewichtsapparats (Hassenstein 1988; Neuhuber u. Bankoul 1992) notwendig, um dem Subjekt eine verläßliche Feststellung seiner Lage im Schwerefeld zu erlauben. So ist es naheliegend, in der direkten Projektion zervikaler Propriozeptoren zum Vestibulariskernkomplex eine wesentliche Komponente dieses »Halsteils« zu vermuten.

Allerdings sind durch die dargelegten neuen Befunde die konzeptuellen Schwierigkeiten nicht beseitigt. Es treten vielmehr auch noch neue auf. Um zervikale muskuläre Propriosensoren, insbesondere Muskelspindeln, in ein funktionelles Konzert mit dem Bogengangsapparat bringen zu können, muß die Einstellung dieser Sensoren über das γ-motorische System, und dieses wiederum in seiner Beziehung zum vestibulären System besser als bisher verstanden werden (Wilson 1992). Die Sensibilität von Halsmuskelspindeln wird aber auch von nozizeptiven Afferenzen aus Halsgelenken (Thunberg et al. 2001), dem Kiefergelenk (Hellstrom et al. 2002) und Kaumuskeln (Hellstrom et al. 2000) über eine Aktivierung der γ-Fusimotoren beeinflusst. Dies mag eine Ursache für einen Schmerz-Teufelskreis sein.

6.11   Plastizität

Herrschte lange Zeit die Ansicht vor, das Nervensystem sei ein zwar unerhört komplex, doch im Wesentlichen fest »verdrahtetes« Netzwerk, und seine Fähigkeit zur Adaptation an geänderte Umweltbedingungen, zum Lernen, ein vorwiegend »funktionelles« Phänomen, so konnten in den letzten Jahren zahlreiche Befunde gewonnen werden, die eine enorme, nicht zuletzt auch strukturelle Wandelbarkeit des Nervensystems, sowohl zentral als auch peripher belegen. Die Grundlagen für diese adaptive

Wandelbarkeit, gerne auch »neuronale Plastizität« genannt, sind einerseits eine Überfülle bestehender, jedoch meist ungenutzter synaptischer Verbindungen, andererseits die Fähigkeit des Nervensystems, auch nach Abschluß der eigentlichen Entwicklungs- und Wachstumsvorgänge synaptische Verbindungen neu zu knüpfen. Die eminente Bedeutung dieser Phänomene für das Verständnis und für neue Therapiemöglichkeiten neurologischer Krankheitsbilder und chronischer Schmerzzustände läßt sich z. Z. bestenfalls erahnen.

In unserem Kontext ist vor allem die Plastizität im afferenten Teil des Nervensystems von Interesse. Studien an dünnkalibrigen Afferenzen haben gezeigt, daß ein großer Teil potentieller Nozizeptoren nie »benutzt« wird und auch unter »physiologischen« Bedingungen wohl elektrisch, jedoch nicht durch natürliche Reize (z. B. Berührung, chemische, thermische oder mechanische Noxen) aktivierbar ist (»stumme« Nozizeptoren). Tritt jedoch eine Entzündung (z. B. im Gelenk) ein, so können plötzlich dieselben Afferenzen durch noxische und auch nicht-noxische Reize stimuliert werden, ein Umstand, der zur Erklärung der entzündlichen Hyperalgesie herangezogen wird. Dabei kommt es auch zu einer Vergrößerung des rezeptiven Feldes von Hinterhornneuronen (Mense 1993; Schaible u. Grubb 1993; Handwerker 1999). Ähnliches wurde auch bei anderen experimentellen nicht-nozizeptiven Modellen für Neurone in den Hinterstrangkernen beschrieben.

Die beteiligten Mechanismen sind noch keineswegs geklärt, doch spielen wahrscheinlich sowohl eine »Freigabe« bislang ungenutzter synaptischer Verbindungen im Hinterhorn, als auch, vor allem bei länger bestehenden Entzündungen und Irritationen, ein Aussprossen afferenter Kollateralen mit Neubildung von Synapsen eine Rolle. Dabei kommt vermutlich Peptiden, wie z. B. Substanz P und Calcitonin gene-related peptide (CGRP), die aus afferenten Neuronen im Hinterhorn freigesetzt werden, eine wesentliche Rolle als Wegbereiter und Vermittler der Plastizität zu. Es kommt zu nachhaltigen Veränderungen in sekundären Hinterhornneuronen, was sich z. B. in geänderter Gen-Expression, etwa für Opioide, äußert (Literatur bei Schaible u. Grubb 1993; Handwerker 1999). Diese Vorgänge werden bereits in den ersten Minuten bis Stunden nach Beginn der Entzündung eingeleitet und tragen ver-

mutlich wesentlich zu irreversiblen Folgezuständen im Sinne einer Chronifizierung bei. Obwohl bisher hauptsächlich auf der ersten Ebene der afferenten Verarbeitung, nämlich im Hinterhorn beschrieben, ist es plausibel anzunehmen, daß derlei plastische Wandelbarkeit auf allen Ebenen afferenter Verarbeitung bis hinauf zum Kortex möglich ist und auch vorkommt. Experimentelle Studien mit peripherer Axotomie weisen in diese Richtung (Woolf et al. 1992; Florence et al. 1996).

Seit langem wird eine Beteiligung des Sympathikus bei Entstehung und Unterhaltung von Entzündungsvorgängen und Reaktionen auf periphere Schädigungen (sympathische Reflexdystrophie, »Sudeck«, chronisches regionales Schmerzsyndrom – CRPS) diskutiert. Die Vorstellungen über die beteiligten Mechanismen sind noch weitgehend hypothetisch. Offenbar ist jedoch auch das sympathische, und überhaupt das autonome Nervensystem zu plastischen Veränderungen befähigt, wie sie in anderen neuralen Systemen beschrieben wurden (Jänig 1993; Handwerker 1999).

Obwohl diese Studien vor allem an verschiedenen experimentellen Modellen an der unteren Extremität, und nur zu einem kleinen Teil im Kopfbereich durchgeführt wurden, erscheint eine Übertragung der bisher gefundenen Prinzipien auf den kraniozervikalen Übergang gerechtfertigt.

Literatur

Abrahams VC, Richmond FJ, Keane J (1984) Projections from C2 and C3 nerves supplying muscles and skin of the cat neck: a study using transganglionic transport of horseradish peroxidase. J Comp Neurol 230: 142–154

Altschuler SM, Bao X, Bieger D, Hopkins DA, Miselis RR (1989) Viscerotopic representation of the upper alimentary tract in the rat: sensory ganglia and nuclei of the solitary and spinal trigeminal tracts. J Comp Neurol 283: 248–268

Arvidsson J, Thomander L (1984) An HRP study of the central course of sensory intermediate and vagal fibers in the peripheral facial nerve branches in the cat. J Comp Neurol 223: 35–45

Arvidsson J, Pfaller K (1990) Central projections of C4-C8 dorsal root ganglia in the rat studied by anterograde transport of WGA-HRP. J Comp Neurol 292: 349–362

Bankoul S (1994) Cervical primary afferent input to vestibulospinal neurones projecting to the dorsal horn: a double labelling study in the rat. Experientia 50: A70

Bankoul S, Neuhuber WL (1990) A cervical primary afferent input to vestibular nuclei as demonstrated by retrograde transport of wheat germ agglutinin-horseradish peroxidase in the rat. Exp Brain Res 79: 405–411

Bankoul S, Neuhuber WL (1992) A direct projection from the medial vestibular nucleus to the cervical spinal dorsal horn of the rat, as demonstrated by anterograde and retrograde tracing. Anat Embryol 185: 77–85

Bankoul S, Goto T, Yates B, Wilson VJ (1995) Cervical primary afferent input to vestibulospinal neurons projecting to the cervical dorsal horn: an anterograde tracing study in the cat. J Comp Neurol 353: 529–538

Boyd-Clark LC, Briggs CA, Galea MP (2002) Muscle spindle distribution, morphology, and density in longus colli and multifidus muscles of the ervical spine. Spine 27: 694–701

Brown AG (1981) Organization in the spinal cord. Springer, Berlin bHeidelberg New York

Büttner-Ennever JA (1992) Patterns of connectivity in the vestibular nuclei. In: Cohen B, Tomko DL, Guedry F (eds) Sensing and controlling motion. Vestibular and sensorimotor function. Ann NY Acad Sci 656: 363–378

Chandler MJ, Zhang J, Qin C, Yuan Y, Foreman RD (2000) Intrapericardial injections of algogenic chemicals excite primate C1-C2 spinothalamic tract neurons. Am J Physiol Regul Integr Comp Physiol 279: R560–568

Clark FJ, Grigg P, Chapin JW (1989) The contribution of articular receptors to proprioception with the fingers in humans. J Neurophysiol 61: 186

Craig AD, Heppelmann B, Schaible H-G (1988) The projections of the medial and posterior articular nerves of the cat's knee to the spinal cord. J Comp Neurol 276: 279–288

Dessem D, Luo P (1999) Jaw-muscle spindle afferent feedback to the cervical spinal cord in the rat. Exp Brain Res 128: 451–459

Donevan AH, Neuber-Hess M, Rose PK (1990) Multiplicity of vestibulospinal projections to the upper cervical spinal cord of the cat: a study with the anterograde tracer Phaseolus vulgaris leucoagglutinin. J Comp Neurol 302: 1–14

Dutia MB (1991) The muscles and joints of the neck: their specialization and role in head movement. Progr Neurobiol 37: 165–178

Feil K, Herbert H (1995) Topographical organization of spinal and trigeminal somatosensory pathways to the rat parabrachial and Kölliker-Fuse nuclei. J Comp Neurol 353: 506–528

Florence SL, Jain N, Pospichal MW, Beck PD, Sly DL, Kaas JH (1996) Central reorganization of sensory pathways following peripheral nerve regeneration in fetal monkeys. Nature 381: 69–71

Foreman RD (2000) Integration of viscerosomatic sensory input at the spinal level. Prog Brain Res 122: 209–221

Gandevia SC, McCloskey DI, Burke D (1992) Kinaesthetic signals and muscle contraction. Trends Neurosci 15: 62–65

Ghez C (1991) The control of movement. In: Kandel ER, Schwartz JH, Jessell TM (eds) Principles of neural science, 3rd edn. Elsevier, New York, pp 533–547

Handwerker HO (1999) Einführung in die Pathophysiologie des Schmerzes. Springer, Berlin Heidelberg New York

Hassenstein B (1988) Der Kopfgelenksbereich im Funktionsgefüge der Raumorientierung: systemtheoretische bzw. biokybernetische Gesichtspunkte. In: Wolff H-D (Hrsg) Die Sonderstellung des Kopfgelenksbereichs. Grundlagen, Klinik, Begutachtung. Springer, Berlin Heidelberg New York, S 1–17

Hellstrom F, Thunberg J, Bergenheim M, Sjolander P, Pedersen J, Johansson H (2000) Elevated intramuscular concentration of bradykinin in jaw muscle increases the fusimotor drive to neck muscles in the cat. J Dent Res 79: 1815–1822

Hellstrom F, Thunberg J, Bergenheim M, Sjolander P, Djupsjobacka M, Johansson H (2002) Increased intra-articular concentration of bradykinin in the temporomandibular joint changes the sensitivity of muscle spindles in dorsal neck muscles in the cat. Neurosci Res 42: 91–99

Holstege G (1987) Some anatomical observations on the projections from the hypothalamus to brainstem and spinal cord: an HRP and autoradiographic tracing study in the cat. J Comp Neurol 260: 98–126

Holzer P (1988) Local effector functions of capsaicin-sensitive nerve endings: involvement of tachykinins, calcitonin gene-related peptide and other neuropeptides. Neuroscience 24: 739–768

Jänig W (1993) Biologie und Pathobiologie der Schmerzmechanismen. In: Zenz M, Jurna I (Hrsg) Lehrbuch der Schmerztherapie. WVG, Stuttgart, S 15–33

Kleiss C, Kleiss E (1980) Zur Entwicklung der Muskelspindeln in der menschlichen Zunge. Anat Histol Embryol 9: 73–88

Knese K-H (1949) Kopfgelenk, Kopfhaltung und Kopfbewegung des Menschen. Z Anat Entwickl Gesch 114: 67–107

Krammer FB, Lischka MF, Egger TP, Riedl M, Gruber H (1987) The motoneuronal organization of the spinal accessory nuclear complex. Adv Anat Embryol Cell Biol 103: 1–62

Kubik S, Manestar M (1975) The role of the suboccipital nerve in the sensory innervation of the occipital region. Oth Int Cong Anat Tokyo: 224A

Loewy AD, Spyer KM (eds) (1990) Central regulation of autonomic functions. Oxford University Press, New York

Maier A (1979) Occurrence and distribution of muscle spindles in masticatory and suprahyoid muscles of the rat. Am J Anat 155: 483–506

Marfurt CF, Rajchert DM (1991) trigeminal primary afferent projections to »non-trigeminal« areas of the rat central nervous system. J Comp Neurol 303: 489–511

Matsushita M, Gao X, Yaginuma H (1995) Spinovestibular projections in the rat, with particular referenceto projections from the central cervical nucleus to the lateral vestibular nucleus. J Comp Neurol 361: 334–344

Mense S (1993) Nociception from skeletal muscle in relation to clinical muscle pain. Pain 54: 241–289

Nazruddin SS, Shirana Y, Yamauchi K, Shigenaga Y (1989) The cells of origin of the hypoglossal afferent nerves and central projections in the cat. Brain Res 490: 219–235

Neuhuber W (1994) Innerer Aufbau des Hirnstamms. In: Drenckhahn D, Zenker W (Hrsg) Benninghoff, Anatomie, Bd 2, 15. Aufl. Urban & Schwarzenberg, München, S 471–519

Neuhuber W, Mysicka A (1980) Afferent neurons of the hypoglossal nerve of the rat as demonstrated by horseradish peroxidase tracing. Anat Embryol 158: 349–360

Neuhuber WL, Fryscak-Benes A (1987) Die zentralen Projektionen afferenter Neurone des N. hypoglossus bei der Albinoratte. Verh Anat Ges 81: 981–983

Neuhuber WL, Zenker W (1989) The central distribution of cervical primary afferents in the rat, with emphasis on proprioceptive projections to vestibular, perihypoglossal and upper thoracic spinal nuclei. J Comp Neurol 280: 231–253

Neuhuber WL, Bankoul S (1992) Der «Halsteil» des Gleichgewichtsapparats – Verbindung zervikaler Rezeptoren zu Vestibulariskernen. Man Med 30: 53–57

Neuhuber WL, Zenker W, Bankoul S (1990) Central projections of cervical primary afferents in the rat. Some general anatomical principles and their functional significance. In: Zenker W, Neuhuber WL (eds) The primary afferent neuron, Plenum Press, New York, pp 173–188

Nomura S, Mizuno N (1984) Central distribution of primary afferent fibers in the Arnold's nerve (the auricular branch of the vagus nerve): a transganglionic HRP study in the cat. Brain Res 292: 199–205

Pfaller K, Arvidsson J (1988) Central distribution of trigeminal and upper cervical primary afferents in the rat studied by anterograde transport of horseradish peroxidase conjugated to wheat germ agglutinin. J Comp Neurol 268: 91–108

Proske U, Schaible H-G, Schmidt RF (1988) Joint receptors and kinaesthesia. Exp Brain Res 72: 219–224

Putz R (1994) Rumpf. In: Drenckhahn D, Zenker W (Hrsg) Benninghoff, Anatomie, Bd 1, 15. Aufl. Urban & Schwarzenberg, München, S 245–324

Qin C, Chandler MJ, Miller KE, Foreman RD (2001) Responses and afferent pathways of superficial and deeper c(1)-c(2) spinal cells to intrapericardial algogenic chemicals in rats. J Neurophysiol 85: 1522–1532

Richmond FJR, Bakker DA (1982) Anatomical organization and sensory receptor content of soft tissues surrounding upper cervical vertebrae in the cat. J Neurophysiol 48: 49–61

Schaible H-G, Grubb BD (1993) Afferent and spinal mechanisms of joint pain. Pain 55: 5–54

Schmidt H-M (1994) Kopf und Hals. In: Drenckhahn D, Zenker W (Hrsg) Benninghoff, Anatomie, Bd 1, 15. Aufl. Urban & Schwarzenberg, München, S 471–527

Taylor JL (1992) perception of the orientation of the head on the body in man. In: Berthoz A, Vidal PP, Graf W (eds) The head-neck sensory motor system. Oxford University Press, New York, pp 488–490

Taylor JL, McCloskey DI (1988) Proprioception in the neck. Exp Brain Res 70: 351–360

Thunberg J, Hellstrom F, Sjolander P, Bergenheim M, Wenngren B, Johansson H (2001) Influences on the fusimotor-muscle spindle system from chemosensitive nerve endings in cervical facet joints in the cat: possible implications for whiplash induced disorders. Pain 91:1 5–22

Voss H (1971) Tabelle der absoluten und relativen Muskelspindelzahlen der menschlichen Skelettmuskulatur. Anat Anz 129: 562–572

Willis WD jr, Coggeshall RE (1991) Sensory mechanisms of the spinal cord, 2nd edn. Plenum Press, New York

Wilson VJ (1992) Physiological properties and central actions of neck muscle spindles. In: Berthoz A, Vidal PP, Graf W (eds) The head-neck sensory motor system. Oxford University Press, New York, pp 175–178

Woolf CJ, Shortland P, Coggeshall RE (1992) Peripheral nerve injury triggers central sprouting of myelinated afferents. Nature 355: 75–78

Xiong G, Matsushita M (2001) Ipsilateral and contralateral projections from upper cervical segments to the vestibular nuclei in the rat. Exp Brain Res 141: 204–217

Zenker W, Neuhuber W (1994) Autonomes (viszerales, vegetatives) Nervensystem. In: Drenckhahn D, Zenker W (Hrsg) Benninghoff, Anatomie, Bd 2, 15. Aufl. Urban & Schwarzenberg, München, S 628–647

Zimmermann M (1993) Physiologische Grundlagen des Schmerzes und der Schmerztherapie. In: Zenz M, Jurna I (Hrsg) Lehrbuch der Schmerztherapie. WVG, Stuttgart, S 3–13

Funktion und Funktionsstörungen

H.-D. Wolff

7.1   Zur Theorie der Funktion

Die folgenden grundlegenden Sachverhalte geben einen Überblick über das Wesen der Funktion und der Funktionsstörungen am Bewegungssystem. Aus der Sichtweise dieses Buches steht dabei die kraniozervikale Übergangsregion und der Kopfgelenkbereich im Vordergrund.

Unter »**Funktion**« versteht man die integrierte Leistung aller der Strukturen und Energien, die im Verbund eines Systems, z. B. eines »Arthrons«, vereinigt sind, und die es ermöglichen, koordinierte, zielgerichtete Bewegungsmuster zu aktivieren. Aus systemtheoretischer, informationstheoretischer und/oder kybernetischer Sicht handelt es sich also bei der Gelenk-Funktion nicht nur um Bewegungen, **sondern um die integrale Leistung eines geregelten und gesteuerten dynamischen Systems.**

Aus dieser Perspektive ist

- das Bewegungssystem ein System,
- die Wirbelsäule ein Subsystem, dort wiederum
- der kraniozervikale Übergang ein – sehr eigenwilliges und kompliziertes – Subsubsystem.

Zum theoretischen Verständnis dieser nicht-mechanischen sondern auf Informations- verarbeitung basierenden Leistungen seien die folgenden elementaren Sachverhalte genannt.

7.2   Das Wesen und die Ordnung des Systems

Der »Erfinder« der Kybernetik, der überragende Mathematiker N. Wiener (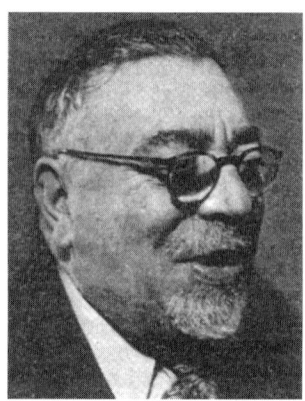 Abb. 7.1) formulierte die kategorialen Fundamente der System-Theorie folgendermaßen:

Jedes funktionierende, datenverarbeitende dynamische System beruht auf den Kategorien: **Materie, Energie und Steuerung – in der Zeit.**

- Kein Teil dieser elementaren Drei-Einheit darf fehlen.
- Kein Teil kann durch einen anderen ersetzt werden.
- Jedes dynamisches System hat seine spezifischen Möglichkeiten und Grenzen und seine eigene Physiologie und Pathophysiologie.
- Jedes intakte System ist in der Lage, autonom und situationsgerecht in seiner »Umwelt«

◻ **Abb. 7.1** Prof. Norbert Wiener. Der bedeutendste Wegbereiter der Kybernetik und der Systemtheorie. (Das neue Taschenlexikon Bertelsmann Lexikon-Verlag 1992)

(dem »Nicht-System«) zu agieren und zu reagieren.

- Jedes System ist endlich.

Das Agieren und Reagieren beruht auf einem elementaren »**Bauplan**«, in dem die Ordnung seiner Teile festgelegt ist (s. Hassenstein-Schema). Er dient der Bewältigung der vorgegebenen Aufgaben und Leistungen, d. h. dem »**Sinn**« und dem **Überleben** des Systems.

Die reale Verwirklichung des Prinzips »System« reicht zurück bis in das Erdaltertum. Sie ereignete sich gleichzeitig mit der Entstehung erster »lebendiger« zellulärer Organisationsformen. Sie war an der Entstehung des Lebens maßgeblich beteiligt. Auch im antropologischen Bereich regeln und steuern systemtheoretische Gesetzmäßigkeit die soziologischen, ökonomischen, ökologischen, gesellschaftlichen und politischen Bereiche, bis hin zu globalen Kategorien. Vor allem das Phänomen »**Information**« und seiner Verarbeitung hat einen fast kopernikanischen Erkenntnis – und Entwicklungssprung ausgelöst, – von den technischen Folgen ganz zu schweigen. Aber zurück zu den konkreten systemtheoretischen Details am Bewegungssystem.

7.3   Die Bauelemente des dynamischen Systems

Hierzu ◻ Abb. 7.2.

7.3.1   Die Kategorie Materie

Die Kategorie Materie umfasst neben der unbelebten Natur u. a. die Mechanik des Systems. Im Bewe-

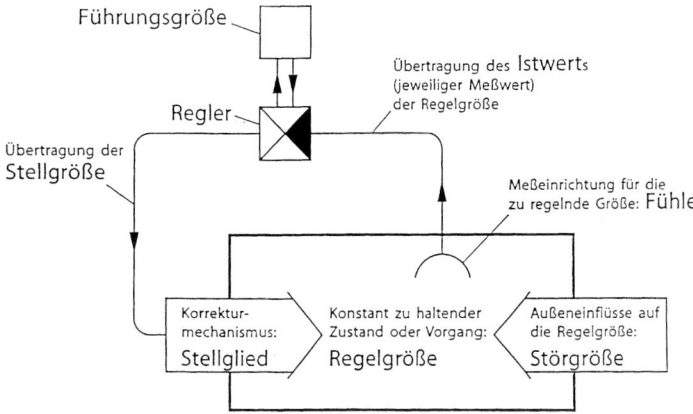

❏ **Abb. 7.2** Das allgemeine Wirkgefüge eines Regelmechanismus. (Genormte Fachausdrücke der Regelungstechnik sind groß geschrieben. (Nach Hassenstein 1965)

Allgemeines Wirkungsgefüge eines Regelmechanismus (Ausdrücke in *Großbuchstaben* sind die genormten Fachausdrücke der Regelungstechnik). (Nach Hassenstein 1970)

gungssystem repräsentieren die – passiven – knöchernen Strukturen, die Bänder und Gelenkkapseln bis hin zum Gelenkknorpel und der Synovialflüssigkeit die mechanischen Bauteile des Systems. Eine Traumatisierung dieser »harten« Strukturen – **die zerstörte Struktur** – führt zu besonders gravierenden Funktionsstörungen.

7.3.2   Die Kategorie Energie

Die Kategorie **Energie** ist in der Muskulatur repräsentiert. Sie liefert im System die Dynamik im weitesten Sinn. Dabei ist zu unterscheiden:
- zwischen der Erzeugung von Energie auf der Mikro-Ebene durch die Kontraktilität der Muskelfibrillen
- und der phasischen und tonischen Muskelleistung auf der Makro-Ebene.

Selbstverständlich spielen beim Einsatz von Muskelenergie auch neurophysiologische Steuerungsleistungen eine unverzichtbare Rolle.

7.3.3   Die Kategorie Information

Die Kategorie Information und/oder Steuerung ermöglicht erst das Zusammenspiel der funktionell unauflöslich miteinander verbundenen Elemente und Strukturen.

Nur sie gewährleisten das zielgerichtete Agieren und Reagieren des Systems im jeweiligen »Umfeld«.

Diese Gesetzmäßigkeiten gelten unabhängig davon, ob es sich bei den »Systemen« um technische Konstrukte oder um lebendige Wesen aus Fauna und Flora handelt. Eine **Funktionsstörung** kann aus jeder der 3 Kategorien stammen.

Die beiden anderen Kategorien werden auf jeden Fall – wenn auch in unterschiedlicher Intensität und Dauer – in Mitleidenschaft gezogen Für unsere Problematik ist es von entscheidender Bedeutung, dass der kraniozervikale Übergang besonders dicht **mit neuralen Fühlerelementen (Steuerung) ausgestattet ist.**

7.4   Konsequenzen für die Diagnostik

Daraus ergibt sich für die Diagnostik, dass eine Untersuchung nur dann vollständig und hinreichend komplex sein kann, wenn auf jede der drei Kategorien möglichst 2–3 diagnostische Verfahren angesetzt werden. Das heißt in der Praxis für die
- **1. Kategorie,** dass die Intaktheit der knöchernen, ligamentären, gelenkigen, und kapsulären Strukturen geklärt wird. Neben dem Rüttel- und Erschütterungstest und der genauen Palpation liefern die bildgebenden Verfahren hier verlässliche und objektive Befunde;
- **2. Kategorie,** dass die Muskulatur (am besten einzelne Muskelindividuen) auf lokale oder übergreifende Schmerzhaftigkeiten und Schmerzpunkte, auf Tonus–Erhöhung oder Abschwächung u.ä. untersucht werden;
- **3. Kategorie,** dass nicht nur das konventionelle neurologische Repertoire eingesetzt und nicht

nur nach dem »neuralen und radikulären» Schmerz gefahndet wird. Die ungleich häufigeren – wenn auch weniger dringlichen – funktionellen »Rezeptorenschmerzen« bzw. neuropathophysiologischen Schmerzen dürfen nicht ignoriert werden.

Dieser »reflektorische« oder »pseudoradikuläre« Schmerz beruht auf den segmentalen, peripheren, nozizeptiven Afferenzen, die im Hinterhorn-Komplex mit Afferenzen aus anderen Regionen gleicher Segmenthöhe »vermascht« werden.

Zusammenfassung

Das Denk-Werkzeug »System-Theorie« hat sich als ungemein vielfältig und für funktionelle Probleme als unverzichtbar erwiesen. Die System-Theorie beschäftigt sich mit biologischen, technischen, psychologischen, soziologischen, ökologische bis zu globalen und philosophischen Problemen. Systeme sind aus heterogenen »Bausteinen«, Energien und immateriellen Informationen in einer strikten Ordnung zusammengefügt. Die Ordnung ihrerseits stammt aus einem **Plan**, einem Auftrag oder einem Sinn. Durch ihre innere Ordnung vollbringen sie Leistungen, die jeder Teil allein nicht vollbringen kann. N. Wiener hat das Wesen jedes (informationsverarbeitenden, dynamischen) Systems auf die Formel von der unlösbaren **Drei-Einheit von Materie, Energie und Steuerung in der Zeit** gebracht. Keines dieser Elemente kann ausgetauscht werden, keines darf fehlen. Auf die Thematik des kraniozervikalen Überganges übertragen heißt das:

- der knöcherne Kopfgelenkbereich repräsentiert die Materie,
- die Nackenmuskulatur repräsentiert die Energie,
- die neurale Ausstattung des kraniozervikalen Übergangs repräsentiert die Steuerung.

In praxi heißt das, dass jedes diagnostische Problem nur dann vollständig gelöst werden kann, wenn man jeden dieser 3 Aspekte mit gleicher Genauigkeit analysiert. Ist eine Kategorie wesentlich gestört, dann werden auch die beiden anderen Kategorien in Mitleidenschaft gezogen.

Literatur

Drischel H (1973) Einführung in die Biokybernetik. Akademie-Verlag, Berlin

Flechtner H-J (1972) Grundbegriffe der Kybernetik. Hirzel, Stuttgart

Hassenstein B (1965) Biologische Kybernetik. Quelle & Meyer, Heidelberg

Hassenstein B (1988) Der Kopfgelenkbereich im Funktionsgefüge der Raumorientierung: systemtheoretische bzw. biokybernetische Gesichtspunkte. In: Wolff HD (Hrsg) Die Sonderstellung des Kopfgelenkbereiches. Grundlagen, Klinik, Begutachtung. Springer, Berlin Heidelberg New York

Klaus G (1972) Kybernetik und Erkenntnistheorie. VEB Deutscher Verlag der Wissenschaften, Berlin

Koestler A, Smyties J. R. (1970) Das neue Menschenbild (Die Revolutionierung der Wissenschaft vom Leben). Molden, Wien

Kriz J (1999) Systemtheorie für Psychotherapeuten, Psychologen und Mediziner. Facultas, Wien

Moissejew WD (1963) Fragen der Kybernetik in Biologie und Medizin. Akademie-Verlag, Berlin

Neuhuber WL (1998) Der kraniozervikale Übergang: Entwicklung, Gelenke, Muskulatur und Innervation. In: Hülse M, Neuhuber WL, Wolff HD (Hrsg) Der kraniozervikale Übergang. Springer, Berlin Heidelberg New York

Porr B (1999) Die Systemtheorie Niklas Luhmanns aus der Sicht der Naturwissenschaften und ihre Anwendung in der Kommunikationswissenschaft. Ruhr-Universität Bochum, Fakultät für Philosophie, Pädagogik und Publizistik, Sektion für Publizistik und Kommunikation

Vester F (1991) Neuland des Denkens, 7. Aufl. DVA, Stuttgart

Von Bertalanffy FYL (1968) General System Theorie. Braziller, New York

Von Bertalanffy FYL (1970) Gesetz oder Zufall. Systemtheorie und Selektion. In: Koestler AJR, Smyties J. R. (Hrsg) Das neue Menschenbild. Molden, Wien München Zürich

Wiener N (1958) Mensch und Menschmaschine. Ullstein, Frankfurt

Wolff HD (1992) Systemtheoretische Aspekte der Sonderstellung des Kopfgelenkbereiches. Schmerzkonferenz. 10. Lieferung. Gustav Fischer, Stuttgart Jena New York

Wolff HD (1993) Funktion der Halswirbelsäule und des Kopfgelenkbereiches aus gelenkmechanischer, muskulärer und neurophysiologischer Sicht. Schmerzkonferenz. Gustav Fischer, Stuttgart Jena New York

Wolff HD (1996) Neurophysiologische Aspekte des Bewegungssystems. Springer, Berlin Heidelberg New York

Gelenkmechanik des Kopfgelenkbereichs

H.-D. Wolff

Die in diesem Kapitel abgehandelte Gelenkmechanik des Kopfgelenkbereichs hat vor allem die Aufgabe, den Anfänger auf die » Untersuchung von Hand« vorzubereiten. Sie setzt voraus, dass das entsprechende Grundwissen vorhanden ist. Es geht ferner darum, auch das Wesen und die Grundbegriffe der Handgriff-Medizin verständlich zu machen und Hilfen beim Lernen anzubieten.

8.1   Vorbemerkung

Es gibt keine einheitliche Gelenkmechanik der Halswirbelsäule. Die HWS ist vielmehr unterteilt in den **Kopfgelenkbereich** einerseits und in **die »klassische« HWS** andererseits (**□** Abb. 8.1). So unterscheidet sich auch die Gelenkfunktion beider Abschnitte **grundlegend voneinander.** Das hat für die manualmedizinische Diagnostik und die Handgriff-Therapie wesentliche anatomische, funktionelle und klinische Folgen. Auch die paarigen Gelenke

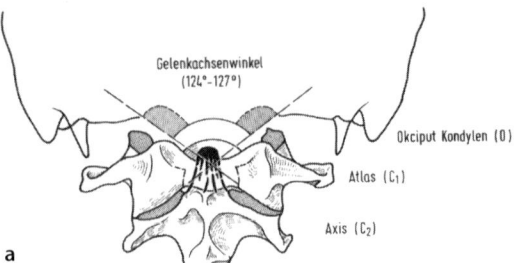

a

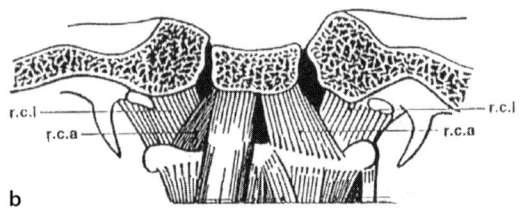

b

□ Abb. 8.2 a Die »Trage«-Gelenke 0/C1 und die »Rotations«-Gelenke C1/2 (aus Stofft 1976). **b** Die ventrale tiefe Muskelschicht zwischen Okziput und vorderem Atlasbogen

des Kopfgelenkbereichs unterscheiden sich in den 3 Etagen deutlich voneinander:
- Die Atlantookzipitalgelenke (0/C1) werden primär **statisch** belastet.
- Die Atlantoaxialgelenke (C1/2) werden vor allem primär **dynamisch** beansprucht.

Beide werden bei aufrechter Haltung direkt vom Gewicht des Kopfes belastet. Die Wirbelgelenke C2/3 bis C7/D1 sind als »Schiefe-Ebene-Gelenke" weniger von Druck belastet (**□** Abb. 8.2a, b).

8.2   Die atlantookzipitale Ebene

In dieser – phylogenetisch ältesten – Gelenkebene findet der eigentliche Übergang zwischen Schädel und oberster HWS statt. Beim Homo erektus werden die Okziputkondylen möglichst weit nach ventral unter den Schwerpunkt des Kopfes nach ventral neben dem Foramen magnum verschoben. Auch die Wirbelgelenke von Atlas und Axis werden nach vorne auf den Wirbelkörper verlagert. Das Gewicht des – wirbelsäulenfremden – Kopfes prägt also wesentlich die benachbarten HWS-Elemente. Folgende Gelenkcharakteristika haben sich dabei ergeben:

Die Gelenkflächen der Okziputkondylen sind konvexe Ausschnitte aus einem Kreis, dessen Mittel-

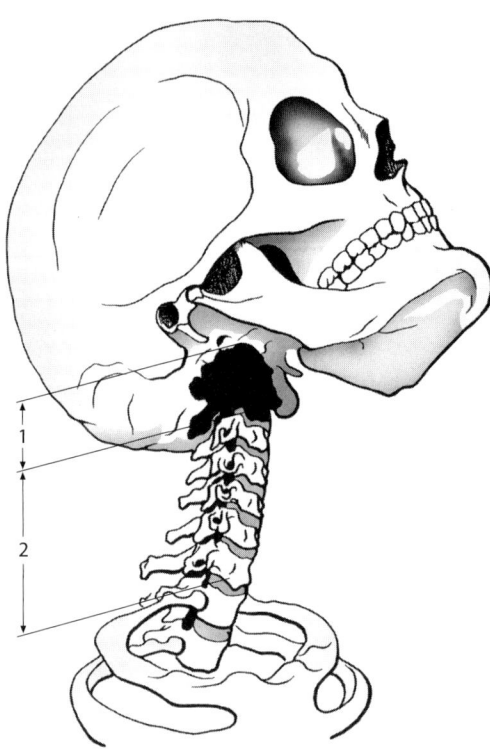

□ Abb. 8.1 Die zweigeteilte HWS: Kopfgelenke und »klassische« HWS

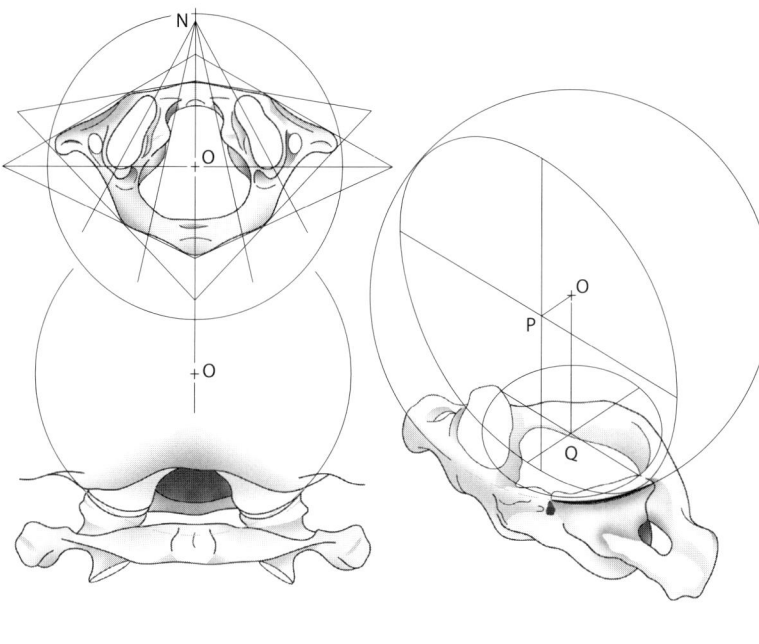

◻ Abb. 8.3 Die Ante- und Retroflexion im Atlantookzipitalgelenk. *N* der ventrale Konvergenzpunkt der Längsachsen der Atlasgelenke (*links oben*), *O* Mittelpunkt des frontalen Kreises, in dem die Ausschnitte der Atlasgelenke liegen (Seitneigung, *links unten*), *O–P* um den Punkt P der O-P-Frontalachse geschieht wiederum die Seitneigung, während der kaudale Q-Punkt der Achse 0–Q die Rotation zwischen Atlas und Okziput ermöglicht (*rechts unten*)

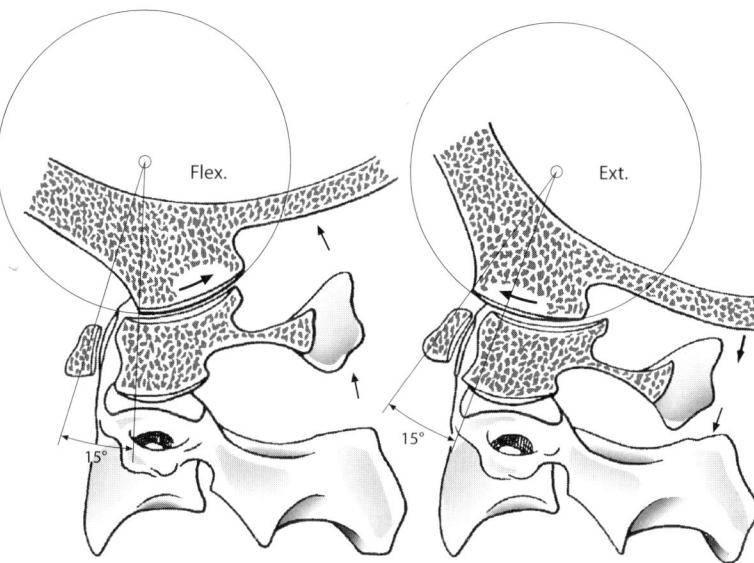

◻ Abb. 8.4 Ante- und Retroflexion im Atlantookzipitalgelenk (von der Seite)

punkt ca. handbreit über dem Schädel liegt. Die konkaven Gelenkpartner von Atlas konvergieren nach ventral. Zudem steigt die Seitenwand des Gelenkes um ca. 10–15° an. Diese Konstruktion gewährt dem Gelenk lediglich eine geringe Seitneigungsmöglichkeit und fast keine Rotation (◻ Abb. 8.3). Allein die Ante- und Retroflexion beteiligt sich mit einem Beitrag von 70–80° an der Beweglichkeit der ganzen HWS (◻ Abb. 8.4). Die Arbeitsbewegung des Atlantookzipitalgelenkes ist die Flexions-Extensionsbewegung (Nicken im Genick). Die Okziputkondylen gleiten dabei beiderseits symmetrisch in den seitlich etwas schräg gestellten und nach vorn konvergierenden Gelenkpfannen von Atlas. Die aktive **Seitneigungsmöglichkeit** beträgt dagegen nur ca.10–15° nach jeder Seite (Reservebewegung). Dabei gleiten die Okiputkondylen auf der Seite, zu der geneigt wird, auf der schräg gestellten lateralen

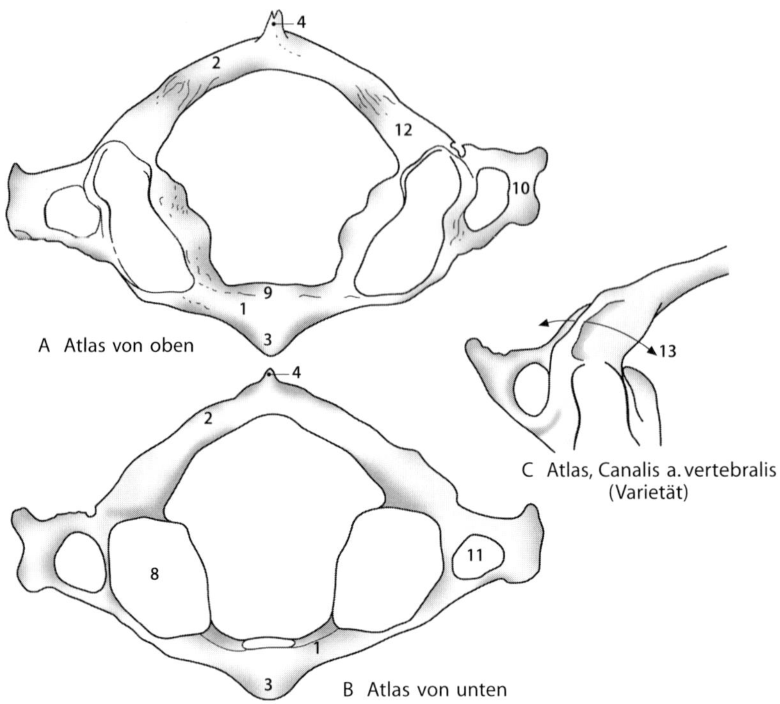
4
2
12
10
9
1
A Atlas von oben
3
13
4
2
C Atlas, Canalis a. vertebralis (Varietät)
8
11
1
3
B Atlas von unten

Abb. 8.5 Gelenkanatomie von Atlas und Axis (A-C Atlas)

Wand der Gelenkwanne des Atlas abwärts und auf der Gegenseite aufwärts (Abb. 8.4, 8.5).

Für die **Rotation** ist das Atlantookzipitalgelenk praktisch ein »**Sperrgelenk**« ohne isolierte aktive Exkursionsmöglichkeit. In dieser Richtung verfügt es nur über ein **Gelenkspiel**, d. h. nur über eine passive translatorische Gleit- und Federungsmöglichkeit. Daher sind die Atlanto-Okzipitalgelenke besonders dann gefährdet, wenn diese passive Rotationsfederung überlastet wird. Das geschieht z. B. bei Verkehrsunfällen dann, wenn ein ultraschneller, energiereicher Impuls auf einen rotierten Kopf (»out of position«-Situation) einwirkt. Ähnliches geschieht, wenn der Kopf bei einem Anschlag an Festteile gegenüber der HWS schlagartig überdreht wird (► Kap. 18, »Kfz.-Unfälle«; Abb. 8.3).

8.3 Die atlantoaxiale Ebene

Im Bewegungssegment zwischen Atlas und Axis kumuliert die **Rotation** aufgrund der einmaligen anatomischen »Erfindung« des Dens auf Axis (Abb. 8.5 und 8.6). Diese große Rotation ist nur dadurch möglich, weil der Atlas im Verlauf der Phylogenese einen Teil seines Wirbelkörpers – eben als Dens – an Axis abgeben musste. Atlas wurde zu einer Ringfigur deformiert, die als »Mitnehmerscheibe« unter Okziput und auf Axis die enorme Drehfähigkeit des Kopfes möglich machte (► Kap. »Phylogenese«). Die aktive Rotation geschieht durch das Gleiten der fast planen caudalen Gelenkflächen von Atlas auf den horizontal laufenden und seitwärts abfallenden Gelenkflächen der »Schultern« von Axis. Dieser Mechanismus ermöglicht einen Bewegungssektor von ca. 45° nach beiden Seiten ! Der passiven Rotation dienen die vorderen und hinteren Dens-Gelenke, die zu einem sicheren Schutzwall um den Dens gehören (Abb. 8.7).

Die **Ante- und Retroflexion** ist durch die beiden »Dens-Gelenke« eingeengt. Hier sind nur Reservebewegungen von je 14–18° möglich. Nicht viel besser ergeht es der aktiven Seitneigung von C1/2, die zu wesentlichen Teilen an die Etage C2/3 delegiert wird. Auch sie ist auf einige wenige Grade reduziert. Das Seitneigungsdefizit wird dadurch aufgefangen, dass die Axis caudal im C2/3-Bewegungssegment einen Teil der aktiven Seitneigung der HWS beisteuert. Die Empirie spricht dafür, dass es in den Atlanto-Axialgelenken nur selten zu Funktionsstörungen im

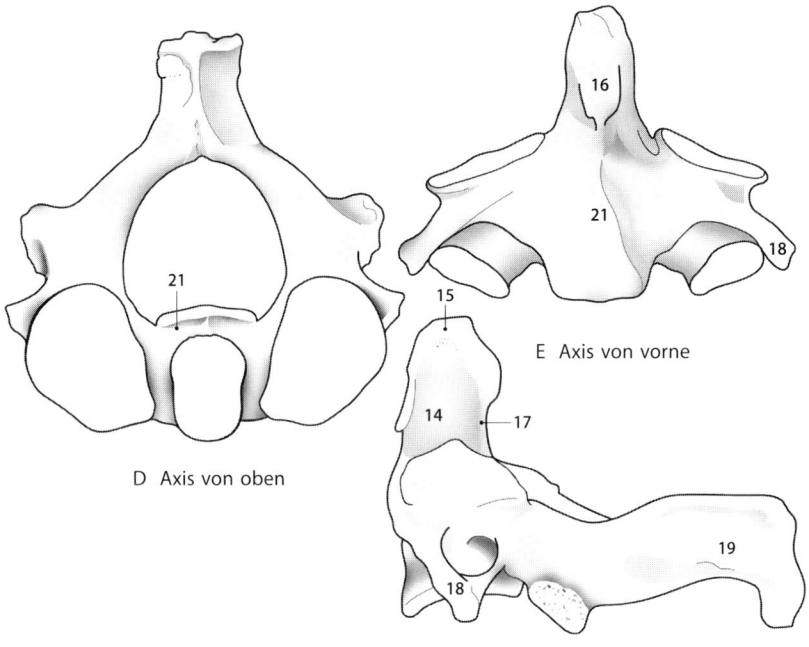

■ **Abb. 8.6** Gelenka-
natomie von Atlas und
Axis (D-F Axis)

D Axis von oben

E Axis von vorne

F Axis von der Seite

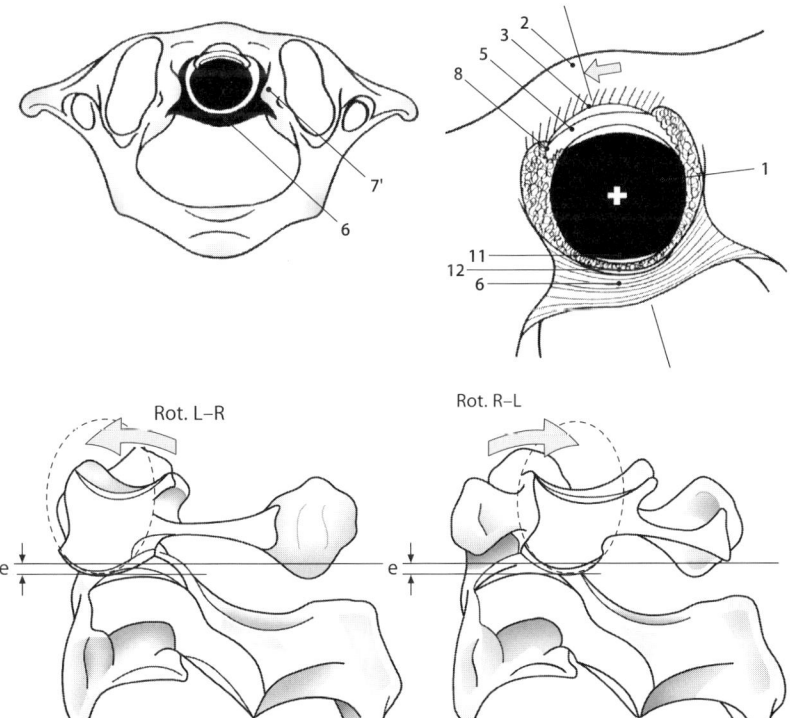

Rot. L–R

Rot. R–L

■ **Abb. 8.7** Die Rotation
in den atlantoaxialen
Gelenken

strengen Sinn kommt (was früher jahrelang geglaubt wurde). Die für Rotation hoch-mobile Gelenketage Atlas/Axis erweist sich – aus welchen Gründen auch immer – als funktionell außerordentlich widerstandsfähig. Wenn aber dieses Bewegungssegment übermächtigen, exogenen Energien ausgesetzt wird, dann sind erhebliche bis tötliche somatische Verletzungen und Zerstörungen – z. B. Densfrakturen, Wirbelbogenabrisse, Bänderzerreißungen die Folgen (Grob 1999; v. Torklus 1987; Saternus 1997). Das Bewegungssegment C2/3 ist funktionell mit der Deckplatte des Wirbelkörpers und vor allem mit seiner Gelenkmechanik der unterste Partner des Kopfgelenkbereiches. In dieser Etage fungiert C 2/3 als stabilisierender Sockel von Axis. Die **caudalen** Gelenkflächen der Wirbelgelenke von C 2/3 entsprechen dann ohne Einschränkungen der Gelenkmechanik und der muskulären Dynamik der »klassischen« HWS.

8.4 Die Gelenkmechanik der »klassischen« HWS

Diese Gelenkmechanik funktioniert nach 2 unterschiedlichen Bewegungsmustern:

Bei der **Ante- und Retroflexion** gleiten die Gelenkpartner wie 2 Glasplatten auf ihren schräg gestellten Gelenkfacetten bei der **Anteflexion** nach vorne – oben und bei der Retroflexion nach hinten-unten (◘ Abb. 8.8). Dabei gleiten die kranialen Gelenkpartner beider Seiten in die gleiche Richtung. Dadurch ergeben sich für diese Bewegungsrichtung ideale Bedingungen. Sie ermöglichen, dass diese »Arbeitsbewegung« außerordentlich leistungsfähig und widerstandsfähig ist. Hier findet man kaum reine funktionelle Defizite. Nur nach posttraumatischen Zerrungen oder Stauchungen kommt es zu schmerzhaften Beeinträchtigungen und endgradigen Dysfunktionen. Ein Beispiel dafür ist der »steife Nacken« am nächsten Morgen, wenn es in der Nacht zu Sickerblutungen in Gelenkkapseln, in tiefe autochthone Nackenmuskeln u. ä. gekommen ist.

8.5 Anders verhält es sich mit der Seitneigung und Rotation

Diese Bewegungen sind miteinander verkoppelt, denn bei der Seitneigung gleitet der kraniale Ge-

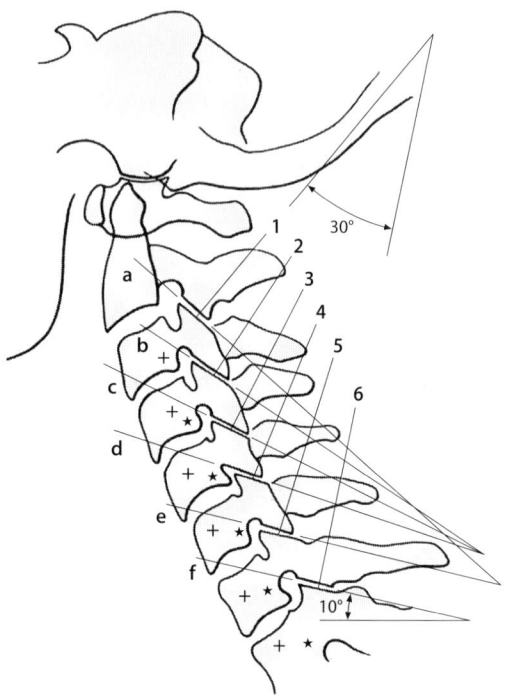

◘ **Abb. 8.8** Die Schiefe-Ebene-Gelenke der Gelenkkette der »klassischen« HWS

lenkpartner auf der Seite, nach der geneigt wird, nach hinten- unten. Der Partner der Gegenseite gleitet dagegen nach vorwärts-oben (◘ Abb. 8.9). Die »Schiefe Ebene« erzwingt also, dass die Seitneigung gleichzeitig auch eine gleichseitige Rotation nach hinten zur Folge hat. Die Winkelgrade der jeweiligen Neigungen oder Rotationen hängen von der Stellung der Mittelachse auf der Gelenkfläche des caudalen Gelenkpartners ab. Steht die Gleitfläche des caudalen Gelenkpartners genau senkrecht (also frontal), dann kann der bewegte craniale Gelenkpartner nur abwärts gleiten mit dem Ergebnis, dass nur eine Seitneigung zustande kommt.

Liegt im entgegengesetzten Fall der caudale Gelenkpartner völlig horizontal, dann ist keine Seitneigung sondern nur eine Rotation um eine senkrechte Achse möglich. Liegt die Bewegungsachse genau 45° geneigt zwischen den beiden Extremwerten, dann sind die Bewegungsanteile von Seitneigung und Rotation gleich. Auch diese Bewegungsmöglichkeiten können noch als »Arbeitsbewegungen« der HWS interpretiert werden. Sie sind aber funktionell wesentlich störanfälliger als die Ante- und Retroflexion.

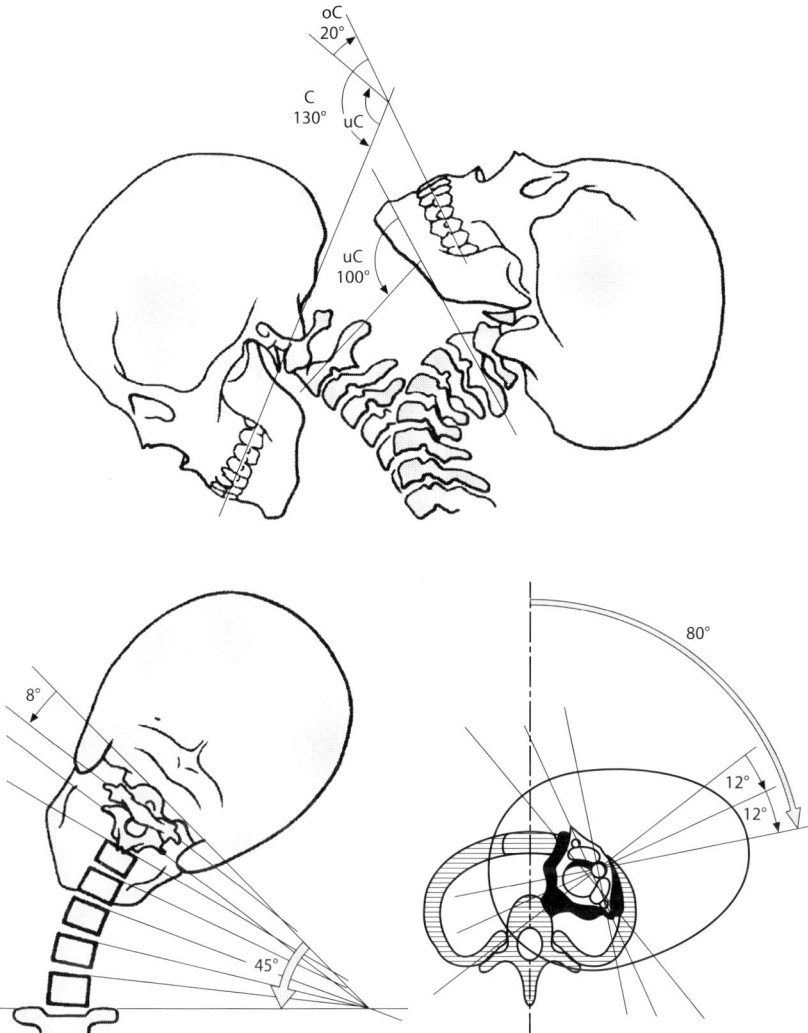

❏ **Abb. 8.9** Die Mobilität der HWS in den 3 Ebenen

Zusammenfassung

Die Anatomie und Gelenkmechanik des Kopfgelenkbereiches muss jeder Anfänger nicht nur studieren sondern a la long so beherrschen, dass er sicher über räumliche und haptische Vorstellungen verfügt. Auf diesem Fundament wächst die Aneignung der manuellen Diagnostik und Therapie. Es ist eine deutliche Hilfe, wenn in der Arztpraxis nicht nur ein ganzes Skelett sondern auch ein vergrößertes funktionelles Modell des Kopfgelenkbereiches vorhanden ist.

Der Kopfgelenkbereich als skelettärer Teil des kraniozervikalen Überganges besteht aus 3 Gelenketagen und den beiden Densgelenken. Jede Etage steuert ihren speziellen Beitrag zur Funktion des semikardanischen Ensembles bei.

1. Die (phylogenetisch ältesten) Atlantookzipitalgelenke beziehen den (wirbelsäulenfremden) Schädel mit seinen wichtigen, paarigen Okziputkondylen in das »Nicken im Genick« ein.
2. Die Ante- und Retroflexion ist die Arbeitsbewegung dieser Etage. Die Seitneigung dagegen beträgt ca. 10–12°.

3. Für die Rotation ist das 0/C1 Gelenk ein Sperrgelenk. Es verfügt nur über ein Gelenkspiel von wenigen Millimetern.

4. Dagegen ist die Rotation primär auf die Atlas-Axis-Ebene verlegt. Die »Mitnehmerscheibe Atlas« gleitet dabei widerstandslos auf den Schultern von Axis. Dieses Karussell dreht sich um den Dens, der auf den Wirbelkörper von Axis verpflanzt wurde, obwohl er aus dem Wirbelkörper von Atlas stammt. Ein System von speziellen Muskeln und Bändern bewegen und sichern die Kopfgelenkebenen.

5. Das Bewegungssegment C2/3 stabilisiert nach kranial die Axis. Nach caudal ist sie in die klassische HWS eingebunden, d. h. dass es eine Übergangsregion ist, die bekanntlich besonders belastet ist.

6. Die Wirbelgelenke der klassische HWS sind »Schiefe-Ebene-Gelenke.« Diese ermöglichen eine ausgiebige Ante- und Retroflexion, weil sich alle Wirbel synchron bewegen. Wesentlich anspruchsvoller sind Seitneigung und Rotation, die nicht synchron sondern gegensinnig agieren. Gleitet das rechte Gelenk nach vorne-oben, dann bewegt sich das linke nach hinten-unten. Die Folge ist, dass Rotation und Seitneigung in immer verschiedenen Ausmaßen komplementär miteinander verbunden sind.

Literatur

Dvorak J (2000) Halswirbelsäule. Thieme, Stuttgart New York

Grob D (1999) Halswirbelsäule. Thieme, Stuttgart New York

Junghanns H (1954) Das Bewegungssegment der Wirbelsäule und seine praktische Bedeutung. Arch Putti Chir Organi Mov 5: 103–111

Kapandji IA (1985) Funktionelle Anatomie der Gelenke. Band 3: Rumpf und Wirbelsäule. Enke, Stuttgart

Köpke J, Kock C Gelenke und Gelenkmechanik des zerviko-okzipitalen Überganges. (Sonderdruck kann abgerufen werden)

Penning L (1964) Entstehung, Bau und Funktion der meniskoiden Strukturen in den Halswirbelgelenken. Unfallmechan Orthop 98: 1–14

Putz R (1972) Form und Funktion der Articulatio atlantoaxialis lateralis. Acta Anat 83: 333–345

Putz R (1981) Funktionelle Anatomie der Wirbelgelenke. Thieme, Stuttgart New York

Rude J (1984) Zur Morphologie der Okzipitalkondylen und Gelenkmechanik des oberen Kopfgelenkes. Man Med 22: S101–106

Saternus KS (1997) Weichteilverletzungen der HWS. Unfallmechanismen und physikalisch-biomechanische Aspekte aus rechtsmedizinischer Sicht. In: Graf Baumann T (Hrsg) Weichteildistorsionen der oberen HWS. Springer, Berlin Heidelberg New York, S 62–69

Von Torklus D (1987) Die obere Halswirbelsäule, 3. Aufl. Thieme, Stuttgart New York

Wolff HD (1963) Studien an der mittleren HWS. Wirbels Forsch Praxis 26: 78–84

Wolff HD (1997) Auch das Bewegungssegment C2/3 ist eine Übergangsregion der Wirbelsäule. Man Med 35: 159–162

Funktionsstörungen des Kopfgelenkbereichs

H.-D. Wolff

Fünfzig Prozent der Innervation eines zervikalen Bewegungssegmentes ist auf die Gelenkkapsel und die Weichteile der Wirbelgelenke konzentriert. (»Weichteilmantel« des Gelenkes). Daraus ergibt sich, dass auch das Maximum der Schmerzen bei HWS-Störungen aus der unmittelbaren Umgebung der Wirbelgelenke stammt. Neben der physiologischen Gelenkmechanik erfordert die pathophysiologische Funktionsstörung der HWS unsere besondere Aufmerksamkeit. In deren Mittelpunkt steht die Funktionsstörung des Wirbelgelenkes. Sie geht mit charakteristischen Beeinträchtigungen und schmerzhaften Symptomen- Konstellationen einher. Diese Pathophysiologie wird als »vertebrale oder zervikale Dysfunktion" bezeichnet. Der früher gebräuchliche Ausdruck »Gelenkblockierung« geht von unzureichenden gelenkphysiologischen Vorstellungen aus und sollte aufgrund internationaler Vereinbarungen nicht mehr verwendet werden.

9.1 Die zervikale, segmentale Dysfunktion

Unter einer »zervikalen Dysfunktion« wird ein reversibles, pathophysiologisches Leistungsdefizit des »Systems« Wirbelgelenk verstanden. Der Terminus »System« – oder der verwandte Begriff »Arthron« – soll darauf hinweisen, dass der gewohnte Begriff »Wirbelgelenk« keineswegs nur auf die knöchernen, knorpelig überzogenen Gelenkpartner reduziert werden darf. Es geht viel mehr darum, dass die muskulären und neurophysiologischen Strukturen berücksichtigt werden müssen, die um den »Weichteilmantel des Gelenkes« angesiedelt sind. Das hier diskutierte zervikale Leistungsdefizit beruht also – per definitionem – nicht auf pathologisch-anatomischen Defekten. Es ist vielmehr die Folge einer Dysbalance eines mehrfach rückgekoppelten, komplexen, arthrogenen Geschehens. Mit anderen Worten: Es liegt die Störung eines Systems vor. Die »vertebralen Dysfunktionen« gehen durchweg mit einer Einbuße an endgradiger passiver – seltener an endgradig aktiver – Mobilität einher. Sie werden von Schmerzen und Tonuserhöhung der zugeordneten – besonders der tiefen autochthonen – Muskulatur begleitet. Bei »reinen« Dysfunktionen ist die aktive anguläre Arbeitsbeweglichkeit eines Gelenkes

nie maßgeblich eingeschränkt oder gar aufgehoben. Durchweg liegen bei den Dysfunktionen nur Einengungen der **passiven, endgradigen** Reservebeweglichkeiten vor.

9.2 Das Gelenkspiel (Joint play)

Regelmäßig finden sich bei Dysfunktionen Defizite des »Gelenkspiels«. Unter Gelenkspiel wird die Summe aller passiven translatorischen Gleit- und Traktionsmöglichkeiten sowie die Federung eines Gelenkes verstanden. Das intakte Gelenkspiel ist im gesamten Skelett-System eine Grundvoraussetzung für die intakte Gelenkbeweglichkeit. Es ist sozusagen die mechanische Infrastruktur der Gelenkfunktion (◻ Abb. 9.1).Der Verlust an Gelenkspiel hat von Gelenk zu Gelenk unterschiedlich große Bedeutung. Ist die aktive Bewegungsmöglichkeit eines Gelenkes groß und das Gelenkspiel im Verhältnis dazu sehr gering, dann kommen in diesem Gelenk »reine«

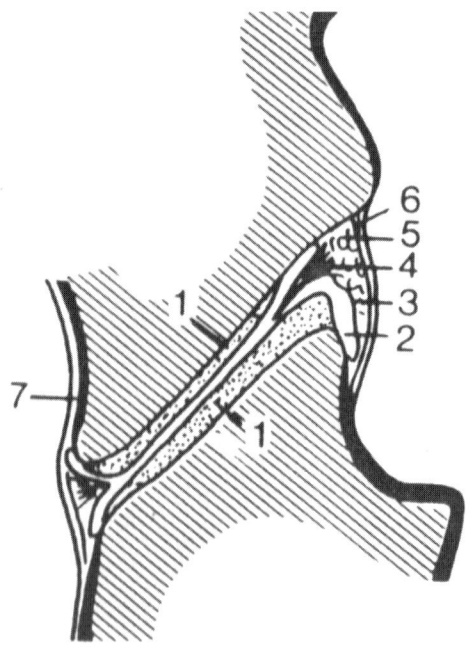

◻ **Abb. 9.1** Wirbelgelenke der Brustwirbelsäule und der klassischen HWS. Aufbau: Knochen, Knorpel, Synovialflüssigkeit. (Nach Putz 1981). Schema eines Wirbelgelenks der HWS: 1 Gelenkkörper, 2 Recessus des Gelenkspalts, 3 Membr. synovialis, 4 Falten der Membr. synovialis, 5 Binde- und Fettgewebe zw. Membr. synovialis und Membr. fibrosa, 6 Membr. fibrosa, 7 angrenzendes Periost

Funktionsstörungen selten oder gar nicht vor. Ist dagegen die aktive Exkursionsmöglichkeit des Gelenkes gering und die passive Gleit- und Federungsmöglichkeit des Gelenkspiels relativ groß, dann ist an diesen Gelenken die Funktionsstörung gering (z.B. beim beim Iliosakralgelenk).

9.3   Die Synovialflüssigkeit

Bis heute ist nicht geklärt, wie groß die Bedeutung der intakten bzw. der gestörten Synovial-Flüssigkeit (»Gelenkschmierung«) bei der Entstehung und Unterhaltung einer Dysfunktion ist. Es gibt hinreichend Argumente, die dafür sprechen, dass man diesem »Innenleben« des Gelenkes mehr Aufmerksamkeit schenken sollte als bisher. In leichteren Fällen von einem Defizit an »Gleitmittel« sind die Schmerzen nur durch Provokation auszulösen. Bei dem weitaus größten Teil entsprechender Patienten sind sie auch spontan vorhanden. Sie machen sich durch lokale schmerzhafte Einengung der Funktion des Wirbelgelenkes durch den »Anlaufschmerz« bemerkbar (Hülse 1983; Wolff 1988).

9.4   Zur Pathophysiologie der vertebralen Dysfunktion

Was exakt im Innersten eines Gelenks, also dort wo die beiden gegenüberliegenden Synovial-Filme aufeinander gleiten, z. B. durch einen traumatisierenden Impuls, angerichtet wird, wissen wir z. Z. noch nicht. Hier warten viele nur schwer zu beantwortende Fragen auf uns.

9.4.1   Die etagengerechte Untersuchung bei vertebraler Dysfunktion

Eine etagenweise Untersuchung des Kopfgelenkbereichs (und der klassischen HWS) von Hand ergibt bei einer vertebralen Dysfunktion in hoher Regelmäßigkeit folgendes:
- Die passive endgradige Federungsmöglichkeit im gestörten Gelenk ist vermindert bis aufgehoben.
- Die Gelenkkapsel und die an ihr fixierten Muskelinsertionen u. ä. (der »Weichteilmantel des Gelenks«) erscheint verdickt bis aufgequollen

und ist in jedem Fall druckdolent, wenn nicht schon berührungsempfindlich.
- Die segmental zugehörigen Muskelindividuen, vor allem der tiefen autochthonen Schicht, erscheinen in ihrem Tonus ebenfalls erhöht zu sein; sie wirken voluminöser als die Partner der Gegenseite und sind ebenfalls durchweg druckschmerzhaft.
- Diese Schmerzschwellensenkung an praktisch allen nahen Strukturen besagt, dass durch die Funktionsstörung eines Wirbelgelenks Nozizeptoren der Gelenkkapsel und des umgebenden Weichteilmantels aktiviert worden sind, und dass diese – zumindest auf spinaler Ebene – eine Nozireaktion auslöst.

In leichteren Fällen sind die Schmerzen nur durch Provokation auszulösen. Beim weitaus größten Teil entsprechender Patienten sind sie auch spontan vorhanden.

Schlimmstenfalls erreichen sie die Grenze der Unerträglichkeit (Hülse 1983; Wolff 1988).

9.5   Praktische diagnostische Konsequenzen

Aus diesem Konzept ergeben sich folgende praktische Konsequenzen: Jede Diagnostik am Kopfgelenkbereich muss »systemtheoretisch«, d. h. »dreidimensional« angelegt sein. Das erfordert vor allem bei der entscheidenden **Erstuntersuchung**, dass festgestellt wird:
- dass keine zerstörten knöchernen und ligamentären Strukturen vorliegen,
- dass die aktiven und passiven Beweglichkeiten und das Gelenkspiel etagen- und seitenweise untersucht werden,
- dass eine subtile Palpation und Testung der zugeordneten Muskel-Individuen und -Schichten, vor allem der tiefen autochtonen Nackenmuskulatur erfolgt,
- dass die Muskelindividuen einzeln und im Seitenvergleich untersucht werden,
- dass eine Analyse der neurophysiologischen Situation erfolgt und
- dass dabei vorrangig die Schmerzschwellenänderungen in den Dermatomen der HWS und im N.-trigeminus-Bereich nach Seite, Segmenthöhe und Intensität überprüft werden.

Bei entsprechenden Hinweisen ist eine basisneurologische Untersuchung indiziert.

Nach **Unfällen** und **gravierenden Verläufen** – Verdacht auf **zerstörte Struktur** – ist die radiologische Dokumentation der morphologischen Intaktheit von Kopfgelenkbereich und HWS – vor allem aus versicherungsrechtlicher Sicht – dringend geboten! Bei **gestörter Funktion** können bildgebende Verfahren – schon vom Methodischen her – keine verlässlichen Hilfen anbieten.

9.6   Auch das Bewegungssegment C2/3 ist eine Übergangsregion

Aus didaktischen Gründen seien hier einige diagnostische »Kniffe« eingeblendet, die sich unmittelbar von den gelenkmechanischen Sachverhalten der klassischen HWS ableiten: Bei der segmentalen, passiven, endgradigen Gelenkuntersuchung von Hand manifestiert sich die o. a. Kopplung von Seitneigung und Rotation darin, dass bei Seitneigung und gleichsinnigem Rotieren ein fast widerstandsloses Gleiten bis zum Spannungswiderstand der Gelenkkapseln möglich ist. Verhindert man nun bei einer isolierten Untersuchung von C2/3 die Begleitrotation bei der Seitneigung, dann verringert sich die Exkursionsmöglichkeit des Gelenkes, denn der obere Gelenkpartner kann nur zur Seite und nicht nach rückwärts-unten gleiten. Lässt man sogar bei einer Seitneigung eine »Gegenrotation« einfließen, (z. B. Seitneigung nach rechts bei nach links gedrehtem

Kopf!) dann kommt es schon physiologischerweise zu einer unangenehmen »Gelenkverriegelung«. Diese »widersinnige« Einstellung sollte man auch bei Gesunden nur ausnahmsweise einsetzen. Sie ist aber als Provokationstest an der klassischen HWS zuverlässig und geradezu pathognomonisch. Bei klinisch aktiven Dysfunktionen von HWS-Gelenken ist sie praktisch immer positiv und damit schmerzhaft.

Die Stabilisierung von Axis auf C2/3 wird dadurch gewährleistet, dass der Verlauf der Gelenkfacetten C2/3 von kranial (von oben bei stehendem Menschen) gesehen ein Ausschnitt eines Kreisbogens ist, dessen Mittelpunkt **dorsal** vom Dornfortsatz von C3 liegt. Im Gegensatz dazu sind die Gelenkflächen der übrigen klassischen HWS (aus dieser Perspektive) entweder **frontal** oder sogar auf einen **ventral** zentrierten Kreisbogen ausgerichtet (Putz 1981; ◘ Abb. 9.2a: C3, 9.2b: C4).

Zusammenfassung

1. Der Begriff «Funktionsstörung an der HWS« ist nicht identisch mit Begriffen wie »Erkrankung«, »Pathologie« o. ä. Selbstverständlich ist der kraniozervikale Übergang nicht immun gegen klassische Krankheiten, Missbildungen, »rheumatische«, entzündliche, degenerative o. ä Leiden. Im funktionellen Arbeitsbereich sind **solche Fälle selten.** Sie spielen nur differentialdiagnostisch eine Rolle.

2. Der altbekannte Begriff »Blockierung« ist endgültig überlebt. Er ist rein mechanistisch und damit irreführend. Adäquat sind allein die Bezeichnungen »Arthron«, »Funktion« und »Funktionsstörungen« und – fächerübergreifend – die »Systemtheorie«.

3. Die Ursachen der Dysfunktion sind keineswegs geklärt. Das Funktionieren des Gelenkes ist abhängig von der Gleitfähigkeit der Synovialflüssigkeit. Dieses Phänomen ist für die hier anstehenden Probleme von zentraler Bedeutung. Von ihrer Intaktheit hängt die ungestörte Mobilität des Gelenkspiels ab.

4. Die vertebrale Dysfunktion entsteht zum Teil spontan. Oft sind Überlastungen oder Unfälle verantwortlich. Dabei spielen Kfz.-Unfälle eine besondere Rolle.

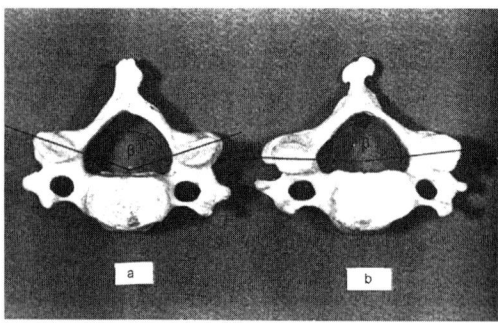

◘ **Abb. 9.2a,b** Die Sonderstellung des Bewegungssegments C2/3. **a** Die Gelenkspalten C2/3 sind nach dorsal ausgerichtet, **b** die Gelenkspalten C3/4 sind frontal ausgerichtet. (Nach Putz 1981)

5. Die vertebrale Dysfunktion im Kopfgelenk-bereich geht mit lokalen und ausstrahlen-den Kopfschmerzen, Gleichgewichtsstö-rungen, gestörtem Allgemeinbefinden und Leistungsabfall einher.
6. Am Anfang der Diagnostik steht die Ge-lenk- und Muskelpalpationen im Nacken.
7. Es folgt die vorsichtige Funktionsuntersu-chung der HWS.
8. Therapeutisch helfen anfangs bei Spontan-schmerzen und leichteren Unfällen Ruhe, Nackenkissen, Kälte oder Wärme, Neural-therapie, Akupunktur.
9. Keine Nackenstütze.
10. In der Folge: physikalische Medizin, Manuelle Medizin, Krankengymnastik und Bewegung.
11. Schwere und schwerste Fälle bedürfen frühzeitig einer interdisziplinären, inten-siven Diagnostik und Therapie. Die oft erheblichen Schmerzen und Beeinträchti-gungen stammen aus dem ungewöhnlich differenzierten »Rezeptorenfeld im Na-cken« und seinen vielfachen Verknüpfun-gen mit wesentlichen Steuerungsinstanzen im Gehirn.
12. Die Etagen zwischen Okziput und Atlas und zwischen Axis und C2/3 sind die mit Abstand am belasteten Bewegungsse-gmente. Die Wirbelgelenke des Bewe-gungssegmentes C2/3 sind nicht nur bei Traumatisierungen sondern auch bei den spontanen »Dysfunktionen« heftig beein-trächtigt.

Literatur

Hülse M (1983) Die zervikalen Gleichgewichtsstörungen. Springer, Berlin Heidelberg New York

Kapandji IA (1985) Funktionelle Anatomie der Gelenke. Band 3: Rumpf und Wirbelsäule. Enke, Stuttgart

Putz R (1981) Funktionelle Anatomie der Wirbelgelenke. Thieme, Stuttgart New York

Wolff HD (1988) Die Sonderstellung des Kopfgelenkberei-ches. Springer, Berlin Heidelberg New York

Wolff HD (1993) Funktionen der HWS und des Kopfgelenk-bereichs aus gelenkmechanischer, muskulärer und neu-rophysiologischer Sicht. Schmerzkonferenz, Lieferung 10. Gustav Fischer, Stuttgart New York Jena

Wolff HD (1997) Ist das Bewegungssegment C2/3 auch eine Übergangsregion der WS.? Man Med 35: 159–162

III Klinik

Diagnostik

H.-D. Wolff

10.1   Anamnese

Es gibt kaum einen Spruch in der Medizin, der die Zeiten so zäh überdauert, wie den, dass nach einer gut und umfassend durchgeführten Anamnese 3/4 der Diagnose bereits feststeht. Leider wird nach dieser Erkenntnis nicht immer gehandelt. Was jedoch in einer hastig erhobenen Anamnese an Minuten »gespart« wird, lässt sich oftmals mit wochenlangem – weil über den Daumen gepeiltem – Therapieren nicht wieder gut machen. Die Patienten klagen auch häufig über Kontakt-Defizite. Der Dialog mit dem Arzt war unzureichend. Man hat sie nicht genügend zu Worte kommen lassen. Die Anamnese sollte aber ein Dialog und kein Monolog sein. Sie wird durch die Persönlichkeit des Arztes geleitet und variiert. Der Arzt sollte dem Patienten aufmerksam, freundlich und entspannt gegenübertreten. Nichts öffnet schneller den Weg zum Gegenüber als ein direkter offener Blick. Dieser Blickkontakt sollte auch während der ganzen Besprechung aufrecht erhalten bleiben. Das Anliegen jeder Anamnese ist mehr als das Zutagefördern medizinischer Informationen. Es dient genauso dem Aufbau einer vertrauensvollen Atmosphäre zwischen dem Arzt und dem Patienten.

10.1.1   Die Anamnese bei Störungen des kraniozervikalen Übergangs

Bei Patienten mit Störungen im Kopfgelenkbereich gibt es eine Reihe von charakteristischen Aussagen und Verhaltensweisen, auf die der Untersucher speziell achten muss. Am Anfang steht die Frage nach der Lokalisation und Qualität der Beschwerden. Bewährt hat sich, dass der Patient punktuell mit dem Zeigefinger – nicht mit der ganzen Hand – zeigen muss, wo der Ursprung der Schmerzen empfunden wird und wohin sie ausstrahlen. Die »hochzervikalen« Patienten zeigen fast stereotyp auf die Nacken-Haargrenze bis zu den Augen. Die Schweizer Kollegen, die nach wie vor ein ungebrochenes Verhältnis zu ihrem Militär haben, prägten hierfür den Begriff des »Helmabstreifens«. Dieses »Helmabstreifen«-Symptom bezieht sich primär auf das Atlantookzipital-Segment (0/C1). Wenn die Patienten nach seitlich vom Nacken auf die Kiefergelenk-Region zeigen, dann weist das auf die Segment-Ebene C2/3 und auf das klinisch benachbarte Kiefergelenk hin.

Wird nach weiteren Symptomen gefragt, dann ergibt sich folgendes Spektrum an Befindensstörungen: Gleichgewichtsstörungen und Taumeligkeit, Übelkeit (ohne Erbrechen!), Tinnitus, Benommenheit u. ä. (interdisziplinärer Beitrag der HNO-Medizin).

Es wird ferner geklagt über: unscharfes Sehen, Grauschleier-Sehen, rasche Ermüdbarkeit der Augen u. ä. (interdisziplinärer Beitrag der Ophthalmologie).

Von anderer Qualität sind Symptome wie: Konzentrations- und Gedächtnisstörungen, Beeinträchtigungen des Durchhaltevermögens, Depressionen, Verlust an sozialen Kontakten, körperlicher und beruflicher Leistungsabfall u. ä. (interdisziplinärer Beitrag von der Neuropathophysiologie und Psychopathologie), aufschlussreich ist die Frage nach der Zahl der bis dato konsultierten Ärzte, Kliniken, Rehaanstalten, Kuren u. ä. Die manigfaltigen Arzt-Kontakte haben vielfach zur Folge, dass sich bei diesen Patienten ein Halbwissen ansammelt, welches oft genug nicht mehr beeinflussbar ist dadurch sollte aber die Unvoreingenommenheit des Arztes nicht leiden. Solche Engramme spielen in der Krankengeschichte des chronifizierten Unfallopfers häufig eine größere Rolle als bei spontan aufgetretenen, zervikoenzephalen Syndromen. Gerade diese Patienten bedürfen aber einer besonderen Aufmerksamkeit, da sie bei ihrer langen Krankheitskarriere oft genug nicht »ausdiagnostiziert« oder sogar » übertherapiert« sind. Gespräche mit vorbelasteten Patienten können zwar einen erhöhten Kraft- und Zeitaufwand bedeuten, können aber für die Diagnostik durchaus von hohem Interesse sein.

Ein weiteres Problem ist das Zusammentreffen einer **Migräne** mit einem **zervikalen Kopfschmerz**. Die **Migräne** löst neben den Kopfschmerzen anfallsweises Erbrechen, Lichtempfindlichkeit und Klopfen im Gehirn für 1–2 Tage aus. Wichtig ist hier die Frage nach der erblichen Belastung. **Der Nackenkopfschmerz** ist meistens weniger heftig, aber kontinuierlich-dumpf mit Übelkeit und Gleichgewichtsstörungen – aber kaum mit Erbrechen – verbunden.

Hierher gehört auch die Frage, welche physikalischen, physiotherapeutischen u ä Verfahren toleriert oder nicht toleriert werden, und ob bei den Schmerzen im Nacken besser **Wärme** oder

Kälte vertragen wird. Bei einfachen Störungen ist **Wärme gut.** Wird **nur Kälte** toleriert, dann ist besondere diagnostische Aufmerksamkeit angezeigt. Jedes therapeutische Verfahren, das nicht als wohltuend oder lindernd empfunden wird, oder gar **die Beschwerden verstärkt, ist kontraindiziert, wenn nicht sogar obsolet.** Die Antworten auf alle diese Fragen sind – wegen der dichten **neurophysiologichen** Ausstattung dieser Region – von **erheblicher, differentialdiagnostischer und therapeutischer Bedeutung. Eine gründliche Anamnese an der oberen HWS kann die wichtigsten pathologischen und topographischen Sachverhalte einkreisen und den diagnostischen Rahmen abstecken,** der dann durch die unmittelbare, körperliche und segmentweise Untersuchung von Hand und durch weitere diagnostische Verfahren ergänzt wird.

10.1.2 Anmerkungen zur »Technik« der Anamnese

Für die Führung des Gesprächs gibt es 2 alternative »Strategien«: Entweder lässt der Arzt den Patienten über seine Beschwerden berichten und stimuliert ihn nur durch gelegentliche Fragen und Einwürfe. Oder der Arzt führt die Unterhaltung straff durch zielgerichtete Ja/Nein-Fragen. Beide Strategien haben ihre Vor- und Nachteile. Hier erweist sich, dass das Erstellen einer Anamnese eine Kunst ist, die man im Verlaufe eines Arztlebens immer besser zu handhaben versteht. Man sollte sich ferner

- an Sprache und Verhalten des Patienten orientieren,
- vom Allgemeinen zur Sache kommen und immer
- auf Besonderheiten und Überraschungen gefasst sein, die sich oft in Nebensätzen versteckt halten.

Wichtig ist weiter,

- dass jeder unkoordinierte Redeschwall des Patienten gezügelt wird,
- dass aber auch der Arzt bei sich selbst keine Voreingenommenheiten, zu frühe Festlegungen oder gar eingeschliffene Verhaltensweisen zulässt.

Zum Schluss einige Anmerkungen zum speziellen **Umgang** mit »HWS-Schleuderverletzten«: Immer wieder beklagen sich die »HWS-Schleuder-

Patienten« mit langen Krankheitskarrieren und reichlichen Arzterfahrungen, dass dann, wenn das Stichwort »Schleuderverletzung« fällt, schlagartig der normale unbefangene Kontakt und jegliche Zuwendung von Seiten des ärztlichen Gegenübers abreißt.

Eine Patientin, mit langer Krankheits- und Ärzteerfahrung, formulierte es so: »Es war, als ob ich im Augenblick zu einer Art Paria abgestuft worden wäre und dass mir von diesem Zeitpunkt an eine Art Stigma anhaftete«. Es ist dann aber auch immer wieder erstaunlich, welche Wandlungen in diesen Patienten vorgehen, wenn ihnen durch eine geglückte Behandlung im Kopfgelenkbereich plötzlich nicht nur ihre Kopfschmerzen und Beschwerden genommen werden, sondern ihnen auch ihr altes Selbstvertrauen und damit ihre Persönlichkeit zurückgegeben wird.

10.1.3 Am Anfang jeder Untersuchung steht der Rüttel- und Erschütterungstest

Es mag überraschen, ja, es soll überraschen, wenn **zu Beginn** des umfangreichen Kapitels über die Diagnostik des kraniozervikalen Übergangs auf ein **Verfahren** hingewiesen wird, das ebenso schlicht wie antiquiert in der heutigen medizinischen Landschaft steht, dem aber – nach der Anamnese – **die erste Stelle in den Unteruchungsabläufen** zusteht. Der ebenso alte wie einfache Test ist **außerordentlich sensibel und verlässlich.** Er ist absolut **unverzichtbar,** da er schon frühzeitig die Weichen für weitere Entscheidungen zwischen **zerstörter Struktur** und **gestörter Funktion** zu stellen hilft ! Der Test ist immer und überall verfügbar, komplikationslos handhabbar und braucht keinen technischen Aufwand. Er vermag topographische und somatische Aussagen machen. Qualitative Aussagen sind jedoch von ihm nicht zu erwarten. Der Rüttel- und Erschütterungstest wird bei **jedem neuen Patienten** mit hochzervikaler Symptomatik – und selbstverständlich auch bei sonstigen Pathologien am Bewegungssystems – als Erstes durchgeführt.

Methode. Der Patient stellt sich bei parallel stehenden, beschuhten Füßen kurz auf die Zehenspitzen und lässt sich dann bei **gestreckten** Beinen schlagartig auf die Fersen fallen. Dieser Vorgang wird ca.

4- bis 5-mal wiederholt. Der Patient muss dann melden, ob durch die **mechanische Stoßwelle,** die den Körper bis in den Schädel durchläuft, im Skelett eine Missempfindung oder gar einen **Schmerz** ausgelöst wird. Ist der Test positiv, dann muss der Patient mit **einem** Finger den schmerzenden Bereich anzeigen.

Ergänzungen. Das Verfahren kann folgendermaßen modifiziert und verfeinert werden:
1. Man ändert die Intensität des Stoßes systematisch indem man drei Abstufungen des Aufpralls durchführen lässt: 1. vorsichtig, 2. mittelstark und 3. möglichst kräftig.
2. Der Patient hält anfangs den Kopf geradeaus. Dann neigt er ihn vor jedem neuen Aufprall nach vorn und hinten und fügt anschließend eine Rotation und eine Seitneigung nach beiden Seiten an. Entsprechend geht man vor, wenn im oberen thorakalen Bereich (meistens bis D 3) kontinuierlich Schmerzen geklagt werden.

Erklärung. Dieser Schmerz signalisiert eine – oft sehr kleine – pathologisch-anatomische Pathologie. Der ständig erhöhte Reizpegel der regionalen Mechano – und/oder Nozizeptoren löst einen charakteristischen Schmerz aus, der – selbst Monate und Jahre nach einem entsprechenden Unfall – ein ernst zunehmender und prognostisch ungünstiger Hinweis ist. Bei keinem » gesunden« Probanden lässt sich ein positiver Test auslösen.

Zusammenfassung

Die Besprechung der allgemeinen Anamnese bedarf hier keiner Wiederholung. Jetzt interessiert lediglich die spezifische Anamnese des kraniozervikalen Übergangs mit ihrem differentialdiagnostischen Umfeld. Voraussetzung für den fragenden Arzt ist, dass er mit der besonderen Physiologie und Pathologie dieser Region bis ins Detail vertraut ist und dass er das ganze Spektrum der klinischen Beeinträchtigungen kennt. Systematisch fragt er sich zuerst durch die lokalen und dann durch die projizierten Symptome durch. Vor allem die variantenreichen, neurophysiologisch-geprägten Symptome fordern die differential-

diagnostische Aufmerksamkeit und das präsente Wissen heraus. Wenn die bewegungsabhängigen Beschwerden aus dem Nacken bis hinter die Augen ausstrahlen, dann muss auf die atlantookzipitale Ebene geachtet werden. Strahlen sie seitlich in die Schläfen – und Kiefergelenkregion aus, dann stehen die Wirbelgelenke C2/3 im Vordergrund. Alle diese Sachverhalte sind bei posttraumatischen Zuständen von Verkehrsopfern häufig. Es ist keinesfalls selten, dass Patienten mit chronifizierten bis therapieresistenten Unfallfolgen ihre versicherungsrechtlichen Probleme vorbringen und/oder Gutachten fordern. Diese schwierige Materie sollte man interdisziplinären »Fachleuten« überlassen und bei schriftlichen Festlegungen eine unbestechliche Distanz zwischen beiden » Parteien« wahren.

10.2 Haptische Diagnostik am kraniozervikalen Übergang

Wenn man einmal von der einfachen Neutral-0-Methode (zur Bestimmung der HWS -Beweglichkeit) in drei Ebenen, dem Rüttel- und Erschütterungstest und einigen komplizierten elektronischen Messmethoden absieht, dann geschieht der **wichtigste Teil der Diagnostik** am kraniozervikalen Übergang **»von Hand«.** Konsequenterweise wird daher den folgenden praktischen Kapiteln ein kurzer Exkurs über das »Werkzeug« – oder gediegener formuliert – das »Wunderwerk« **HAND** vorangestellt.

10.2.1 Das »Werkzeug Hand«: Berühren, Betasten, Begreifen

Unter den vielen Fähigkeiten der menschlichen Hand interessieren uns hier die auf die Finger verlagerten Fähigkeiten des **Berührens** und des **Betastens.** Bei dem **Berühren** der Haut geht es um das zarte **taktile** Wahrnehmen. Es zielt auf die Haut-Qualitäten wie: warm-kalt, feucht-trocken, rauh – weich, glatt-behaart u.ä. ab. Beim kräftigeren und weiter dimensionierten **haptischen Betasten** geht es um die funktionelle Untersuchung aller erreichbaren Körperschichten vom subkutanen Gewebe bis zu den gelenkigen und knöchernen Elementen in der Tiefe. Es geht gleichermaßen um statische anatomische Topographie (z. B. von Insertionspunkten, von Muskeln oder Sehnen), um funktionelle Abläufe (z. B. Kiefergelenke), oder um entzündliche, traumatische oder degenerative Pathologien (z. B. spondylotische und spondylarthrotische HWS-Veränderungen, Polyarthritis, Polyarthrosen u. ä.).

10.2.2 Haptische Untersuchungs-\ntechniken

Beim **taktilen Fühlen** berühren die Fingerkuppen die Haut ohne jeglichen Druck. Sie gleiten »federleicht« über die still gehaltene untersuchte Region. Das **haptische Tasten** ermöglicht Wahrnehmungen, die bis an die knöchernen Strukturen vordringen können. Dabei benutzt die Fingerkuppe 2 Techniken:

- Einmal bleibt die Fingerkuppe fest mit der Haut verbunden. Sie bedient sich zum Einen der Verschieblichkeit der Haut um tiefer liegende Gewebe und Strukturen abzutasten.
- Zum Anderen bleiben die Finger auf der Haut unbewegt und beobachten das Gleiten, z. B. einer Sehne in ihrer Scheide oder die Bewegungen einer Halswirbel-Gelenkfacette bei ihrem Vor – oder Rückwärts-Gleiten. Wie bei fast allen funktionellen Untersuchungen am Bewegungssystem steht ein **Gelenkpartner still** während **der andere Partner sich bewegt.**

Das **Betasten** ist also eine vielfältig variierbare, aktive Handlung, die topografisches und funktionelles Wissen und viel Erfahrung voraussetzt. Dabei geht es darum, dass die betasteten Strukturen (z. B. Sehnen, Muskelhärten, Schleimbeutel) nicht nur wahrgenommen, sondern auch **identifiziert** und **interpretiert** werden.

10.2.3 Zur Neurophysiologie der Hand

Taktiles fühlen und haptisches Tasten beruhen auf der Aktivierung der ungewöhnlich dichten neuralen Ausstattung der Fingerkuppen und der Gelenk- und Muskelrezeptoren von Finger und Hand. Zugrunde liegt die Neurophysiologie der kutanen Proprio- und Nozizeptoren. Ihre Afferenzen verlaufen zum segmental zugeordneten Schaltzentrum im Rückenmark. Von dort aus verbindet eine nervale Stafette

die Peripherie mit dem Gehirn. Diese Stafette ähnelt weitgehend der anderen Sinnesorgane. Aus theoretischer Sicht bestätigt sich hier, dass die Hautinnervation zwar ein im ganzen Körpermantel verteiltes System und kein kompaktes Organ ist, dass es aber auch mit einer zentralen Neurophysiologie ausgestattet ist wie jedes andere »kompakte« Sinnesorgane auch. Aus dieser Perspektive ergibt sich, dass die Neurophysiologie der Haut **lernfähig** und **trainierbar** ist. Die **Blinden-Forschung** liefert anschauliche Beweise dafür, zu welchen Speicher- und Lernleistungen auch dieses System fähig ist. Interessant ist in diesem Zusammenhang fest zustellen, dass die afferenten Signale, die aus den Haut- und Gelenkrezeptoren stammen und die normalerweise im Gehirn in haptischen bzw. taktilen Regionen angesiedelt sind, auf Projektionsfelder übergreifen, die an und für sich dem **visuellen Kortex** vorbehalten sind. In diesen neuronalen Netzen ist die **Speicherung** des Erfahrenen und Gelernten eine unverzichtbarer Vorgang. In ihrem Bereich vollzieht sich letztendlich auch das Phänomen des »Begreifens«.

10.2.4 Das haptische und taktile Lernen

Der Lernprozess muss langsam in kleinen Schritten geschehen. Es ist unvereinbar mit Hast und Unruhe. Es verträgt kein Abspulen von Lehrbuchwissen. Es bedarf einer längerfristigen Konzentration. Das Schließen der Augen hilft, störende fremde Sinneswahrnehmungen abzuschirmen. Das Volumen des **Lehrstoffes** sollte der individuellen Aufnahmefähigkeit und dem Alter angepasst sein. Die Lernschritte müssen logisch auf einander folgen. Das Speichern der taktilen Engramme braucht ständiges Wiederholen. Bei der **Ausbildung** muss vermieden werden, dass die Engramme von heute nicht die Engramme von gestern löschen. Vor allem durfen anfangs nur **wenige** aber bewährte Palpations- und Handgriff-Techniken angeboten werden. Diese müssen perfekt beherrscht werden, bevor Neues begonnen wird. Das beherrschte Repertoire wird schrittweise vertieft und ausgebaut.

10.2.5 Ist das Berühren und Tasten\nals Diagnostikum noch sinnvoll?

Sicherlich kann der diagnostische »Nutzen« des Tastsinns »objektiv« nicht mit modernen »bildgebenden

Verfahren« oder mit Sonographie, Farbdoppler u. ä. konkurrieren, wenn es gilt »unter die Haut zu sehen«. Eine weit zurückreichende heilerische und ärztliche Tradition der kunstvollen haptischen und taktilen Untersuchungs – Kunst bestätigt aber, dass die Hand keinen Vergleich mit technischen Apparaten zu scheuen braucht. Hinzu kommt, dass dieses diagnostische Verfahren immer »zur Hand« ist und weder Schaden noch Kosten verursacht.

Es ist daher ungerechtfertigt und kurzsichtig und auch ökonomisch nachteilig, die diagnostischen, ja, therapeutischen Möglichkeiten der Hand aus dem Zusammenhang der etablierten Medizin – besonders am Bewegungssystem – auszublenden. Sie sind nicht schlechter sondern nur **anders,** aber gleich wertvoll wie die der anderen Sinnesorgane. Blicken wir zum Schluss für einen Augenblick über den Rahmen unseres Themas hinaus, dann wird klar, dass die Leistungen der hochtrainierten Hände von blinden Masseuren zwar erstaunlich sein können, dass aber die Möglichkeiten der **Hand eines Geigenvirtuosen** oder Pianisten unbegreiflich sind.

Zusammenfassung

Im Mittelpunkt der praktischen manuellen Medizin steht die **Hand als souveränes Werkzeug** im Rahmen von Diagnostik und Therapie am Bewegungssystem. Über Jahrtausende war sie das unverzichtbare Werkzeug der Heilbeflissenen. Erst die technischen Umwälzungen des 19. und 20. Jahrhunderts haben ihr im klinischen Alltag den Rang abgelaufen. Es gibt aber keinerlei Grund, von **ihrer ständigen Anwesenheit** keinen Gebrauch zu machen und auf ihre Möglichkeiten zu verzichten. Oft ist eine ausgebildete Hand gerade dann unersetzlich, wenn alle Apparatemedizin unerreichbar ist. Analysiert man dieses »Wunderwerk Hand«, dann stößt man rasch darauf, dass nicht allein die vielfältige Gelenkmechanik oder die große Zahl subtiler Muskeln das Können der Hand gewährleistet, sondern dass vor allem das dichte neurophysiologisches Netzwerk die subtilsten Wahrnehmungen ermöglicht. Es ist eine wesentliche Aufgabe der verantwortlichen Institutionen und Persönlichkeiten dafür zu sorgen, dass die

unnachahmlichen Möglichkeiten der palpatorischen (= haptischen und taktilen) Diagnostik nicht genutzt werden oder gar in Vergessenheit geraten, sondern wieder zum dauerhaften Bestandteil der ärztlichen Grundausbildung des Arztes wird.

10.3   Manuelle Untersuchungstechniken am kraniozervikalen Übergang

10.3.1   Untersuchung des atlanto-okzipitalen Segments (O/C1)

Im Folgenden werden die Untersuchungstechniken »von Hand« praktisch dargestellt und erläutert. Sie dienen dazu zervikale Dysfunktionen nach Höhe, Seite und klinischer Qualität zu beurteilen Das Ziel ist es möglichst verlässliche Befunde über den Zustand jedes Wirbelgelenkes, seines Weichteilmantels und seiner autochthonen Muskulatur zu gewinnen. Für jede Gelenketage des Kopfgelenkbereiches werden wenige aber spezifische Techniken angeboten. Gemeinsam ist allen Techniken, dass sie nur in der Nähe der Endgradigkeit, d. h. an der »Barriere« bzw. an der Grenze der »Reservebeweglichkeit« oder des »joint play« tauglich sind. Das endgradige Federn ist die letzte und entscheidende Stufe dieser Art von Untersuchung. Unterstützt werden diese Techniken durch palpierende Untersuchungen, die topographische Orientierungs- Sicherheit gewährleisten und die über den Zustand der Muskulatur und der Weichteile Auskunft geben.

10.3.2   Untersuchungshaltung

Der Patient sitzt quer auf dem Untersuchungstisch oder auf einem verstellbaren Hocker. Der **Untersucher** steht seitlich neben ihm. Bei Linkshändigkeit steht er **rechts.** Er lehnt seinen rechten Ellbogen locker so auf den vorderen rechten Thorax des Patienten, dass sich die Hand auf Höhe seines Kopfes befindet. Nun spreizt er seine **rechte Hand**, in die der Patient seine Stirn legt. In dieser Haltung nimmt der Untersucher festen Körperkontakt mit der rechten Körperseite des Patienten. Der **linke Unterarm**

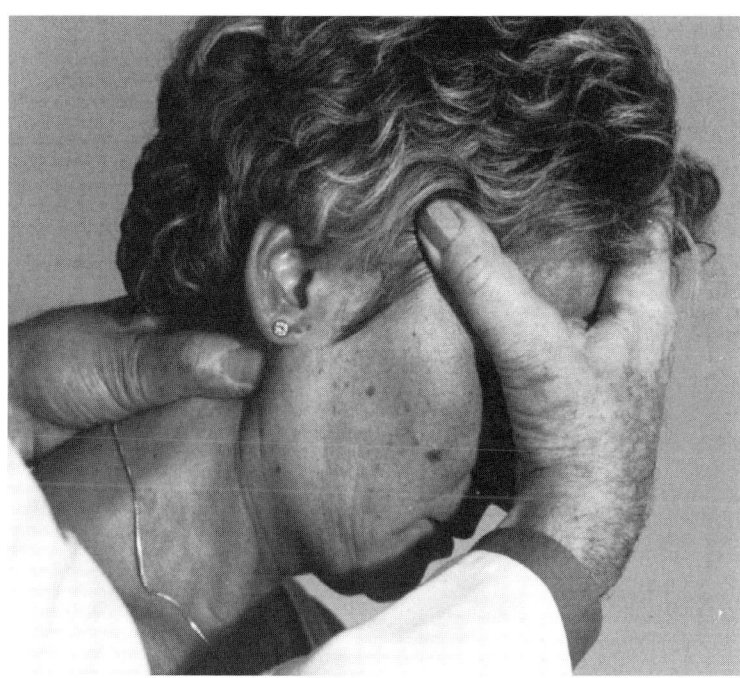

■ **Abb. 10.1** Palpation der tiefen autochthonen Muskelschicht im Segmentverbund 0/C1 und C1/C2

legt sich auf den oberen Rücken des Patienten und bringt die **linke »Untersuchungshand«** so in Position, dass der weit gespreizte Daumen und der Zeigefinger die Nacken-Haargrenze im Ganzen übergreifen (■ Abb. 10.1).

10.3.3 Palpation des Atlasquerfortsatzes

Untersuchungshaltung wie im Abschn. 10.3.2. Der Kopf des Patienten ist nach vorne geneigt und ruht in der rechten Hand des Untersuchers. Die linke Hand liegt mit gespreiztem Daumen und Zeigefinger auf dem Nacken in Höhe der Haargrenze. Die linke Daumenkuppe liegt auf Höhe des rechten Mastoids, der linke Zeigefinger entsprechend am linken Mastoid (■ Abb. 10.2). Daumen und Zeigefinger beginnen von der Seite her nach ihrem Atlasquerfortsatz zu suchen. **Dieser ist oft schwer zu finden.** Mit folgendem Trick findet man ihn leichter:

Der **linke Daumen** wird so unter die **rechte Schädelkalotte** gelegt, dass seine Fingerkuppe ventral den aufsteigenden **Kieferast** und medial die Spitze des Mastoids berührt. Jetzt bedarf es nur noch einer leichten Beugung im Daumenendgelenk, damit die Daumenkuppen-Mitte die Atlasquerfortsatzspitze findet. Die gleiche Prozedur spielt sich mit dem Zei-

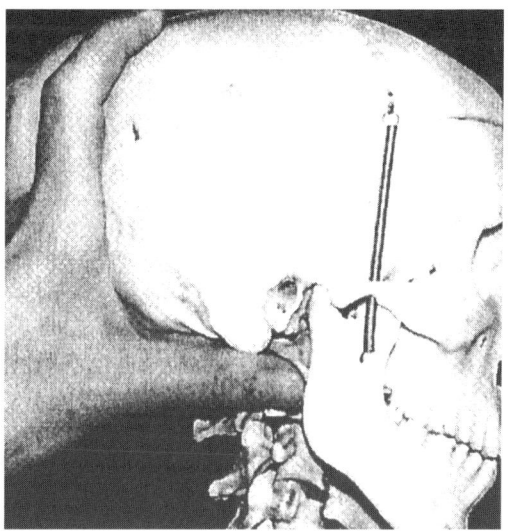

■ **Abb. 10.2** Modell zum Auffinden des Atlasquerfortsatzes, Lage des linken Daumens zwischen Mastoid und aufsteigendem Kieferast

gefinger links ab. Da das Ende des Atlasquerfortsatzes dicht mit Muskelinsertionen und Proprio- und Nozizeptoren besetzt ist, muss der Palpationsdruck behutsam sein (■ Abb. 10.3).

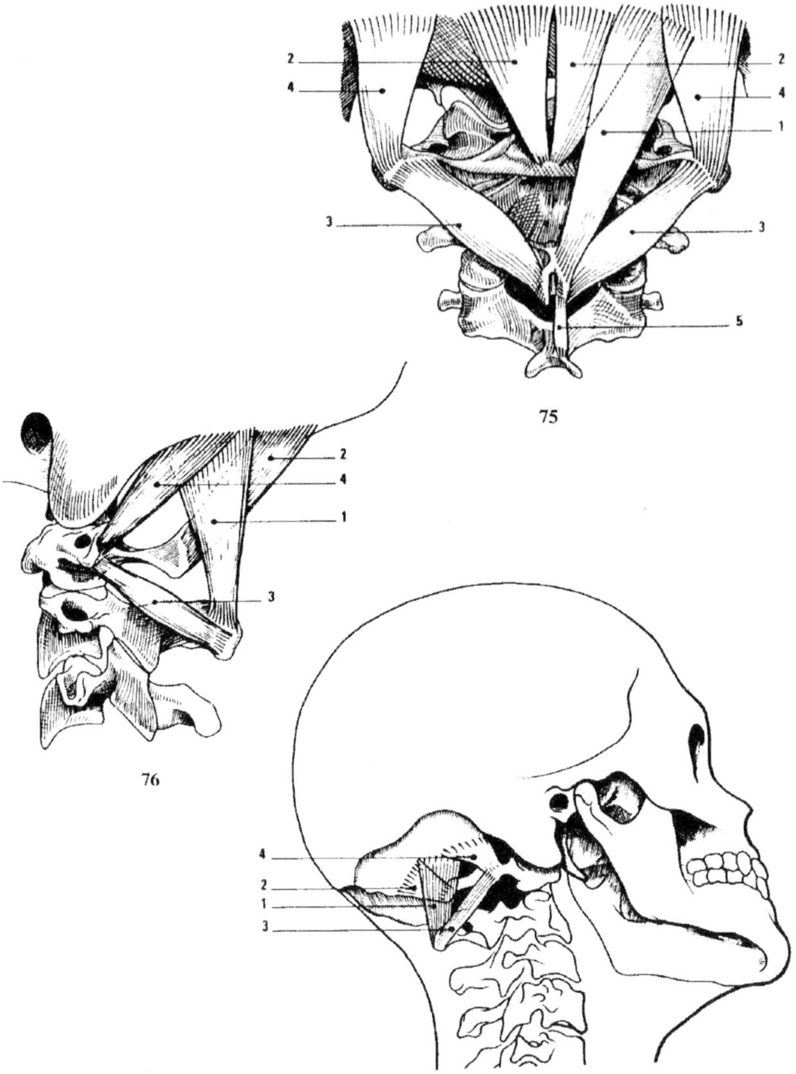

Abb. 10.3 Die Topographie der tiefen autochthonen Muskelschicht in den Etagen 0/C1 und C1/2. Obere Reihe: Etage 0/1 (M. recti). Klassische Anatomie: 2 M. rectus capitis posterior minor, manualmed. Anatomie: M. rectus capitis medius; klassische Anatomie: 4 M. obiliquus capitis superior, manualmed. Anatomie: M. rectus capitis lateralis. 2. Reihe: Die Rotatoren. Klassische Anatomie: 1 M. rectus capitis posterior major, manualmed. Anatomie: M. rotator capitis; klassische Anatomie: 3 M. obiliquus capitis inferior, manualmed. Anatomie: Rotator atlantis

10.3.4 Die Palpation der tiefen, autochthonen Muskelschicht

Sitzende Untersuchungshaltung wie in Abschn. 10.3.2. Der palpierende Daumen wandert jetzt Punkt für Punkt von lateral bis zur Mitte des hinteren Atlasbogens durch die atlantookzipitale Etage. Als Erstes findet sich ganz lateral der **M. obliquus capitis superior** (= man, med.: M. rectus lateralis). Zweifingerkuppenbreit weiter nach medial findet sich der **M. rectus capitis posterior minor** (= man. med.: M. rectus medius; **□** Abb. 10.1). Dort stößt der palpierende Daumen auf den **M. semispinalis capitis,** der cranialwärts zieht und kleinfingerdick am Okziput inseriert. Im Winkel zwischen dem senkrecht aufsteigenden M. semispinalis capitis und dem horizontal verlaufenden unteren Schädelrand lässt sich der M. rectus capitis posterior minor sicher finden (und infiltrieren). Der Zeigefinger wiederholt vice versa auf der linken Seite das gleiche Procedere. Bei der Untersuchung im Liegen ragt der Kopf etwas über den Rand der Liege hinaus. Der Kopf des Patienten wird vom Untersucher beidseitig unterfangen und etwas anteflektiert. Damit die Hände frei blei-

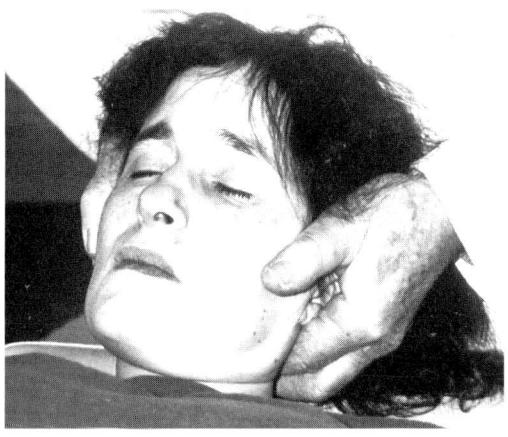

Abb. 10.4 Palpation der Nackenmuskulatur im Liegen

ben legt der Untersucher dann sein Sternum an den etwas nach vorne geneigten Kopf. Die Fingerkuppen der Zeige- oder Mittelfinger übernehmen dann quer unter dem Okziput die Rolle des aufmerksamen »Monitors« (◘ Abb. 10.4).

! Wichtig
Diese Region muss mit variabler Druck-palpation untersucht werden. Eine einfache Berührungspalpation allein wird von den oberen und mittleren Muskelschichten abgefangen. Diese »Weichteile« stören das Suchen nach präzisen Auskünften über den Zustand der tiefen autochthonen Muskelschicht erheblich. Wichtig ist ferner der Seitenvergleich von Druckdolenz- und Tonusänderungen der tiefen Muskelschicht. Es sei daran erinnert, dass die tiefe autochthone Nackenmuskulatur außer-gewöhnlich dicht mit differenten neuralen Fühler-Elementen ausgestattet ist (»Rezeptorenfeld im Nacken«). Die beiden autochthonen Nackenmuskel-Paare des zweiten Nackensegmentes (C1/C2) unterscheiden sich deutlich von der atlantookzipitalen Ebene. Sie entspringen vom großen Dornfortsatz C2 und greifen aus zum Atlasquerfortsatz (M. obliquus capitis inferior = man med.: M. rotator atlantis) und zum Okziput (M. rectus capitis poste-rior major = man. med.: M. rotator capitis; ◘ Abb. 10.1).

10.3.5 Funktionsuntersuchungen der Atlantookzipitalgelenke

Wie im ► Kap. 7 (»Funktion und Funktionsstörun-gen«) beschrieben, betragen die Exkursionsmög-lichkeiten der Atlantookzipitalgelenke für Ante- und Retroflexion ca. 70° und für die Seitneigung ca. 20°. Für die **Rotation** besteht nur eine passive Bewe-gungsmöglichkeit von 2 bis 5°.

10.3.6 Passive Untersuchung des Vorwärts-Rückwärtsgleitens der Okziputkondyle im Liegen

Der Patient liegt auf dem Rücken. Der Kopf ragt etwas über das Ende der Liege hinaus. Der **Unter-sucher** sitzt so hinter ihm, dass die Schädelhöhe des Patienten an sein Sternum fest angelehnt ist. Beide Hände des Untersuchers umgreifen den hinteren Schädel von unten, wobei die Daumen abgespreizt sind und die ulnare Seite der Zeigefinger beiderseits am Okziput an der Nackenhaargrenze liegen. Der Untersucher beginnt mit einer leichten Traktion und führt dann mit den Zeigefingern (verstärkt durch die Handflächen am Schädel) eine rhythmische Schau-kelbewegung der Okziputkondylen von dorsal nach

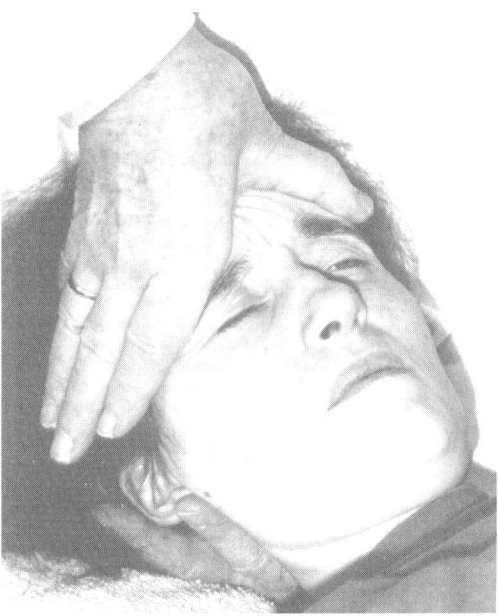

Abb. 10.5 Untersuchung des Vorwärts-rückwärts-Gleitens der Okziputkondylen

ventral durch. Bei intaktem Gelenk sind Bewegungsausschläge von 2–3° nach ventral fühlbar. Bei gestörter Funktion stößt man auf einen schmerzhaften Widerstand unterschiedlicher Qualität von schwammig-weich bis zu lederartig-zäh (◘ Abb. 10.5).

10.3.7 Untersuchung des Rückwärts-Vorwärtsgleitens der Okziputkondylen

Der Patient liegt auf dem Rücken. Das Okziput liegt auf einem feste Kissen. Der Untersucher steht am Kopfende der Liege und beugt sich über den Patienten. Er legt seine geöffnete **rechte Hand** unter den hinteren Atlasbogen. Der Handrücken liegt auf dem Kopfteil der Liege auf. Die **linke Hand** ist ebenfalls geöffnet und wird von oben (= ventral) – genau gegenüber der rechten Hand – auf die Stirn-Nasenwurzel-Region gelegt. Der **linke Unterarm** steht senkrecht über der Auflagefläche seiner Hand. Bei der **Ausführung** federt der senkrecht stehende linke Unterarm – unterstützt durch die Hand – die Nasenwurzel von ventral nach dorsal. Dabei gleiten die Okziputkondylen in der »Gelenk-Wanne« von Atlas jetzt von vorn nach hinten. Die fixierende rechte Hand liegt unter dem Atlas und verhindert ein Mitgleiten des Atlas (◘ Abb. 10.6).

10.3.8 Untersuchung der Seitneigung im Atlantookzipitalgelenk

Der Patient liegt auf dem Rücken. Der Untersucher steht hinter ihm und neigt den Kopf des Patienten passiv bis zum Anschlag zur Seite. Auf der Seite der Neigung (z. B. nach rechts) wird der rechte Zeigefinger seitlich auf Höhe des Atlas-Querfortsatzes verankert. Die linke Hand liegt auf der linken Kopfseite und gibt die federnden Impulse nach links. Nun gleitet die rechte Okziputkondyle in der Gelenkwanne von Atlas nach links (◘ Abb. 10.7).

10.3.9 Untersuchung der Rotation der Atlantookzipitalgelenke im Sitzen

Dieser Test ist besonders wichtig. Hier haben wir die besondere Situation, dass die Gelenkmechanik von 0/C1 für Rotation ein Sperrgelenk ist, während die Gelenkmechanik von C1/C2 **extrem auf Rotation eingestellt ist.** Einerseits ist die 0/C1 Etage durch derbe Gelenkkapseln und straffe Bänder in ihrer Rotationslosigkeit gut geschützt. Andererseits ist sie bei Verkehrsunfällen mit hohen passiven Rotations-Beschleunigungen von Kopf und HWS **extrem gefährdet.**

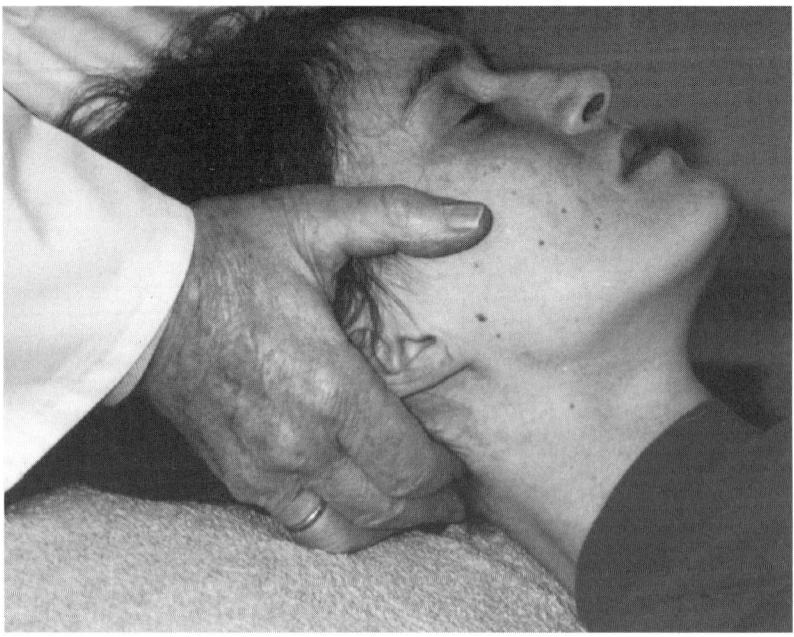

◘ Abb. 10.6 Untersuchung des Rückwärtsvorwärts-Gleitens der Okziputkondylen

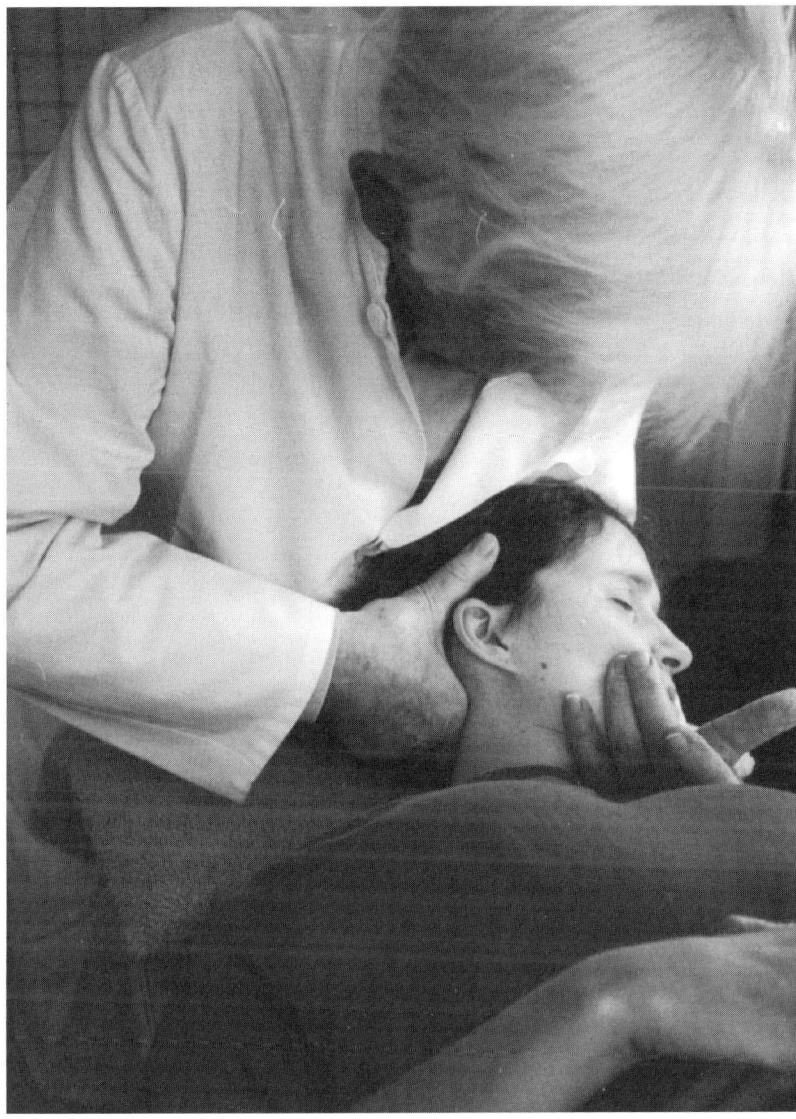

■ **Abb. 10.7** Seitneigungsfederung des Atlas im Liegen

Ausführung. Der Patient sitzt quer auf der Untersuchungsbank. Die Kniekehlen haben von rückwärts am Rande der Bank Kontakt. Der Untersucher steht hinter dem Patienten und beugt dessen Kopf und HWS nach vorn. Er umfasst den nach vorwärts hängenden Kopf von rückwärts mit beiden Händen an den Schläfen. Dann wird der Kopf vorsichtig – z. B. nach rechts – bis an den Verriegelungspunkt gedreht. Jetzt wechseln die Hände die Position. Die **rechte** Hand geht **unter** dem Kopf durch auf die linke Schläfenseite so, dass das linke Jochbein des Patienten auf der Kleinfingerseite der rechten Hand

ruht. Die **linke** Hand legt sich rechts **über** den gedrehten Kopf so, dass sie auf den hinteren rechten Schädel eine rechts-rotierende Federung ausüben kann, die von der rechten Hand am Jochbogen verstärkt wird. Bevor das endgradige Federn beginnt, lehnt sich der Untersucher noch etwas zurück und verstärkt dadurch die Vorwärtsbeugung von HWS und oberer BWS. Durch die Verriegelung von Atlas und HWS gelingt es jetzt, eine endgradige, federnde Rechtsrotation der Okziputkondyle auf Atlas auszulösen. Das Gleiche geschieht vice versa auf der Gegenseite (■ Abb. 10.8).

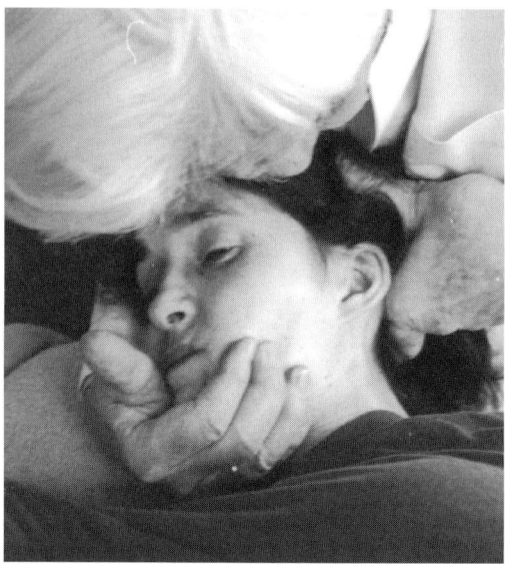

❏ **Abb. 10.8** Probe auf isolierte Rotation im Kopfgelenkbereich bei maximal anteflektiertem Kopf. Probe nach rechts im Sitzen

❏ **Abb. 10.9** Endgradiges Rotationsfedern des Atlantookzipitalgelenks im Liegen nach rechts

10.3.10   Untersuchung der Rotation der Atlantookzipitalgelenke im Liegen

Die Behandlungsliege ist höher gestellt. Der Patient liegt auf dem **Rücken**. Der stehende Untersucher hat Körperkontakt mit seinem Sternum am Kopf des Patienten. Er bringt den Kopf in maximale Anteflexionsstellung und schließt vorsichtig **eine endgradige Rotation des Kopfes** nach **rechts** an. Er nimmt mit der **rechten** Hand von unten her Kontakt am **linken** Jochbogen. Die **linke Hand** liegt auf dem hinteren rechten Schädel in unmittelbarer Nähe des rechten Wirbelgelenkes 0/C1 (❏ Abb. 10.9).

Ausführung. Der endgradige Impuls am linken Jochbein bewirkt jetzt eine endgradige Rotationsfederung des Kopfes nach rechts, d. h. eine Provokation des 0/C1-Gelenks im Sinne einer Joint-play-Mobilisation. Federt das Gelenk eindeutig und schmerzlos, dann besteht keine Störung. Federt es nicht und /oder werden Schmerzen gemeldet, dann liegt hier eine Dysfunktion vor. **Anzumerken ist**, dass dieser Test bei einer posttraumatischen Dysfunktion mit z. T. **langer Leidensgeschichte** nur bei strenger Indikation verantwortbar ist. Durchweg hat schon der Ruttel-Test bei diesen Patienten einen Schmerz im

subokzipitalen Bereich ausgelöst. Der diagnostische (und therapeutische) Umgang mit solchen chronifizierten Dysfunktionen ist schwierig und voller Enttäuschungen. Ihre Prognose ist meist ungünstig.

10.3.11   Untersuchung der Atlantoaxialgelenke

Es sei daran erinnert, dass es sich hier bei der Gelenkmechanik nicht um eine bündige konkav-konvex Formation handelt, sondern dass die Gelenkfläche von Atlas auf den »Schultern« von C2 widerstandslos nach ventral oder dorsal abwärts gleitet. Neben der Konstruktion des »Densgelenks« ist es dieses Abgleiten von Atlas, das ihm die ungewöhnlich große Exkursionsfähigkeit von bis zu 45° nach beiden Seiten ermöglicht. Bei der **Ante- und Retroflexion** bewegen sich beide Gelenkpartner von Atlas gleichsinnig nach vorwärts oder rückwärts. Damit reihen sie sich in die Kette der HWS-Gelenke ein, die gemeinsam die Ante- und Retroflexion gewährleisten. Die **Seitneigung** (❏ Abb. 10.10) ist vor allem durch die straffe Führung des Dens im Atlasring eingeschränkt. Diese Aufgabe wird an das Bewegungssegment C2/3 weitergegeben. Während der Atlas seinen Dornfortsatz praktisch verloren hat, spielt der große Dornfortsatz von C2 eine bedeutende Rolle als Ver-

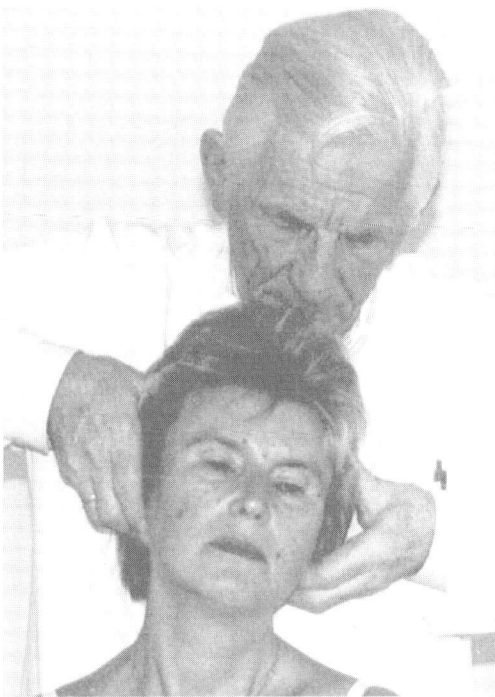

■ **Abb. 10.10** Seitneigungsprobe der Atlantoaxialebene

Ausführung. Nach einem Augenblick der Entspannung wird »Druckpunkt genommen« und dann in die Rotationsrichtung weiter »gefedert.« Im Gegensatz zur 0-C1-Etage findet sich in dieser Etage nur selten eine eindeutig nachweisbare Dysfunktion. In gleicher Weise kann dieser Test auch mit endgradiger Rotation im Liegen durchgeführt werden (■ Abb. 10.10–10.12).

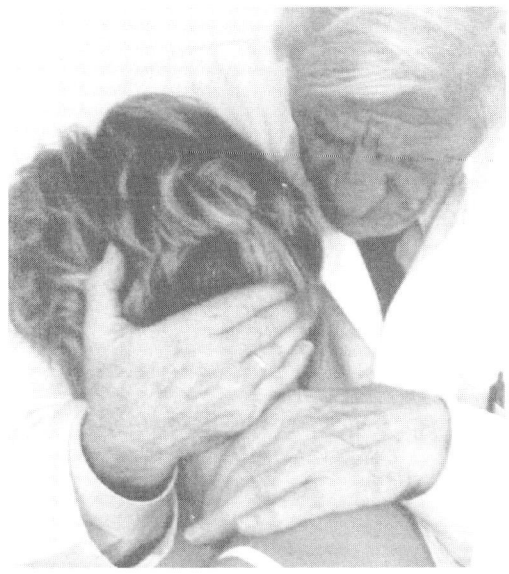

■ **Abb. 10.11** Rotationsprobe im Gelenk Atlas-Axis

ankerungspunkt nicht nur der tiefen autochthonen Nackenmuskeln (C1/C2) sondern auch für die äußeren und mittleren Muskelschichten. Die oberen und mittleren Muskelschichten beteiligen sich zwar übergreifend an den Kopf-Hals-Bewegungen. Die Bewegungsmöglichkeiten des Kopfgelenkbereiches sind dagegen eindeutig durch die tiefe autochthone Schicht der Nackenmuskeln vorgegeben.

10.3.12 Rotationsuntersuchung von Atlas-Axis

Der Patient sitzt quer auf der Untersuchungsliege oder auf einem Schemel. Der Kopf ist etwas nach vorne geneigt, damit die zu palpierenden Knochenelemente subokzipital besser auffindbar sind und damit der feste Griff um den hinteren Atlasbogen eine straffe Fixierung gewährleistet. Der Patient führt aktiv eine **endgradige Rotation** des Kopfes durch. Dann greift der Untersucher – bei rechtsseitiger Untersuchung – mit dem rechten Arm über das Kinn bis in die rückwärtige Okziput- und Atlasregion. Die linke Hand legt sich fest an den Nacken und fixiert so den hinteren Axis- Bogen (■ Abb. 10.11).

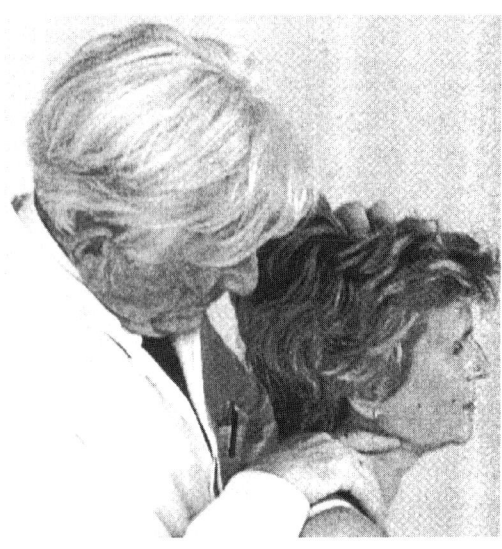

■ **Abb. 10.12** Seitneigungsprobe der »klassischen« Halswirbelsäule, Untersuchung der rechten Seite. Lage der Fixationshand

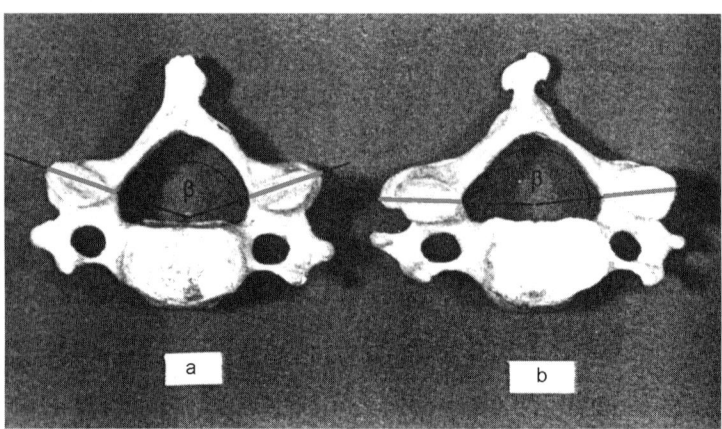

10.3.13   Seitneigung Etage Atlas-Axis

Der Untersucher steht hinter dem sitzendem Patienten und legt die Finger auf den Atlas Querfortsatz, geht dort bis an die Federungsgrenze und prüft den Widerstand (Vergleich mit der Gegenseite; ■ Abb. 10.10).

10.3.14   Untersuchung der Gelenketage C2/3

Gemeinsam mit der Etage 0/C1 ist diese Gelenketage das am meisten belastete Segment des Kopfgelenkbereiches. Es sei noch einmal daran erinnert, dass die **Gelenkmechanik von Axis** nach **kranial** eine kopfgelenkspezifische **horizontale** Gelenkmechanik aufweist, während die **kaudale** Gelenkmechanik mit C3 weitgehend der **Schiefe-Ebene-Mechanik** der klassischen HWS entspricht. Der einzige gravierende Unterschied ist, dass die Gelenkkonfiguration von C2/3 auf einem **dorsal** zu denkenden Kreisbogen liegt, während die übrigen klassischen HWS-Wirbelgelenke einen **frontalen** Verlauf haben oder auf einem Kreisbogen liegen, der nach **ventral** weist (■ Abb. 10.13). Auf diese Weise ist das Bewegungs-Segment C2/3 zu einem »**Übergangssegment**« geworden, **dem eine stabilisierende Sockelfunktion für Axis aufgebürdet ist.**

10.3.15   Palpatorische Untersuchung des Wirbelgelenks C2/3

Der Patient sitzt quer auf der Untersuchungsliege oder auf einem Hocker. Der Untersucher sitzt oder steht (z. B. rechts) vom Patienten und legt dessen Stirn in seine rechte Hand (■ Abb. 10.12). Daumen und Zeigefinger seiner linken Hand liegen auf oder neben dem großen Dornfortsatz von Axis. Es gelingt am einfachsten, das Wirbelgelenk C2/3 punktgenau zu orten, wenn man sich an der Unterkante des Dornfortsatzes von C2 orientiert. Man denkt sich eine horizontale Linie unter der eingekerbten Unterkante des Dorns von C2 und bewegt die Daumen- oder Zeigefingerkuppe fingerbreit paravertebral über das C2/3 Gelenk (■ Abb. 10.14). Durch eine leichte Druckverstärkung gelangt man an den »Weichteilmantel« des Gelenkes, der kaum wahrnehmbar auf der Gelenkfacette liegt. Bei einer Dysfunktion fühlt sich die Gelenkkapsel verdickt an und ist schmerzhaft. Diese **Topographie** muss exakt beherrscht werden. Kein anderes HWS- Gelenk

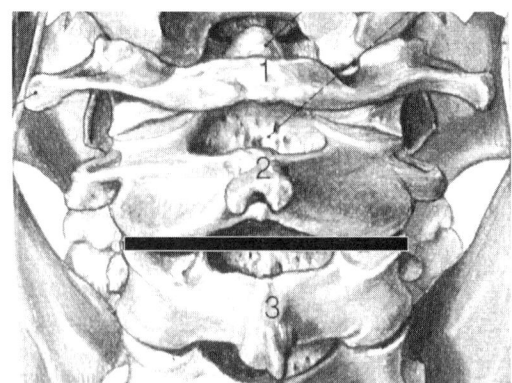

■ **Abb. 10.14** Der Dornfortsatz von C2 als Orientierungspunkt. Das Wirbelgelenk C2/3 liegt daumenbreit neben dem Dornfortsatz

ist so oft beeinträchtigt wie C2/3. Das gilt nicht nur für die Diagnostik sondern auch für therapeutische Infiltrationen und vor allem für Mobilisationen und gezielte Handgriff-Techniken.

10.3.16 Der große Dornfortsatz von C2 als Orientierungspunkt

Der große Dornfortsatz con C2/3 ist der einzige und wichtigste Orientierungspunkt im rückwärtigen Kopfgelenkbereich. An seinen schrägen oberen Flächen tastet man die Insertionen der »Rotatorenmuskulatur«. Der genaue Zugang zum Wirbelgelenk C2 und seinem Weichteilmantel findet man wenn man sich eine horizontale Linie vorstellt, die an der Unterkante des Dornfortsatzes anschlägt und beiderseits das Gelenk C2/3 streift. Bei der Palpation des Wirbelgelenks C2/3 liegt der Finger dann auf dem Wirbelgelenk, wenn der Finger einen Daumen breit neben dem großem Dornfortsatz liegt.

10.3.17 Untersuchung des Wirbelgelenks C2/3

Die Untersuchung kann im Sitzen und im Liegen erfolgen. Einstellung und Untersuchung im Sitzen (◘ Abb. 10.12). Zur funktionellen Untersuchung des rechten Gelenkes wird die linke Daumenkuppe auf den unteren Partner des rechten Wirbelgelenkes C2/3 gelegt: »Fixationshand«. Die linke »Mobilisations« Hand legt sich breitflächig auf die linke Schläfenseite (◘ Abb. 10.15). Diese Hand bewegt

dann Kopf und oberste HWS exakt zur Seite geneigt und führt diese Bewegung bis an den »Druckpunkt« fort. Dort wird für einen Augenblick HALT gemacht und dann eine **mobilisierende Federung** mehrmals wiederholt. Dabei wird die Richtung des Federungsimpulses ein wenig variiert. Im Falle einer **Funktionsstörung** stößt dieses endgradige Federn auf einen schwammigen, zähen oder gar derben Widerstand. Je gravierender die Funktionsstörung ist, desto heftiger ist der Schmerz, den diese Federung auslöst. Wenn der Patient am »Druckpunkt« oder sogar schon vor dem Druckpunkt Schmerzen äußert, wird **das Federn abgebrochen**. Nur ein intaktes Gelenk verträgt diese Provokationstechniken beschwerdelos.

> **Zusammenfassung**
>
> Die sich aus der Gelenkmechanik ergebenden Handgriff-Techniken werden erläutert und durch Abbildungen verständlicher gemacht. Niemand sollte glauben, dass das Aneignen dieser Techniken einfach sei. Ohne einen erfahrenen Lehrer, der streng und lange genug über jedes Detail wacht, bleiben nur Rudimente von Engrammen übrig. Wechselnde **Lehrer** oder unterschiedliche Schulen und »Weltanschauungen« stören die Aneignung des Lernstoffes. Texte und Bilder bereichern die Anschauung und sind hilfreich, wenn man z. B. nach einem Kursus das eine oder andere Detail vergessen hat. Mit Absicht wurden hier nur **wenige, aber bewährte Techniken** erklärt. Es kommt nie auf ein großes Repertoire von Techniken an. Entscheidend ist vielmehr, dass für jede Etage nur einige Handgriffe zuverlässig gekonnt werden und dass das Gekonnte immer schneller, leichter und »eleganter« vervollkommnet wird. Die **Methodik** der Untersuchung von Hand basiert auf den vielfältigen Fähigkeiten der Hand. Diese wiederum beruhen auf einer ungewöhnlich dichten neuralen Ausstattung der Fingerkuppen-Muskeln und -Gelenke. Durch aktives Berühren und Betasten sammeln die Rezeptoren Afferenzströme, die sich zentral zu haptischen » Bildern« vereinigen. Wie bei jedem Sinneskanal werden diese Engramme langzeitig abrufbar gespeichert.

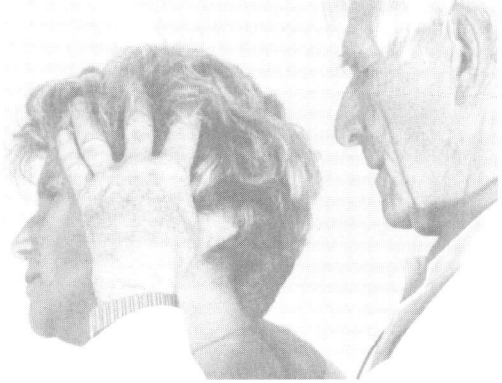

◘ Abb. 10.15 Seitneigungsprobe der »klassischen« Halswirbelsäule, Untersuchung der rechten Seite. Lage der mobilisierenden Hand

10.4   Apparative Diagnostik: Alternative Verfahren

10.4.1   Untersuchung der kutanen Ästhesie mit der Kaltenbach-Nadel

Ein Verfahren sei besonders herausgestellt, das bedauerlicherweise wenig bekannt ist und noch seltener perfekt beherrscht wird: die segmentale Untersuchung der Hautsensibilität mit der Kaltenbach-Nadel. Zweifellos spielt die Diagnostik von Hand im praktischen Alltag der funktionellen Störungen eine überragende Rolle. Es wäre aber kurzsichtig, darüber methodisch andere Verfahren außer Acht zu lassen, die, die Basisdiagnostik maßgeblich erweitern können und sich **unverwechselbar** in das Ensemble der übrigen Verfahren einreihen. Das Verfahren **der kutanen Diagnostik mit der Parästhesienadel** ist leicht zu erlernen und einfach zu handhaben. Es liefert ad hoc objektive Befunde, die diagnostisch einfach zu erstellen und zu interpretieren sind.

Methode. Die Kaltenbach-Nadel ist eine weiterentwickelte neurologische Parästhesie-Nadel. Formal ähnelt sie einem Kugelschreiber, bei dem die Farbmine durch einen Stahlstift ersetzt ist. Dieser ist an seinem Ende angespitzt. Wie beim Kugelschreiber ermöglicht eine Spiralfeder, dass die Nadelspitze beim Untersuchen **federnd und gleichförmig intensiv** die Haut tangiert. Durch einen einfachen Arretierungs-Mechanismus kann der Druck der Feder stufenweise kräftiger oder weicher eingestellt werden. In praxi hat sich eine Einteilung in 3 Stufen: zart, mittel und kräftig, bewährt. Der Federungs-Mechanismus verhindert, dass der Untersucher die Intensität der Hautberührung willkürlich verändern kann. Durch diese technischen Verbesserungen gewinnen die so gewonnenen Untersuchungsergebnisse eine **objektive Qualität**.

Untersuchungsablauf. Bei der Untersuchung des Nackens sitzt der Proband mit etwas nach vorne gebeugtem Kopf. Der Untersucher steht seitlich hinter ihm. Dann führt er die senkrecht gehaltene Nadel in einem gleichmäßigem Rhythmus von einem Abstand von etwa 2–3 cm von der Nacken-Haar-Grenze abwärts. Die »Wanderung« verläuft parallel

zur Dornfortsatzreihe über die zu untersuchenden Hautareale. Die Untersuchung beginnt mit einer »Vorlauf-Phase« von 5–6 Gängen. Sie soll die cutanen Rezeptoren, bzw. deren Synapsen »wecken«. Die Afferenzen aus den Haut-Rezeptoren brauchen fast eine Minute, bis die Synapsenstafette die Großhirnrinde erreicht hat. Daher nimmt der Patient anfangs fast nichts wahr. Nach diesem »Aufwecken« gibt der Patient immer deutlichere segmentale Auskünfte. Bleiben diese gleichförmig und eingrenzbar, dann werden sie auf der Haut mit einem Fettstift markiert und anschließend in einem Segmentschema dokumentiert

Es sei nicht verschwiegen, dass dieses Verfahren im praktischen Alltag einer überfüllten Praxis schwer unterzubringen ist. Am besten wird der Patient zu einem festen Termin separat einbestellt. Nach genauer Einweisung und hinreichender Erfahrung kann auch eine Hilfskraft die Messungen durchführen. Das Verfahren ist selbstverständlich nicht allein für die Nacken-Region und den Rücken da. Es ist auch für andere Körperpartien anwendbar. Die hyperästhetischen Zonen signalisieren durch den Schmerz – in der an sich gesunden Haut – einen Reizzustand im Bereich der segmentalen spinalen Ordnung. Der diagnostische Gewinn besteht in den präzisen segmentneurologischen, seitengerechten topographischen und qualitativen Befunden, die jederzeit und beliebig oft wiederholbar sind. Im Rahmen des **zervikoenzephalen Syndroms** findet sich mit großer Regelmäßigkeit eine Hyperästhesie im Segment C3, oft auch in C4. Seltener sind entsprechende Befunde bei C2 auf der rückwärtigen Kopfhaut und im Ausbreitungsbereich des N. trigeminus anzutreffen. Es würde den Rahmen dieses Beitrages sprengen, wenn die Befunde an Rumpf und Extremitäten oder gar die Erfahrungen mit der cutanen **Hypoästhesie** und der Umgang mit **Anästhesien** (Regional oder halbseitig) diskutiert würden.

10.4.2   Mechanische oder elektronische Messmethoden der HWS-Funktion

Es wurde in den letzten 15–20 Jahren immer wieder versucht, die Funktion der gesunden und vor allem der erkrankten oder verletzten HWS messbar zu machen. Am Anfang standen einfache optische oder manuelle Versuche, bei denen der Kopf aktiv oder passiv in den 3 Ebenen: Kopf vorwärts-rückwärts, Seitneigung und Kopfdrehung bewegt wurden. Die endgradigen Werte wurden geschätzt. Aussagefähig waren diese »Messungen« (z. B. bei Begutachtungen) nur dann, wenn Abweichungen von der Norm oder im Seitenvergleich ca. 20° und mehr betrugen. Man versuchte es mit am Kopf befestigten Kompassen und/oder Zeigern, die die Bewegungsausschläge deutlicher erkennbar machen sollten. Dieses Prinzip wurde zu einem mechanisch- optischen Gerät erweitert, bei dem der Patient zwischen einem Overheadprojektor und einer Leinwand sitzt. Der Projektor wirft einen stark vergrößerten Winkelmesser auf die Projektionsfläche. Der am Kopf befestigte dünne Stab dient als Zeiger bei dieser Konstruktion, die Ausschlag-Genauigkeiten von wenigen Winkelgraden in 3 Ebenen ermöglichen. Durch mehrmalige Wiederholungen der Messvorgänge können auch funktionelle klinische Aussagen gewonnen werden. In die Zukunft weisende Entwicklungen stammen aus elektronisch orientierten Labors. Die dreidimensionale Mobilität von HWS und Kopf stellt z. T. erhebliche technische Anforderungen, denn es geht nicht (nur) um statische Werte der endgradigen Exkursionsräume, sondern um das »Schreiben« von funktionellen Kurven und um die klinische Auswertung der anfallenden Datenmengen. Die Hoffnung, dass uns in absehbarer Zeit ein so leicht handhabbares Gerät wie ein »HWS-EKG »zur Verfügung steht, wird wohl so schnell nicht erfüllt werden.

Zusammenfassung

Jede Diagnostik wird von dem Problemfeld geprägt, in das sie eingebunden ist. Die Komplexität des Systems »kraniozervikaler Übergang« stellt besonders komplexe Anforderungen an die Diagnostik. In den Begriffen »vertebrale Dysfunktion« und »zervikoenzephales Syndrom« sammeln sich die Befunde an der oberen HWS. Am Anfang dieser Diagnostik steht die unmittelbare körperliche Untersuchung von Hand. Die spezifische Anatomie und Gelenkmechanik des kraniozervikalen Übergangs erfordert

— Klarheit über die somatische Intaktheit der knöchernen Strukturen (Palpation und bildgebende Verfahren) und

— funktionelle manuelle Techniken (Palpation, taktiles und haptisches Untersuchen);

— alle diese Techniken beziehen sich primär auf die Kopfgelenke (z. B. 0/C1 und C2/3) und sekundär auf die Weichteile. Bei der Diagnostik der Weichteile spielen die zugeordneten Muskeln bzw. Muskelketten eine dominierende Rolle: z. B. Palpation von Myalgien und/oder Triggerpunkten, Seitenvergleich von Insertionen (z. B. des M. levator scapulae).

Für die vertebralen »Funktionsstörungen« wurden jeweils angepasste mobilisierende oder endgradig passiv federnde Handgriffe entwickelt. Die manuelle Diagnostik beruht auf folgenden Schritten:

— Nur jeweils ein Gelenk wird untersucht.
— Dabei werden alle benachbarten Gelenke »verriegelt« (d. h. immobilisiert).
— Der kraniale Partner des zu untersuchenden Gelenkes wird passiv bis an die Beweglichkeitsgrenze geführt und dort – nach einer kurzen Entspannungspause – weich im »Reservebereich« gefedert.
— Bei einer »Dysfunktion« fühlt sich dieses Federn »schwammig« oder »sperrig« an und ist schmerzhaft.
— Auf keinen Fall darf dann diese Federungsgrenze überschritten werden.

Von grundsätzlicher Bedeutung ist, dass jedes Wirbelgelenk in seiner Gelenkkapsel ausgiebig von Propriozeptoren und Nozizeptoren innerviert ist. Das atlantookzipitale Segment ist derart dicht und differenziert mit Fühler-Elementen ausgestattet, dass von einem spezifischen »Rezeptorenfeld im Nacken« gesprochen werden muss. Ein wesentlicher Anteil der breit gefächerten hoch zervikalen Symptomatik ist auf diese neurophysiologische Sonderstellung zurückzuführen. Bei der Funktionsdiagnostik am kraniozervikalen Übergang gibt es keine monokausalen Diagnosen. Nur dann, wenn die Summe aller differenten funktionellen Befunde auf je ein Kopfgelenk (»Arthron«) verweist, kann von einem »objektiven« Befund gesprochen werden.

Seit längerem wird versucht, die HWS-Beweglichkeit apparativ abzubilden. Nach
einfachen mechanischen Versuchen früherer
Generationen stehen jetzt schon in Labors
und wissenschaftlichen Instituten Modelle zur
Verfügung, die detaillierte Aussagen liefern.
Der technische Aufwand und die schwierige
Deutung der klinischen Befunde spricht dafür,
dass wir vorerst damit zufrieden sein können,
dass uns das Handwerkzeug »Hand« zur Verfügung steht.

Literatur

Becker-Hartmann S (1990) Hautsensibilitätsmessungen bei
    Funktionsstörungen von Wirbel- und Costotransversalge-
    lenken. Man Med 28: 101–104
Berger M (1990) Cervikomotographie. Eine neue Methode
    zur Beurteilung der HWS-Funktion. Enke, Stuttgart
Buchmann J et al. (1998) Gezielte Untersuchungen des Kopf-
    gelenkbereiches vor, während und nach einer Intubations-
    Narkose. Man Med 36:2–36
Debrunner HU (1994) Die Neutral-Null-Methode. In: Orthopä-
    disches Diagnostikum. Thieme, Stuttgart
Dvorak J (1999) Ausgewählte Techniken der Mobilisation der
    HWS C0–C2. In: Dvorak J (Hrsg) Halswirbelsäule. Thieme,
    Stuttgart New York
Dvorak J, Grob D (1999) Halswirbelsäule, Diagnostik und The-
    rapie. Thieme, Stuttgart New York
Frisch H (2002) Programmierte Untersuchung. Springer, Ber-
    lin Heidelberg New York
Grunwald M, Beyer L (2001) Der bewegte Sinn, Grundlagen
    und Anwendungen zur haptischen Wahrnehmung. Birk-
    häuser, Boston, Berlin
Hartwig E, Kramer M (1998) Stellenwert des EMG der Nacken-
    muskulatur in der Diagnostik der HWS-Beschleunigungs-
    verletzungen. 62. Jahrestagung der Deutschen Gesell-
    schaft für Unfallchirurgie, 18.-20.11.1998, Berlin, S 107
Janda V (2000) Muskelfunktions-Diagnostik, 4. Aufl. Urban &
    Fischer, München Jena
Kittel R, Badtke G (2002) Blockierungen der Halswirbelsäule
    in den Segmenten C3–C5. Man Med 40: 325–329
Kittel R, Bittmann F, Batke G, Luther S (2002) Objektivierte
    Beobachtung der aktiven zyklischen HWS-Rotation bei
    Funktionsstörungen. Man Med 40: 262–266
Moskopp D (1998) Frakturen okzipitaler Kondylen. In: Hülse
    M, Wolff HD (Hrsg) Der kraniozervikale Übergang. Sprin-
    ger, Berlin Heidelberg New York
Pohlmann F (2001) Die Hand. Zur menschlichen Körperintelli-
    genz. Sendung SWR 2, »Aula« Sendedatum 16.04.2002
Putz R (1901) Funktionelle Anatomie der Wirbelgelenke.
    Thieme, Stuttgart New York
Rothhaupt D, Liebig K (1997) Stellenwert diagnostischer
    Maßnahmen bei der HWS-Beschleunigungsverletzung.
    Man Med 35: 66–76
Sachse J, Schildt-Rudloff K (1997) Wirbelsäule. Manuelle Un-
    tersuchung und Mobilisationsbehandlung der Wirbelsäu-
    le, 3.Aufl. Ullstein Mosby, Berlin Wiesbaden
Saternus KS, Köpke J (1988) Verletzungen der oberen HWS.
    In: Wolff HD (Hrsg) Die Sonderstellung des Kopfgelenkbe-
    reiches. Springer, Berlin Heidelberg New York
Schöps P (2000) Reagibilität nichtinvasiver Untersuchungs-
    methoden zur Erfassung schmerzhafter HWS-Syndrome.
    Man Med 38: 17–32
Wolff HD, Lonquich C (2000) Eine einfache Messmethode der
    HWS-Funktion nach Neutral-Null-Methode. Man Med 38:
    284–288

Die Bedeutung vertebragener Störungen im HNO-Bereich

M. Hülse

Die funktionellen Kopfgelenksstörungen führen vor allem zu funktionellen Störungen im Kopfbereich. Diese Feststellung ist banal und dennoch ist vielen Ärzten diese Tatsache nicht bewusst. In einer HNO-Praxis müssen ein viertel bis ein drittel aller geklagten Beschwerden auf eine funktionelle HWS-Störung zurückgeführt werden, oder die Beschwerden werden zumindest durch eine HWS-Blockierung getriggert oder verstärkt. Hat sich ein HNO-Arzt auf die HWS spezialisiert und weiß diese Krankheitsbilder zu behandeln, erreicht der Prozentsatz der HWS-Patienten in der Praxis einen Anteil von 50%. Bestätigt wurde dies von Herrn Prof. Dr. Seifert, langjähriger Vorsitzender des Berufsverbandes der HNO-Ärzte. Kritisch muss dann angemerkt werden, dass die HNO-Facharztausbildung auf HWS-Störungen nicht eingeht und so der angehende Facharzt in seiner Ausbildung nichts über Diagnose und Behandlungsmöglichkeit von über einem Viertel des Patientengutes in einer HNO-Praxis erfährt.

Das »Zervikalsyndrom« wird zwar in allen Lehrbüchern aufgeführt und häufig als Diagnose für nicht fassbare Krankheitsbilder herangezogen, die in diesen Büchern meist beschriebenen pathomechanischen Vorstellungen des sog. Zervikalsyndroms gelten aber nur für einen Bruchteil der HNO-Patienten mit einem vertebragenem Beschwerdebild. Die klassischen Theorien des Zervikalsyndroms hat Rossberg bereits 1966 zusammengefasst: »Funktionsstörungen des Labyrinths, die bei extremen Bewegungen des Kopfes auftreten, lassen sich ursächlich auf traumatogene oder degenerative Veränderungen der Halswirbelsäule (Spondylarthrosis) zurückführen. Der Einfluss der Halswirbelsäule auf das Labyrinth ist bei Durchblutungsstörungen folgendermaßen zu verstehen:

- über die A. vertebralis: vaskuläre Theorie,
- auf nervösem Wege: neurale Therapie,
- durch beide Möglichkeiten: Plexus und A. vertebralis bilden eine funktionelle Einheit.

Zahlreiche Untersuchungen mit den heutigen technischen Möglichkeiten (Doppler-Sonographie, Angiographie, MRT, besonders auch mit Gefäßdarstellung) lassen erkennen, dass beim Zervikalsyndrom in Einzelfällen auch eine Gefäßeinengung ein subjektives Beschwerdebild erklären kann. Dies trifft sicher nicht für die Mehrzahl unserer HWS-Patienten zu. Die Therapieerfolge der Manualmedizin unterstreichen, dass die vertebragenen Beschwerdebilder im HNO-Bereich auf funktionelle Störungen der HWS zurückgeführt werden müssen und manualtherapeutisch sehr erfolgreich angegangen werden können. Das immer wieder vorgetragene Gegenargument betont, dass die Beschwerdebilder nur funktioneller Natur seien, und die Manualtherapie, wenn überhaupt, nur in Einzelfällen helfe und dann nur für wenige Tage. Diese Therapieerfolge würden in keinem Verhältnis zu den bekannten Komplikationen der Chirotherapie (Verletzung der A. vertebralis mit Todesfolge) stehen. Dvorák u. Orelli (1982) stellten aufgrund einer Umfrage bei allen chirotherapeutisch tätigen Ärzten in der Schweiz fest, dass bei ca. 6 Mio. Eingriffen als Komplikationen nur ca. 800-mal über Kopfschmerzen und Schwindel geklagt wurde und irreversible Schäden nicht registriert worden waren. Nachdem besonders bei der Behandlung der Kopfgelenke zunehmend »Weichteiltechniken« eingesetzt werden, ist auch diese Komplikationsrate deutlich zurückgegangen. Um dem Argument, dass Manualtherapie, wenn überhaupt, dann nur für wenige Tage eine Beschwerdelinderung bringe, entgegentreten zu können, wurde von uns eine retrospektive Studie durchgeführt. Es wurden 423 Patienten angeschrieben, die im Zeitraum von 1998–2000 in der neurootologischen und phoniatrischen Ambulanz der Univ.-HNO-Klinik Mannheim untersucht und behandelt worden waren und deren letzter Kontakt zur Abteilung und deren letzte ärztliche manualtherapeutische Behandlung mindestens ein halbes Jahr zurücklagen. Die Manualtherapie war immer nur von ein und demselben Therapeuten durchgeführt worden. Die Patienten wurden nach dem weiteren Verlauf ihrer Beschwerden nach dem Abschluss der Behandlung bei uns befragt. Eine Vorsortierung der Patienten erfolgte nicht. Die Adressen wurden von einer Sekretärin allein unter dem Kriterium herausgesucht, ob eine Manualtherapie durchgeführt worden war. Eine Rückantwort erhielten wir von 220 Patienten. Das Patientenkollektiv (n=173) bestand aus 100 Patienten, bei denen die Schwindelbeschwerden im Vordergrund standen, aus 49 Patienten mit einer zervikogenen Hörstörung und 24 Patienten mit einer vertebragenen Dysphonie sowie 47 Patienten mit Tinnitus. Die durchschnittliche Beschwerdedauer vor der Manualtherapie bei uns betrug 17,83 Monate; 100 Patienten mit Schwindelbeschwerden, 49 mit Hörstörungen und 24 mit Stimmstörungen). Beschwerdefreiheit oder nur noch minimale Restbeschwerden wurden von 82% der Patienten mit Schwindel, von 85% der Patienten mit Stimmstörungen und von 59,2% der Patienten mit Hörstörungen berichtet. Lediglich die Patienten mit einem Tinnitus waren nur in 36% mit der Manualtherapie zufrieden (Hülse u. Hölzl 2003).

11.1 Schmerzsymptomatik

Die Schmerzsymptomatik steht bei den Wirbelsäulenbeschwerden meist im Vordergrund. Während Kreuzschmerzen, Ischialgien, »Hexenschuss« allgemein anerkannt auf Störungen im Lendenwirbelsäulenbereich zurückgeführt werden, ist der Pathomechanismus bei den Kopfschmerzen trotz vergleichbarer Situation sehr oft umstritten. Einerseits würden »primäre Kopfschmerzen wie Spannungskopfschmerz und die Migraine« allein aufgrund ihrer okzipitalen Lokalisation als zervikogen eingeordnet werden (Pfaffenrath 2001), andererseits wird häufig besonders bei frontalem Stirnkopfschmerz, bei Wangenschmerzen oder den reinen Augenschmerzen (Ellis u. Kosmorsky 1995) nicht an eine zervikale Genese gedacht.

❶ Wichtig
Der zervikogene Kopfschmerz (ZGK) stellt keine eigenständige Entität, sondern ein »unspezifisches homogenes Reaktionsmuster« dar.

Dies bedeutet, dass durch eine HWS-Störung vollkommen unterschiedliche Kopfschmerztypen verursacht werden. Wenn auch von einigen Autoren echte zervikogene Cephalgien eher als Rarität vermutet werden, ist experimentell ein solcher Kopfschmerz eindeutig nachgewiesen:
1. Zervikogener Kopfschmerz kann ausgelöst werden durch Kompression von C2 durch Gefäße oder Narbengewebe. Die operative Dekompression führt in 80% zu einer Beschwerdefreiheit (Jansen et al. 1989; Jansen 2000),
   a) C2 und auch C3 führen zu einseitigen Kopfschmerzattacken,
   b) C3 und vor allem C4 führen zu einem einseitigen Dauerkopfschmerz, einer Hemicrania continua.

2. Bei 40 Patienten, bei denen eine Diskographie von C2/3 und C4 durchgeführt wurden, klagten 10 über einseitige und 8 über beidseitige Schmerzen im okzipitozervikalen Übergang, 19 über einseitige und 7 über beidseitige Kopfschmerzen (Schellhas et al. 2000). Beschrieben wurde aber auch ein einseitiger Kopf- und Nackenschmerz bei Diskopathie C5/6 (Fredriksen et al. 1999).
3. Einseitige retrobulbäre Kopfschmerzattacken wurden von de la Sayette et al. 1999 bei Schädigung der gleichen Seite des Rückenmarks in Höhe von C1 beobachtet. Ellis u. Kosmorsky (1995) behandelten 12 Patienten, die an Augenschmerzen oder an periorbitalen Schmerzen litten und die eine Funktionsstörung der oberen HWS aufwiesen, mit einer therapeutischen Lokalanaesthesie der Spinalnerven der oberen HWS und konnten Beschwerdefreie Intervalle von bis zu 3 Monaten erzielen.
4. Lokalanaesthesie des N. occipitalis major und von den dorsalen Wurzeln von C2 und C3 coupieren erfolgreich einen zervikogenen Kopfschmerz (Inan et al. 2001; Pfaffenrath 2001).

❶ Wichtig
Zervikogener Kopfschmerz (ZK) ist ein im Kopf empfundener, aber von der HWS ausgelöster Schmerz.

11.1.1 Pathophysiologie

Physiologische Grundlage ist die Konvergenz von afferenten Trigeminusfasern und Afferenzen aus den oberen 3 Zervikalnerven. Die Ursache des ZK kann in allen Strukturen liegen, die von den Spinalnerven C1–C3 innerviert werden, Gelenke, Muskeln, Bandscheibe C2/3, Vertebralarterie und Carotis interna und der Dura mater des oberen Zervikalmarks (Bogduk (2001). Alix u. Bates (1999) vermuten in Höhe der Kopfgelenke direkte Verbindungen zwischen der Dura mater und dem M. rectus capitis posterior minor und auch zum Ligamentum nuchae. Auf eine Konvergenz von Fasern aus dem N. accessorius, den oberen Spinalnerven und dem Trigeminus wies Biondi (2001) hin, wodurch der Gesichts- und Kopfschmerz als referred pain aus den Mm. Trapezius und Sternocleidomastoideus erklärt werden können.

In einer Erhebung von 812 Patienten (Gordon et al. 2002) gaben beim Zervikalsyndrom 27% Schulter-Armschmerzen, 19% Kopfschmerzen, 18% Nackenschmerzen und 17% Bewegungseinschränkung des Halses an. Die Mehrzahl klagte über Beschwerden von länger als einer Stunde Dauer 1- bis 2-mal die Woche.

11.1.2   Diagnose

Nach Sjaastad et al. (1990) weist der ZGK folgende 3 Merkmale auf:
1. einseitiger Kopfschmerz, ausgelöst durch Kopf-Hals-Bewegung oder Stellung,
2. einseitiger Kopfschmerz, ausgelöst durch Druck auf den Nacken,
3. einseitiger Kopfschmerz, ausstrahlend in den Nacken und den ipsilateralen Schulter-Arm-Bereich.

Die Hauptsymptome des zervikogenen Kopfschmerzes sind neben dem typischen HWS-Befund eine Einseitigkeit, fluktuierender Dauerschmerz oder Schmerzattacken variabler Natur, häufig von okzipital nach okulofrontotemporal ausstrahlend. Wichtigstes differentialdiagnostisches Kriterium ist eine Schmerzfreiheit nach Blockade des N. occipitalis major und/oder der Wurzeln von C2 (Sjaastad et al. 1990; van Suijlekom 2000). Die von Sjaastad et al. (1990) geforderte Provokation des ZGK durch Kopf-Hals-Stellung und–bewegung kann jedoch oft nicht beobachtet werden (Leone et al. 1998).

Weitere Diagnosekriterien, wie sie z. B. von Pfaffenrath 2001 angeführt wurden, widersprechen deutlich der bekannten Klinik und erklären, warum Manualtherapeuten einen zervikogenen Kopfschmerz annehmen und erfolgreich behandeln:

Pfaffenrath listet unter »Hauptsymptom« eine eingeschränkte HWS-Beweglichkeit auf, die bei Blockierungen im Kopfgelenksbereich aber oft nur durch eine korrekte manuelle Untersuchung erkennbar wird. Blockierungen finden sich meist nicht isoliert an einem Gelenk, so dass die Schmerzseite durchaus wechseln kann. Wie die Beobachtungen von Jansen erkennen lassen, können die Schmerzbilder meist anfallsartig auftreten, aber auch sich als Dauerschmerz äußern. Dass Pfaffenrath als begleitende Symptomatik zwar Verschwommensehen und Schluckbeschwerden, nicht aber die viel häufigere

weitere Beschwerdesymptomatik im HNO-Bereich wie Schwindel, Hörstörungen und Kiefergelenksstörungen erwähnt, engt die gesamte Diagnostik weiter ein.

Die wichtigsten Unterscheidungssymptome des ZGK zu anderen Kopfschmerzbildern sind Seite und Ausstrahlung des Schmerzes, zeitlicher Ablauf der Schmerzen und Provokation der Schmerzen (Kopfhaltung, -bewegung, digitaler Druck (Vincent u. Luna 1999).

11.1.3   Differenzialdiagnose

Migraine

Bei der **Migraine** ohne Aura beginnt der Schmerz in ca. 75% okulofrontotemporal und nicht im Nacken. Der Schmerzcharakter ist eher pochend-pulsierend, sehr heftig und nicht wie beim ZGK eher ziehend, bohrend. Die Migraine-Attacke dauert üblicherweise 4 bis 72 Stunden und wird von ausgeprägten vegetativen Symptomen wie Übelkeit, Brechreiz und Erbrechen, sowie Lärm- und Licht-Überempfindlichkeit begleitet. Der ZGK ist im Gegensatz zur attackenweise auftretenden Migraine ein überwiegend täglicher Kopfschmerz, bei dem in der Regel die vegetativen Symptome der Migraine weniger ausgeprägt sind. Bei der Migraine findet sich in etwa 60% eine familiäre Belastung (Pfaffenrath 2001), die ersten Attacken beginnen oft in der Kindheit.

Spannungskopfschmerz

Der **Spannungskopfschmerz** ist beidseitig und von dumpf-drückender Qualität. Er wird bei überwiegender Lokalisation im Hinterkopf und Nackenbereich leicht mit dem ZGK verwechselt. Bleibt bei diesem Schmerzbild die Manualtherapie erfolglos, muss vor allem an den Spannungskopfschmerz gedacht werden. Die Definition des Spannungskopfschmerzes schließt aus, dass der Schmerz symptomatische Folge einer körperlichen Störung ist. Es muss aber berücksichtigt werden, dass nahezu jeder chronische oder rezidivierende Schmerz eine muskuläre Reaktion auslöst, die ihrerseits wieder Schmerzsyndrome hervorruft. Lohse-Busch (2002) fand bei 44 Kindern mit Spannungskopfschmerz 27 mal ein funktionelles Defizit in Höhe von O/C1, 36 mal ein Defizit bei C2/3 und noch 20-mal eine ISG Störung.

Trigeminusneuralgie

Bei der **Trigeminusneuralgie** kommt es einseitig zu extrem heftigen, scharfen, elektrisierenden, blitzartig einschießenden Schmerzattacken. Die Schmerzen sind streng begrenzt auf den Trigeminusversorgungsbereich, überwiegend V_2 und V_3 isoliert oder in Kombination V_2 und V_3 bzw. V_2 und V_1. Die Schmerzen sind von Sekunden Dauer, können aber gelegentlich auch mit Salven von Minuten Dauer einhergehen. Ausgelöst werden die Schmerzanfälle durch einfachste Berührung der Wangen, Kauen und Sprechen, Zähneputzen, aber auch emotionalen Stress. Die Trigeminusneuralgie stellt ein klar umschriebenes Krankheitsbild dar. Zunächst ist ein Therapieversuch mit Oxcabazepin oder mit Carbamazepin zu unternehmen. Wenn aber die Kriterien der Neuralgie nicht typisch sind und Verwischungen der Schmerzregion bzw. der Schmerzcharakateristika zu beobachten sind, muss an die »Pseudotrigeminusneuralgie« (Lewit 1977) gedacht werden, die sehr gut auf eine Manualtherapie der Kopfgelenke anspricht.

Sicher ist die Warnung von Sjaastad et al. (1990), Pfaffenrath (2001) berechtigt, nicht jeden Kopfschmerz als zervikogen zu bezeichnen. Die Diagnose aufgrund der Lokalanästhesie ist sicher auch ein pragmatischer Weg zur korrekten Diagnose. Wiederholte Lokalanästhesie vom n. occipitalis major oder von C2/3 führen nachweislich zu einer anhaltenden Beschwerdelinderung (Inan et al. 2001), wobei ein Vergleich der Effektivität zwischen N. occipitalis major mit C2/3 keine unterschiedlichen Erfolge erkennen lässt.

Von Manualtherapeuten wäre dann aber zu empfehlen, die Diagnose einer zervikogenen Cephalgie dann zu stellen, wenn durch eine Lösung der funktionellen Kopfgelenksstörung die Kopfschmerzen zum Verschwinden gebracht werden. Wird diesem Vorgehen gefolgt, muss doch wesentlich häufiger von einem zervikogenen Kopfschmerz gesprochen werden, als gemeinhin von nicht-manualtherapeutischer Seite behauptet wird. Aus der Praxis muss dies besonders betont werden, wenn Pfaffenrath 2001 schreibt, dass die Bedeutung der Manualtherapie für den ZGK Kopfschmerz nicht schlüssig geklärt sei.

Wie oben dargelegt, gibt es nicht *das* für eine funktionelle HWS-Störung typische Schmerzbild. Sicher aber ist, dass eine funktionelle HWS-Störung

für die Entstehung, Unterhaltung, Therapieresistenz und Chronifizierung verschiedener Schmerzsyndromen bedeutungsvoll ist. Die ZGK spricht häufig schlecht auf die üblichen Analgetika an, so dass diese Medikamente eine kausale Therapie, die manuelle Behandlung der funktionellen Kopfgelenksstörung nicht ersetzen kann. Dies bedeutet, dass aufgrund der Neuroplastizität und des Schmerzgedächtnisses des ZGK sehr schnell chronifiziert. *Die Chronifizierung des ZGK ist kein spezifisches Problem der funktionellen Kopfgelenksstörung, sondern vielmehr die Folge einer nicht durchgeführten Kausaltherapie.*

11.1.4 Sonderformen der Schmerzbilder bei funktionellen Kopfgelenkstörungen

Schulkopfschmerz

Gutmann (1982) beschrieb symptomatische Kopfschmerzen, die während der Schulzeit und während der Arbeit an den Hausaufgaben auftreten. Aufgrund röntgenologischer Untersuchungen konnte er diesen *Schulkopfschmerz* auf eine Schwäche der Ligamente der oberen HWS, besonders des Lig. transversum atlantis zurückführen. Der Schulkopfschmerz lässt sich leicht bessern, wenn die Kinder an einem Pult mit 12,5° Neigung arbeiten und so nicht mehr gezwungen sind, den Kopf ständig vorzubeugen.

Pseudosinugener Kopfschmerz

Ist bei dem ZGK der Nacken- und Hinterkopfschmerz nur gering ausgeprägt und steht der Stirn- und Gesichtsschmerz im Vordergrund, denkt der Patient zunächst an eine Nasennebenhöhlenerkrankung. Eine Sinusitis ist HNO-ärztlicherseits sicher zu diagnostizieren. Ist eine Sinusitis von HNO-Seite und eine Erkrankung von ophthalmologischer Seite ausgeschlossen, muss eine Untersuchung der oberen HWS und der Kiefergelenke erfolgen. Dieser Stirn- und Gesichtsschmerz ist so häufig, dass Sauer (1988) den Begriff des »Pseudosinugenen Kopfschmerzes« geprägt hat.

Otalgie

Die Otalgie ist definiert als Ohrenschmerz ohne Ursache am Ohr selbst (Beck 1983). In der Regel ist schon durch orientierende Untersuchung eine ursächliche Kiefergelenksstörung unschwer abzugrenzen; erfahrungsgemäß wird gerade sie allerdings besonders häufig übersehen. Darüber hinaus bedingt die komplizierte Nervenversorgung von äußerem Ohr und Mittelohr eine besonders komplexe Differentialdiagnostik. Mit Verbesserung der Kenntnisse über funktionelle HWS-Störungen hat sich gezeigt, dass nach Ausschluss organischer Ursachen der vertebragene Schmerz zu den häufigsten Ursachen der Otalgie zählt:

 ▬ Der Schmerz wird angegeben im Gehörgang oder »tief im Ohr«, seltener diffus »in der ganzen Ohrgegend«. Er entspricht einem »referred pain«, einem übertragenem Schmerz bei Funktionsstörungen der oberen HWS, vorwiegend der Kopfgelenke, mit Schmerzübertragung auf den N. auriculotemporalis, einen Ast des N. trigeminus, auf den N. occipitalis minor aus C2 und/oder auf den N. auricularis magnus aus C3. Der Schmerz verschwindet mit der Beseitigung der ursächlichen Blockierung(en).

 ▬ Deutlich unschärfer wird als Otalgie nicht selten ein dumpfer Schmerz geklagt, der bei genauerem Nachfragen mehr retroauriculär lokalisiert wird. Er ist Ausdruck einer Myalgie und/oder einer Insertionstendinose tiefer Nackenmuskeln bei funktionellen Kopfgelenksstörungen (fKGS). Bei dieser Form der Otalgie bestehen fast immer auch spontane Schmerzen »im Nacken«. Der Untersucher wird immer einen druckschmerzhaften Atlasquerfortsatz palpieren können (Biesinger u. Heiden 1994). Die Beschwerden treten posttraumatisch oder bei längerer statischer Belastung, z. B. langem Sitzen (sog. Schulkopfschmerz–Gutmann) auf. Auf die Otalgie bei einer kraniomandibulären Dysfunktion wird in dem entsprechenden Abschnitt eingegangen.
   – Differenzialdiagnostisch (Biesinger u. Heiden 1994) muss die häufig zu beobachtende vertebragene Otalgie abgegrenzt werden gegen eine Neuralgie des Ggl. geniculi, (,Intermediusneuralgie' Hunt), eine Neuralgie des N. auriculotemporalis, eine Neuralgie des R. auricularis N. vagi (auch symptomatisch bei Prozessen im Pharynx), sowie gegen dentogene Prozesse und gegen die Arteriitis temporalis.

Eine Otalgie wird in unserem Patientengut in 5,6% geklagt. Nicht vergessen werden darf in diesen Fällen die manuelle Untersuchung der oberen HWS. Bei einer vertebragenen Otalgie findet sich das funktionelle Defizit immer ipsilateral.

Globusgefühl

Das Globussyndrom bezeichnet ein intermittierendes Fremdkörper- u. Engegefühl im Rachen mit Räusperzwang, Stimmstörung und Schmerzen beim Leerschlucken (funktionelle Dysphagie). Liegt eine morphologische Ursache (Entzündung oder Tumor im Bereich des Pharynx, Larynx oder Oesophagus) vor, wird in der Regel nicht von einem Globus gesprochen. Die Bezeichnung »Globus hystericus« trifft meist nicht zu. Das Globussyndrom ist häufig Begleitsymptom einer funktionellen Dysphonie und vor allem ein Symptom einer funktionellen HWS-Störung, meist in Höhe von C2/3 und C3/4. Wenn HNO-ärztlicherseits eine morphologische Ursache für das Globusgefühl ausgeschlossen wurde, muss vor allem an eine HWS-Störung gedacht werden. Wird diese manualtherapeutisch behandelt, verschwindet sehr schnell das gesamte Beschwerdebild.

Hyoidtendopathie

Hierzu s. Seifert 1982, 1988. Die Muskelansätze am Zungenbein können schmerzhaft, myogelotisch verändert sein. Über den M. und das Lig. stylohyoideus können die Schmerzen bis ins Ohr ausstrahlen. Die Diagnose ist leicht zu stellen, wenn das Hyoid zwischen Daumen und Mittelfinger gefasst und horizontal bewegt wird. Therapeutisch muss einerseits das funktionelle Defizit in der oberen HWS behandelt werden. Sehr erfolgreich kann auch die therapeutische Lokalanaesthesie (Infiltration an den Schmerzpunkten am Zungenbein) eingesetzt werden.

11.1.5   Referred pain

Während bei einer funktionellen HWS-Störung die Lokalisation des Kopfschmerzes nicht sicher vorhersehbar ist, oder umgekehrt aus dem Schmerz nicht auf eine bestimmte HWS-Störung geschlossen werden darf, gibt es bei dem Projektionsschmerz, dem »referred pain« deutliche Beziehungen zwischen dem Triggerpunkt und dem Projektionsschmerz. Der Schmerz ist von dem Triggerpunkt oft weit entfernt. Der Projektionsschmerz liegt ip-

◘ **Tabelle 11.1** Schmerzzonen im Kopfbereich und mögliche Triggerpunkte, von denen diese Schmerzen ausgelöst werden. (Nach Travell u. Simons 1982)

Schmerzzone	Triggerpunkt
Occipitaler Schmerz	▬ Vorderrand des Trapezius ▬ Sternocleidomastoideus, oberflächlicher und tiefer Anteil ▬ Digastricus ▬ Temporalis, pars posterior
Scheitelmitte	▬ Sternocleidomatoideus, oberflächlicher Anteil
Schläfenbereich	▬ Vorderrand des Trapezius, Sternocleidomastoideus, oberflächlicher Anteil ▬ Temporalis, pars anterior ▬ Semispinalis capitis
Stirnkopfschmerz	▬ Sternocleidomastoideus, tiefer Anteil ▬ Frontalis ▬ Zygomaticus major
Ohr und Kiefergelenk	▬ Pterygoideus lateralis et medialis ▬ Masseter, tiefer Anteil ▬ Sternocleidomastoideus, tiefer Anteil
Augen und Augenbrauen	▬ Sternocleidomastoideus, oberflächlicher Anteil ▬ Temporalis, pars anterior ▬ Splenius cervicis ▬ Masseter ▬ Occipitalis
Wangenbereich	▬ Sternocleidomastoideus, oberflächlicher Anteil ▬ Masseter ▬ Platysma (in Höhe des mittleren SCM)
Zahnschmerzen	▬ Temporalis, pars anterior ▬ Masseter ▬ Digastricus anterior

silateral vom Triggerpunkt. Nach längerer Reizeinwirkung (nozizeptive Reizverarbeitung) entstehen in der Muskulatur, Faszien oder Ligamenta strang- oder knötchenförmige Verdickungen, die spontan bei physiologischen Belastungen den Projektionsschmerz auslösen. Von diesen aktiven Triggerpunkten sind die latenten zu unterscheiden, die sich erst nach starker Reizung (Druck, Nadel) zu erkennen geben. Therapeutisch ist der Triggerpunkt mit einer Infiltrationsanästhesie und die Projektionszone mit Quaddeln anzugehen. In neuerer Zeit sind besonders Travell u. Simons (1982) auf die Triggerpunkte und den referred pain eingegangen.

Eine Darstellung der verschiedenen Triggerpunkte und ihr Projektionsgebiet würde den Rahmen dieses Buches sprengen. Zusammenfassend sollen jedoch die Schmerzzonen im Kopfbereich zusammen mit den möglichen Triggerpunkten tabellarisch aufgeführt werden (◘ Tabelle 11.1).

Der referred pain entspricht kaum mal dem Versorgungsbereich eines bestimmten Nerven. Neben dem oft dumpfen Schmerz findet sich im Projektionsbereich meist eine Hyperalgesie (nie eine Hypalgesie), eine gesteigerte Muskelaktivität und eine veränderte Vasokonstriktion oder -dilatation. Die Zusammenstellung lässt erkennen, welche diagnostischen Gesichtspunkte bei dem Kopfschmerz angestellt werden müssen. Durch die Möglichkeit der therapeutischen Lokalanaesthesie können diese Beschwerden sehr erfolgreich behandelt werden.

11.2   Der vertebragene Schwindel

Der vertebragene Schwindel ist eines der Hauptdomänen der Manualmedizin. Bei fast der Hälfte der Schwindelpatienten kann die manuelle Behandlung der Kopfgelenke wahre Wunder bewirken oder zumindest eine deutliche Beschwerdelinderung erreichen (in neuerer Zeit wiesen verschiedene Kliniken auf die exzellenten Therapieerfolge der Manualtherapie bei vertebragenen Gleichgewichtsstörungen hin, so Karlberg et al. 1996; Niere u. Robinson 1997; Galm et al. 1998; Kaeser u. Ettlin 1999; Bracher et al. 2000; Heikkila et al. 2000; Wrisley et al. 2000). In einer retrospektiven Studie (Hölzl u. Hülse 2002) wurden 100 Patienten nach dem weiteren Krankheitsverlauf ihrer Schwindelbeschwerden befragt. Die Patienten waren allein nach dem Kriterium, dass eine Manualmedizin bei Ihnen durchgeführt, ausgesucht und angeschrieben worden. Die letzte Behandlung musste mindestens 6 Monate zurückliegen. Obwohl die Schwindelbeschwerden vor der Erstvorstellung in unserer Ambulanz bereits durchschnittlich 17,8 Monate bestanden hatten, und sie von den verschiedensten Fachrichtungen medizinisch untersucht und behandelt worden waren, gaben 82% der Befragten nach der Manualbehandlung eine anhaltende Beschwerdefreiheit oder nur noch minimale Restbeschwerden an. Diese Zahlen werden von vielen Manualtherapeuten bestätigt. Umso erstaunlicher ist es, dass auch heute die Diskussion, ob es einen vertebragenen Schwindel gibt, immer noch sehr kontrovers geführt wird. So berichtet Kruse (2000) über das 24. Interdisziplinäre Form der Bundesärztekammer mit dem Thema »Leitsymptom Schwindel«: Etwa 10% aller Patienten des Allgemeinarztes und bis zu 20% aller Patienten der Neurologen und HNO-Ärzte geben als Leitsymptom einen Schwindel an. T. Brandt hob auf diesem Kongress hervor, dass Schwindel keine Krankheitseinheit ist sondern »fächerübergreifende, multisensorische und sensomotorische Syndrome unterschiedlicher Ätiologie und Pathogenese umfasse«. A. Eckhardt-Henn gab auf diesem Kongress an, dass sie den Anteil des psychogen verursachten Schwindels auf etwa 30 bis 50% psychiatrischer und psychosomatischer Störungen, die sehr häufig mit Angststörungen, depressiven und somatoformen Störungen einhergehen, schätze. Patienten würden den Schwindel quasi als Ersatz für das »Symptom

Angst« nehmen. Bei anhaltenden Beschwerden ohne klare Ursache sollte deshalb frühzeitig ein Psychosomatiker hinzugezogen werden (Vetter 2000). In einer anschließenden Diskussion führte Brandt auf dem Kongress 2000 aus: »Der Orthopäde ist von seiner fachlichen Ausrichtung und Ausbildung kein Spezialist, zu dem man Patienten mit dem Leitsymptom Schwindel überweist... Es gibt keine orthopädische Erkrankung mit dem Leitsymptom Schwindel. *Die Diagnose eines zervikogenen Schwindels ist eine Verlegenheitsdiagnose.*«

Diese im Deutschen Ärzteblatt publizierten Feststellungen widersprechen absolut den Erfahrungen in der täglichen Praxis. Diese Feststellungen sind aber auch der Grund dafür, dass viele Patienten erst eine lange Odyssee erleiden müssen, bevor bei ihnen eine korrekte kausale Therapie des Schwindels, die Behandlung einer funktionellen HWS-Störung, durchgeführt wird. Die Folge hiervon ist dann, dass erst durch die verzögerte korrekte Behandlung eine Chronifizierung des Beschwerdebildes eintritt und somit die Erfolgschancen der Manualmedizin sich verschlechtern. Deutlich pragmatischer und differenzierter als auf dem Kongress 2000 sind jedoch die Ausführungen von Brandt u. Bronstein (2001), wenn abschließend festgestellt wird: »Zusammenfassend kann festgestellt werden, dass Schwindel von Nackenschmerzen begleitet werden kann und im Anschluss von Schädeltraumen, Whiplash-Verletzungen oder Halswirbelsäulenerkrankungen auftritt. In einigen Fällen kann Physiotherapie eine dramatische Besserung erzielen... Wenn es einen zervikalen Schwindel gibt, ist das Vorgehen das gleiche, wie bei den zervikalen Kopfschmerzsyndromen und diese Behandlung sollte keinem Patienten versagt bleiben«.

> ❶ **Wichtig**
> **Unter vertebragenem Schwindel wird ein Schwindel verstanden, der durch eine Störung im Propriozeptorenbereich der Kopfgelenke ausgelöst wird. Eine solche Störung wird durch ein funktionelles Defizit in der oberen Halswirbelsäule hervorgerufen.**

Der vertebragene oder zervikogene Schwindel bezeichnet also *nicht* Schwindelbeschwerden, die auf eine Durchblutungsstörung im Bereich der A. vertebralis oder der A. basilaris zurückgeführt wird.

11.2.1   Physiologie

Wegen der Beweglichkeit des Halses ist die Kopfstellung nicht identisch mit der Körperstellung, so dass die Lage des Individuums im Raum nur durch die kombinierte Verrechnung von vestibulären (Kopfstellung und -bewegung) und propriozeptiven Impulsen aus den Halsrezeptoren (Kopf-zu-Rumpfstellung) erfasst werden kann. Die Koordination von Kopf-, Augen- und Körpermotorik erfordert also die »Verrechnung« labyrinthärer, visueller und propriozeptiver Impulse. Um einem bewegten Objekt mit dem Blick folgen oder etwas gezielt greifen zu können, muss in die motorischen Kommandos an die beteiligten Muskeln stets auch die Information über die Kopf-zu-Körperstellung eingehen. Den Propriorezeptoren im Kopfgelenksbereich muss bei der Koordination von Kopf- und Augenbewegungen, sowie bei der Kontrolle der Körper- und Extremitätenstellung eine Schlüsselrolle zukommen (Neuhuber u. Bankoul 1992). Diese Rezeptoren liegen besonders in den kürzeren, gelenknahen Muskeln im Kopfgelenksbereich. Diese Muskeln sind besonders reich an Muskelspindeln, Lamellenkörperchen und anderen Rezeptortypen (Dutia 1991). Es muss davon ausgegangen werden, dass die für die Raumorientierung wichtigen Informationen über die Kopf-zu-Rumpfpositionen hauptsächlich von diesen muskulären Rezeptoren stammen und weniger von den Rezeptoren in den Kapseln und Bändern der Halswirbelgelenke (Dutia 1991).

Wesentliche Faktoren einer Dysfunktion des »Halsteils« des Gleichgewichtsapparats könnten eine Unausgewogenheit des direkten propriozeptiven Einstroms zum Vestibulariskernkomplex aus den Halsmuskeln (z. B. bei einem funktionellen Defizit im Bereich der Kopfgelenke), oder ein vermehrtes Durchdringen nicht-propriozeptiver Afferenzen (störendes »Rauschen«, Neuhuber u. Bankoul 1992) aus dem Bewegungsapparat des Halses zu den Vestibulariskernen sein. Bei jeder Gelenkblockierung ist das gesamte Arthron betroffen. Für den Kopfgelenksbereich bedeutet dies, dass ein Hypertonus der tiefen Nackenmuskulatur als Folge der Blockierung zu einer Irritation der Propriozeptoren in diesen Muskeln führt. Daraus resultiert eine **Änderung des Afferenzeinstroms zum Rückenmark und zum Hirnstamm.** Die Komplexität des Gleichgewichtssystems besonders unter Berücksichtigung der Afferenzen aus dem Kopfgelenksbereich erklärt die vielseitige, subjektive Störung, die als »Schwindel« vom Patienten geklagt wird. Schwindel ist definiert als eine subjektive, kortikale Mißempfindung mit Verbindung zum limbischen System, die sich aus einem Mißverhältnis zwischen den Afferenzmustern der verschiedenen in die Gleichgewichtsregulation eingehenden Sinnessysteme einerseits und der sensorischen Erwartung andererseits ergibt. Eine einseitige Irritation der Rezeptoren im Kopfgelenksbereich, wie sie bei einem Muskelhypertonus bei Kopfgelenksblockierung vorliegt, wird z. B. der vestibulären Verrechnungsstelle signalisieren, dass der Kopf zum Rumpf nach rechts rotiert ist, eine Information die den anderen Wahrnehmungen vom Auge aber auch von den Rezeptoren aus den unteren Extremitäten widerspricht. Über den zervikookulären Reflex wird aber auch das Auge beeinflusst (Wappner et al. 1951; McCrea et al. 1999): die subjektiv empfundene visuelle Vertikale wird bei geradem Kopf allein durch einseitige elektrische Stimulation der Nackenmuskulatur abgelenkt.

11.2.2   Symptomatik

Anamnese

Fast 40% der Patienten können weder den exakten Zeitpunkt noch ein bestimmtes Ereignis für den Beginn der Beschwerden angeben. *Dieser hohe Prozentsatz ist deshalb von Bedeutung, als er erkennen lässt, dass an ein Zervikalsyndrom nicht nur nach einem Unfall gedacht werden darf.* Darüber hinaus zeigt diese Zahl, dass nicht immer ein ‚desiderium rentis' eine chronische Schwindelsymptomatik erklärt. Selbst bei einer reinen Psychogenität wird häufiger, schon um das reine Kausalitätsbedürfnis zu befriedigen, ein ursächliches Ereignis angeführt. Die Bedeutung der Anamnese als wesentlicher Schritt zur Diagnose ist unbestritten. Die Unsicherheit einer Angabe über den Beginn der Beschwerden zeigt jedoch, dass es eine für den vertebragenen Schwindel pathognomonische Anamnese *nicht* gibt. Bemerkenswert war die Angabe bei 5 unserer Patienten, dass eine wegen anderer Beschwerden durchgeführt Manualtherapie erst die Schwindelbeschwerden auslöste. Die häufigste Komplikation bei manualtherapeutischen Eingriffen ist übrigens Schwindel (Dvorak u. von Orelli 1982), wobei nicht immer an eine Irritation der A. vertebralis gedacht werden darf. In einigen

Fällen wird ein vertebragener Schwindel nach einer klassischen Bindegewebsmassage erstmals geklagt. Sauer (1994) spricht von einem »Postmassagesyndrom«, das nicht selten mit einer Latenz von 2–5 Tagen nach einer Massage des Nackens auftritt. Foye et al. (2002) berichteten über Schwindelbeschwerden, die allein durch die Hyperextension des Halses beim Haarwaschen in einem Frisiersalon auftreten. Auch die Traktion und Überstreckung des Halses bei der Intubation kann zu Kopfschmerzen und Schwindel führen (Goldmann et al. 2002). Solche Einzelbeobachtungen dokumentieren wiederum, dass eine funktionelle Kopfgelenksstörung eine klinisch relevante subjektive und objektive Gleichgewichtssymptomatik hervorrufen kann.

Subjektive Schwindelsymptomatik

Drehgefühl. Eine vestibuläre Läsion oder eine Labyrinthreizung (z. B. calorische oder rotatorische Reizung) verursacht einen klaren, deutlichen Drehschwindel: der Betroffene hat das Gefühl, als ob er sich selbst dreht oder als ob sich die Umgebung um ihn drehe Der Patient kann, wenn es sich nicht um einen Sekundenschwindel handelt, angeben, in welche Richtung sich die Umgebung dreht: so wird z. B. bei einem Nystagmus nach rechts eine Drehen der Umgebung nach rechts empfunden. Auch bei dem optokinetischen Nystagmus wird eine Bewegung empfunden. Diese Erfahrung hat schon jeder gemacht, wenn er in einem stehenden Zug sitzt und ein Nachbarzug sich langsam in Bewegung setzt. Im Gegensatz zu dem vestibulären und oculären Schwindel ist bei einer Irritation im proprioceptiven System eine Scheinbewegung nicht zu empfinden. Und dennoch geben ca. ein Drittel aller Patienten mit einem vertebragenen Schwindel einen »Drehschwindel« an. Typisch ist bei diesen Patienten jedoch, dass im Gegensatz zu den Patienten mit einer vestibulären Störung oder mit einem oculären Schwindel die Drehrichtung fast nie angegeben werden kann. Vielmehr klagt der Patient, dass es »im Kopf drehe«. Bei diesen Patienten findet man unter der Frenzelbrille oft keinen Spontannystagmus, obwohl bei der Untersuchung ein Drehschwindel angegeben wird. Auffällig häufig findet sich bei Patienten nach einer HWS-Distorsion in den ersten Tagen die Angabe über Drehschwindel. Innerhalb von Wochen oder Monaten wandelt sich das das Bild des Schwindels und geht in einen anhaltenden asystemischen Schwindel über.

Asystemischer Schwindel. In zwei Drittel wird ein eher asystemischer Schwindel angegeben. Im Vordergrund stehen die Schilderungen eines »Unsicherheitsgefühls«, »Trunkenheitsgefühls«, »Schwankschwindels« und »Taumeligkeitsgefühls«. In einigen Fällen kann nicht sicher entschieden werden, ob der Patient mit einem vertebragenen Kopfschmerz diesen als Schwindel angibt, da er sich durch die starken Hinterkopfschmerzen »verunsichert« fühlt.

11.2.3   Untersuchungsbefund

Allgemeine neurootologische Untersuchung:

Nach Erhebung des HNO-Inspektionsbefundes erfolgt die Höruntersuchung mit Hörschwellenaudiogramm, Stapediusreflexaudiometrie und möglichst mit Hirnstammaudiometrie. Es folgt die Untersuchung auf Blickrichtungs- und Spontannystagmus, anschließend die Untersuchung mit der Frenzelbrille. Nach der Prüfung auf Kopfschüttelnystagmus wird nach einem unter der Frenzelbrille erkennbaren Zervikalnystagmus (CN) gefahndet. Die de Kleijn'sche Probe lässt bei positivem Ausfall an eine Insuffizienz der A. vertebralis denken. Der Patient muss mit dem ihm bekannten Provokationsmanoever einen »subjektiven Schwindel« auslösen. In Einzelfällen kann allein durch feste Palpation des gestörten Wirbelgelenkes ein unter der Frenzelbrille erkennbarer Nystagmus verbunden mit subjektivem Schwindel ausgelöst werden. Nach der Untersuchung der vestibulospinalen Reaktionen (Romberg, Unterberger, Blindgang und Hautand) folgt die manuelle, etagenweise Untersuchung der Halswirbelsäule unter besonderer Berücksichtigung der Kopfgelenke. Beim vertebragenen Schwindel weist der Manualbefund immer ein funktionelles Defizit in Höhe der Articulationes atlantooccipitales und/oder atlantoaxiales und/oder C2/C3 auf. Ein vertebragener Schwindel ist ohne einen solchen Manualbefund im Kopfgelenksbereich nicht zu diagnostizieren. Die Höhe der Gelenk-Dysfunktionen (Occiput bis C2/C3) lässt erkennen, dass die beim älteren Menschen regelmäßig anzutreffenden degenerativen Veränderungen der unteren Halswirbelsäule, die oft eindrucksvoll im Röntgenbild erkennbar sind, für die Diagnose des vertebragenen Schwindels unerheblich sind.

Mit der anschließenden Untersuchung auf dem Lagetisch einschließlich der Lagerung nach Hallpike muss eine Canalolithiasis ausgeschlossen werden. Die Canalolithisiasis darf nicht mit einem HWS-Syndrom verwechselt werden, besonders da sie mit dem Lagerungsmanoever von Semont (Hamann 2000; Strupp 2001) so erfolgreich behandelt werden kann.

Die vestibulospinalen Reaktionen

Den Propriorezeptoren im Kopfgelenkbereich kommt bei der Koordination von Kopf- und Augenbewegungen, sowie bei der Kontrolle der Körper- und Extremitätenstellung eine Schlüsselrolle zu. Die Afferenzen aus dem Proprioceptorensystem sind besonders für die automatischen posturalen Reflexe von enormer Bedeutung, weniger für das bewusst werden der Kopfbewegung. Die tonischen Nackenreflexe wurden von Magnus (1924) untersucht (◘ Abb. 11.1).

Beim Neugeborenen können diese Stellreflexe noch regelmäßig nachgewiesen werden: Bei Kopfrotation werden die Extremitäten der Gesicht zugewandten Seite gestreckt und die Extremitäten der Gegenseite flektiert. Kopfrückneigung führt zu einer Streckung der vorderen Gliedmaßen und zu einer Flexion der Beine – Kopfanteflexion führt zur Flexion in den oberen Extremitäten und Streckung in den Beinen (ein Verhalten, das sich jeder Turner beim Handstand automatisch zu Nutze macht.) Diese Reflexe werden im Säuglingsalter nicht einfach abgebaut, vielmehr werden diese primitiven Reflexe in die Bewegungsmuster des heranwachsenden Kindes eingebaut.

Die Bedeutung der posturalen Nackenreflexe wird deutlich, wenn im Propriorezeptorenbereich der Kopfgelenke eine Störung auftritt. Experimentell wurde dies von Dietrich et al. (1993) beschrieben: wenn die dorsale Wurzel von C2 durch Lokalanaesthesie (durchgeführt zur Behandlung eines zervikogenen Kopfschmerzes) die Patienten zur anaesthesierten Seite abwichen.

Allum et al. (1995) konnten bei ihren Untersuchungen an Patienten mit und ohne Vestibularisstörungen nachweisen, dass die vordere Beinmuskulatur deutlich von einem vestbulospinalen und proprioceptiven »input« beeinflusst wird, während der Triceps surae vor allem von Rezeptoren aus den Fußgelenken und Knien moduliert wird.

Zum Nachweis der pathologischen posturalen und spinovestibulären Reflexe bieten sich eine Vielzahl einfacher Teste an.

Hüftabduktion (Priener Abduktionstest)

Hierzu ◘ Abb. 11.2. Bei einer Irritation der Kopfgelenke ist regelmäßig im Priener Abduktionstest eine Einschränkung der Hüftabduktion erkennbar. Bei einer Kopfgelenksblockierung kann die Hüftabduktion um bis zu 50° vermindert sein und wird sich nach einer erfolgreichen Manualtherapie sofort vollkommen normalisieren. (Dieser Test ist so zuverlässig, dass er zur Kontrolle der Manualtherapie herangezogen werden kann).

Zwei-Waagen-Test

Bei diesem Test stehen die Patienten mit jedem Bein auf je einer Waage. Bei gleichmäßiger Belastung der Beine werden beide Waagen ein gleiches Gewicht anzeigen. Rechts-Links-Differenzen von 5 kg und mehr sind als pathologisch zu werten. Da die Kopfgelenke einen starken Einfluss auf den Tonus der gesamten Rückenmuskulatur haben, konnten von 45 Patienten mit einer Kopfgelenksblockierung nur 6 beide Beine symmetrisch belasten. Von den übrigen 39 Patienten normalisierte sich der Befund in 28 Fällen nach »Lösung« der Blockierung (Lewit 1992).

Einbeinstand

Dieser Test hat sich besonders bei Kindern bewährt, da er spielerisch durchgeführt werden kann. Bei pathologischen Befunden können selbst größere Kinder und auch Erwachsene die Balance kaum 10 s auf einem Bein halten.

Posturographie

Bei der Posturographie steht der Patient auf einer Posturographieplatte. Diese Untersuchung bietet den großen Vorteil, dass die Untersuchung mit geradem Kopf, aber auch mit nach rechts bzw. links rotierten Kopf durchgeführt werden kann (Alund et al. 1991; Karlberg et al. 1996; Conte et al. 1997; ◘ Abb. 11.3).

Craniocorporographie

Hierzu ◘ Abb. 11.4. Das CCG ist lediglich eine Registrierung der bekannten Untersuchungen nach

Romberg und Unterberger. Dem entsprechend führt man ein »statisches CCG« und ein »dynamisches CCG« durch.

Im statischen CCG (entsprechend dem Romberg' Versuch) werden Kopf- und Schulterbewegungen getrennt aufgezeichnet. Soto Varela et al. (2001) sehen in dem statischen CCG eine aussagekräftige Methode für die Diagnostik eines vertebragenen Schwindels auch in der Abgrenzung zu einem vestibulären Schwindel.

Bei dem dynamischen CCG muss der Patient in einem vollkommen dunklen Raum 60 s barfuss auf Teppichboden auf der Stelle treten. Durch die Sensoren auf dem Helm und den Schultern wird jede Bewegung aufgezeichnet. Die Untersuchungsergebnisse sind bei der von Claussen zuerst beschriebenen Aufzeichnung mit einer Polaroid-Kamera sehr gut reproduzierbar. Hülse u. Hölzl (2000) führten bei 102 Patienten mit einer funktionellen Kopfgelenksstörung die dynamische CCG durch. Der Ausgangsbefund wurde zwei Mal aufgezeichnet. Der Körpereigenspin während der ein-minütigen Untersuchung lag durchschnittlich bei 60°. Nach erfolgter Manualtherapie der Kopfgelenke zeigte sich bei dem dynamischen CCG eine hochsignifikante Besserung (Körpereigenspin von 10°). Diese Untersuchung unterstreicht, dass ein pathologisches CCG auch mit *einem verbreiterten Schwanken nur in seltenen Fällen auf eine Hirnstammschädigung zurückgeführt werden kann*, sondern in den meisten Fällen eine funktionelle Kopfgelenksstörung angenommen werden muss (◘ Abb. 11.5).

Die Untersuchung auf Zervikalnystagmus

Hierzu ◘ Abb. 11.6. Der propriozeptive Zervikalnystagmus (CN) wird auch heute sehr kontrovers diskutiert. Üblicherweise wird der CN untersucht, indem die notwendigen Drehstuhlbewegungen sowie die Fixierung des Kopfes des Patienten manuell durchgeführt werden. Damit sind labormäßig reproduzierbare Testbedingungen nicht gegeben. Holtmann et al. (1988), Holtmann u. Reimann (1989) führen nun eine Fixierung des Kopfes mit einem »Kopffixiergestänge« und einer zusätzlichen Oberkieferzahnfixierung durch. Erfolgt nun eine Rumpfdrehung mit einer Geschwindigkeit von 5°/s, so war bei den gesunden Probanden »fast immer« (Holtmann u. Reimann 1989) ein Zervikalnystagmus zu registrieren. Fast regelmäßig war auch

ein sog. zervikaler Nachnystagmus zu beobachten, der *einige* Sekunden in den tonischen Halteteil der Untersuchung hineinreicht. Die Untersuchungen von Holtmann et al. (1988), Holtmann u. Reimann (1989) betonen, dass subjektive Empfindungen, die Instruktionen an den Patienten bei der Untersuchung und die Rumpfdrehgeschwindigkeit das Untersuchungsergebnis wesentlich beeinflussen. In ihrem Artikel schreiben Holtmann u. Reimann (1989) abschließend: »Der Halsdrehtest wird sich nur dann als eine gültige klinische Untersuchungsmethode etablieren, wenn sich die zerviko-okulären Reizantworten Gesunder von denen Kranker unterscheiden und wenn die erhobenen Befunde reproduzierbar sind.« Brandt u. Bronstein (2001) betonen, dass ein CN als diagnostisches Kriterium für den vertebragenen Schwindel ungeeignet sei, da dieser Nystagmus auch bei gesunden Probanden vorkomme und bei Patienten ohne vertebragenen Schwindel besonders ausgeprägt sei. (Besonders die Untersuchungen mit dem dynamischen CCG bei »gesunden« Probanden hat gezeigt, dass eine Kopfgelenksstörung sehr häufig vorkommt und zu pathologischen vestibulospinalen Reaktionen führen kann, ohne dass ein subjektives Beschwerdebild angegeben werden kann. Die Feststellung, dass bei »Gesunden« ein CN nachweisbar ist, dürfte also nur nach Ausschluss einer Kopfgelenksblockierung gestellt werden).

Hülse (1983) hat wiederholt darauf hingewiesen, dass dem CN bei der vertebragenen Gleichgewichtsstörung sehr wohl eine erhebliche diagnostische Bedeutung zukommt. Besonders seit der Einführung der Videonystagmographie (VNG) hat sich die Aussagekraft der Untersuchung auf einen CN weiter verbessert, da die Untersuchung für den Patienten in einem absolut abgedunkelten Rahmen stattfindet und gleichzeitig der Untersucher auf dem Bildschirm die Augenbewegungen kontrollieren kann. Erst jetzt ist mit der Videonystagmographie auch eine Aussage über einen vertikalen CN möglich (früher war dies bei der Elektronystagmographie wegen möglicher Lidartefakte nicht sicher beurteilbar und konnte nur vermutet werden).

In unserer Klinik wird bei manuell fixiertem Kopf der Stuhl innerhalb von 5–10 s soweit wie vom Patienten toleriert gedreht. Da bei dieser Untersuchung der Patient die Augen geschlossen hält, und die Drehung des Stuhles langsam von Hand erfolgt, fehlt dem Patienten die Orientierung, wie weit der Stuhl gedreht wird. Häufig ist so eine Rotation im Bereich der Kopfgelenke weiter möglich als nach der aktiven Halsdrehung zu erwarten wäre. In der Regel werden also 70° bis 80° erreicht. Eine Augenunruhe oder ein Augengegenrucken werden nicht gewertet. Die Endstellung mit der Körperrotation wird mindestens 60 s, bei Auftreten eines Nystagmus bis 120 s, beibehalten.

> ❗ **Wichtig**
> Der Nystagmus wird dann als echter »Zervikalnystagmus« gewertet, wenn er in mindestens 15 s mindestens 6 Schläge aufweist und eine Amplitude von >2° pro Schlag besitzt. Entscheidend ist der »Nachnystagmus« nach Erreichen der maximalen Körperrotation. Untersucht wird also der tonische CN.

Ein so definierter Nystagmus unterscheidet sich klar von einem »zervikalen Nachnystagmus« (Holtmann u. Reimann 1989) der »nur wenige Sekunden anhält«. Unter diesen Kriterien konnte bei *gesunden* (ohne Kopfgelenkblockierung), schwindelfreien Patienten *kein* »Zervikalnystagmus« registriert werden. Ein CN, wie er von uns beschrieben wird, erhält somit einen pathognomonischen Wert.

Eine weitere Zuordnung eines pathologischen CN ist dadurch möglich, dass häufig ein Zusammenhang zwischen Richtung des CN und Manualbefund beobachtet werden kann: meist schlägt ein einseitiger oder einseitig betonter CN zu der Seite, auf der sich das funktionelle Defizit der Kopfgelenke am stärksten zeigt. (So ist z. B. bei einer Kopfgelenksstörung links ein proprioziptiver CN nach links zu erwarten.) Ein CN ist in ca. 85% nach rechts **und** nach links nachweisbar. Aufgrund der neueren Beobachtungen kann aber nicht mehr gefordert werden, daß ein proprioziptiver CN nach beiden Seiten nachweisbar sein muss, um als CN identifiziert werden zu können; bei einem nur in eine Richtung schlagenden proprioziptivem CN muss aber ein korrelierender Manualbefund vorliegen (❏ Abb. 11.7a–c).

Die Patientin in ❏ Abb. 11.7a–c kam mit sehr ausgeprägten, anhaltenden Drehschwindelbeschwerden zu uns in die Klinik. Sie war bereits vor 1 Jahr bei uns wegen einer vertebragenen Gleichgewichtsstörung vorstellig gewesen. Damals wurde nach einer einmaligen Manualtherapie eine Beschwerdefreiheit bis zur jetzigen stationären Aufnahme erreicht. Bei der heutigen Aufnahme war das subjektive Schwindelgefühl sehr ausgeprägt. Die experimentelle Gleichgewichtsuntersuchung (rotatorisch und calorisch) ließ eine periphere Gleichgewichtsstörung ausschließen. Die neurologische Untersuchung einschließlich MRT ergab keinen richtungsweisenden Befund, so dass wiederum die massiv vorliegende Kopfgelenksstörung behandelt wurde. Die Manualtherapie wurde täglich über eine Woche bis zum Erreichen einer Beschwerdefreiheit durchgeführt. Videonystagmogaphisch konnte der Befund objektiviert und der Verlauf dokumentiert werden. Bis September 2002 stellte sich die Patienten wegen ihrer Schwindelbeschwerden nicht mehr vor.

Die reine »Körperrotation bei fixiertem Kopf« führt vor allem zu einer Bewegung im Gelenk C 1/2 und C 2/3. Um auch die anderen Kopfgelenke erfassen zu können, muss diese Untersuchung auf einen CN auch bei Kopf-ante und -retroflexion sowie bei Kopfseitneigung durchgeführt werden (❏ Abb. 11.8).

Besonders bei der Kopfanteflexion und -retroflexion können in einigen Fällen deutliche vertikale Zervikalnystagmen registriert werden. Die früher im Elektronystagmogramm vermuteten vertikalen Zervikalnystagmen konnten jetzt durch die Videonystagmographie eindeutig bestätigt werden.

Wir sind uns durchaus bewusst, dass diese Untersuchung auf einen CN bei weitem nicht den Labor mäßigen Kriterien von Holtmann oder Thoden genügt. Grundlage ist jedoch die pragmatische Vorstellung, dass ein Patient unter den Bedingungen untersucht werden muss, unter denen er einen Schwindel provozieren kann. Mit dieser groben Untersuchungsmethode und den genannten Kriterien aber läuft man kaum Gefahr, einen physiologischen Nystagmus zu registrieren.

Dass der von uns beschriebene und registrierte CN tatsächlich von pathognomonischer Bedeutung für den »vertebragenen Schwindel« ist, erkennt man daran, dass, wenn die subjektive Schwindelsymptomatik nach erfolgreicher Manualtherapie abgeklungen ist, eine VNG-Kontrolle nach der Manipulation einen CN nicht mehr nachweisen kann.

> ❶ **Wichtig**
> Eine Normalisierung des Kopfgelenkbefun-
> des, die mit einem Abklingen der subjektiven
> Schwindelbeschwerden einhergeht,
> dürfte kaum zum Verschwinden eines
> »physiologischen« Phänomens führen.

Unterstrichen wird dies nicht nur durch eigene Befunde, sondern auch durch die von Moser
(1985) und Scholtz et al. (1988) publizierten Erfahrungen.

Bei deutlichem propriozeptivem CN, entspre-
chendem HWS-Befund und erfolgreicher Manualtherapie darf jedoch nie auf die komplette neurootologische Durchuntersuchung verzichtet werden.
Eine eigene Beobachtung (Hülse 1988) bestätigte
eine Mitteilung von Dix (1983), dass bei einem Patienten mit einem Akustikus-Neurinom ein »propriozeptiver Zervikal-Nystagmus« nachgewiesen
werden konnte. Auch Lewit beschrieb 1977, dass
er »eine relativ lang anhaltende Besserung der Beschwerden« (Schwindel und Kopfschmerzen) bei
einem Akustikusneurinom manualtherapeutisch
erzielen konnte. Die Beobachtungen eines CN bei
einem Akustikusneurinom lassen hypothetische
Überlegungen zu, nach denen auch eine Irritation
der Dura zu einem CN, verbunden mit Schwindel
führen kann.

Periphere und zervikogene Gleichgewichtsstörung

Die kalorische Vestibularisuntersuchung läßt eine
periphere Gleichgewichtsstörung ausschließen oder
erkennen. Gleichzeitig erhält man auch eine Aussage über einen latenten Spontannystagmus und ein
pathologisches Richtungsüberwiegen der Nystag-
musrichtung. Eine einseitige Unter- oder Unerreg-
barkeit gehört nicht zum Bild einer vertebragenen
Gleichgewichtsstörung.

Der gesamte experimentelle Nystagmus war in
ca. 25%, vor allem nach der Amplitude ausgewertet,
sehr ausgeprägt, so dass von einer Hyperexzitabili-
tät gesprochen werden muss (Albertus 1984; Hülse 1983). Eine vertebragene Gleichgewichtsstörung
kann nicht nur neben einer peripheren Gleichgewichtsstörung bestehen, sie ist vielmehr fast regelmäßig nach länger bestehenden peripher- und
zentral-vestibulären Schwindelbeschwerden zu beobachten.

Bei gleichzeitiger vertebragener und peripher-
und zentral-vestibulärer Gleichgewichtsstörung
kommt es nicht nur zu einer Addition der Beschwerden, vielmehr scheinen sich beide Störungen eher zu
potenzieren. Vergleichende Untersuchungen über
die »zerviko-vestibuläre Interaktion« bei gesunden
Personen und bei Patienten mit einer einseitigen
Labyrinthstörung lassen erkennen, dass der Einfluss
der zervikalen Afferenzen bei den Patienten wesentlich größer ist als bei Ohrgesunden (Kobayashi et al.
1986). Wird die Kopfgelenkblockierung in diesen
Fällen erfolgreich behandelt, sind oft erstaunliche
Beschwerdelinderungen zu beobachten.

An eine vertebragene Komponente muss immer gedacht werden, wenn sich bei einem Jugend-
lichen nach einem Vestibularisausfall die Kompensation der Gleichgewichtsstörung verzögert oder
erneut Dekompensationserscheinungen auftreten.
(Bei männlichen Patienten bis zum 45. und bei
weiblichen Patienten bis zum 50. Lebensjahr wird
ein peripherer Gleichgewichtsausfall mit großer
Sicherheit innerhalb von Wochen bis Monaten zentral voll kompensiert, so dass Beschwerdefreiheit
eintritt).

Die manuelle Untersuchung der Halswirbelsäule und die Untersuchung auf einen CN sollte vor
allem dann nicht unterbleiben, wenn ein Patient
mit einem peripheren Gleichgewichtsausfall bei der
rotatorischen Prüfung eine weitgehende Kompensation erkennen lässt, aber weiter über deutlichen
Belastungsschwindel geklagt wird.

Der *Morbus Menière* darf sicher nicht mit dem
Beschwerdebild der funktionellen Kopfgelenksstörung verwechselt werden. Dennoch sind bei Meniè-
re-Patienten häufig Störungen im Bereich der oberen
Halswirbelsäule und der Kiefergelenke nachweisbar.
In dem Patientengut von Bjorne et al. (1998) wird in
75% eine Auslösung einer Schwindelattacke durch
die Kopfgelenksstörung vermutet. Diese Triggerung
der Anfälle könnte durch eine Manualtherapie deutlich positiv beeinflusst werden.

11.3   Die vertebragene Hörstörung

Hörstörungen bei Vorliegen einer vertebrobasilären
Insuffizienz sind vielfach beschrieben worden, un-
ter anderem von Benedetti-Valentini et al. (1985),
Decher (1975). Gutmann et al. (1993) untersuch-

ten 150 Patienten mit Schwindel, Hörstörung und Tinnitus dopplersonographisch und verglichen die Ergebnisse mit einer Gruppe ohne diese Störungen. Bei Patienten mit einer Hörstörung fanden sie in 23%, bei den Patienten mit Tinnitus in 18% einen pathologischen Befund der extracraniellen Gefäße, während bei der Kontrollgruppe lediglich in 1% ein pathologischer Befund erhoben werden konnte. Ihre Ergebnisse interpretieren die Autoren so, dass Hörstörung und Tinnitus Frühzeichen einer Stenose der extracraniellen Arterien sein können.

Bei diesen cochleären Symptomen, deren Existenz bei der VBI nicht in Frage gestellt wird, ist die rheologische Therapie indiziert. Das Ausmaß dieser Hörstörung kann von Geringgradigkeit bis zur Taubheit reichen. Als Sonderform einer Hörstörung bei Einengung der A. vertebralis muss der »Akustische Unfall« (Boenninghaus 1959) aufgeführt werden. Es handelt sich hierbei um einen akuten, pantonalen Hörverlust auf einem Ohr, der unter Lärmeinwirkung mittlerer Intensität (90–120 dB [A]) auftritt. Die Lärmexposition allein kann diese akute, einseitige, irreversible Hörschädigung nicht erklären, vielmehr führt neben der Lärmexposition erst eine längere Zwangshaltung mit rotiertem Kopf zu diesem hörsturzähnlichen Bild. Boenninghaus (1959), Brusis (1978) u.a. erklären das Auftreten des Hörsturzes in diesem Fall damit, dass die Fehlhaltung der Halswirbelsäule zu einer akuten Minderdurchblutung des Innenohres führt, so dass eine besondere Lärmempfindlichkeit hervorgerufen wird. Die Hörstörung kann eine mittel- bis hochgradige Ausprägung erreichen, auch komplette Ertaubungen sind beschrieben worden (Feldmann 1994).

Die Frage, ob es eine »vertebragene Hörstörung« ohne einen vaskulären Pathomechanismus gibt, wird nicht nur zwischen Manualtherapeuten (meist Orthopäden) und HNO-Ärzten kontrovers diskutiert, auch in der HNO gehen hierüber die Meinungen weit auseinander. Auf der einen Seite führt Feldmann (1994) in seiner Monographie »Das Gutachten des HNO-Arztes« eine einseitige Taubheit, die 7 Wochen nach einem HWS-Schleudertrauma auftrat, auf den angeschuldigten Unfall zurück und schreibt, dass diese Hörstörung in die »öfter zu beobachtenden cochleovestibulären Schädigungen nach HWS-Schleudertrauma einzuordnen sei«. In gleichem Sinne sind auch die Ausführungen von Friedrich u. Wolf (1984), Hörmann et al. (1989),

Wissen-Siegert u. Welkoborsky (1990) und Lenarz (1992) zu interpretieren, wenn diese Autoren den pathogenetischen Faktor der HWS bei der Entstehung des Hörsturzes hervorheben.

❗ **Wichtig**
Definiert wird eine »vertebragene Hörstörung« als eine Hörstörung, die durch eine funktionelle Kopfgelenksstörung hervorgerufen wird.

11.3.1 Anatomie

Das Innenohr und die Hörkerngebiete erhalten über verschiedene Verbindungen Afferenzen aus dem oberen HWS- und Kopfgelenksbereich:

1. Seit langem bekannt ist die sympathische Innervation der Cochlea aus dem Ganglion cervicale superior. Hierbei handelt es sich nicht nur um eine Steuerung des Gefäßsystems. Gil-Loyzaga et al. (1998) konnten tierexperimentell nachweisen, dass nach Ganglionectomie des Ggl. cervicale superior die Konzentration des Norepinephrins in der Cochlea um 80% absinkt, während die Konzentration von Dopamine nicht beeinflusst wird. Eine protektive Bedeutung des Ganglion cervicale superior wurde von verschiedenen Forschergruppen objektiviert. Hildesheimer et al. (2002) wiesen eine permanente Hörschwellenabwanderung (PTS = »permanent threshold shift«) unter Lärmbelastung nach Sympathectomie des Ggl. cervicale superior nach. Von besonderer Bedeutung ist, dass der Einfluss bei einseitiger Sympathectomie auf beiden Ohren zu beobachten ist, weshalb Horner et al. (2001) zwischen dem Halssympathicus und dem efferenten *olivocochleären System* eine Verbindung sehen. Im Gegensatz zur Zerstörung des Ganglion hat die Stimulation des zervikalen Sympathicus eine protektive Bedeutung. Diese Protektion ist aber nicht 1 Stunde nach der Schallexposition (10 Minuten 110–115 dB) sondern erst nach 1 Woche verifizierbar (Wada et al. 1999). Dies demonstriert erneut den Einfluss vor allem auf die PTS.

2. Histochemisch sind direkte afferente neurale Verbindungen von den Hinterwurzeln zu Kerngebieten der Hörbahn beschrieben. Pfaller u. Arvidsson (1988), Arvidsson u. Pfaller

(1990) konnten mit Meerettichperoxydase direkte neurale Verbindungen von den Ganglien der Hinterwurzel des Rückenmarkssegmentes C2 zum *ventralen cochleären Kerngebiet* bei der Ratte darstellen. Kanold u. Young (2001) wiesen mit Elektrostimulation eine teils inhibitorische, teils exzitatorische Afferenz von C2 auf den *Nucleus cochlearis dorsalis* nach. Die Afferenzen stammen vor allem von den Propriozeptoren der tiefen Nackenmuskulatur und kaum von den Hautrezeptoren. Aber auch indirekte Verbindungen zwischen der Halswirbelsäule und Kerngebieten der Hörbahn sind nachgewiesen, so bei der Ratte afferente Fasern aus dem M. longus capitis über C2 und C3 zum externen Ncl. cuneatus und dem spinalen Kerngebiet des N. trigeminus. Andererseits konnten Ito et al. (1987) mittels Meerettichperoxidase eine Verbindung zwischen dem Ncl. cuneatus und dem spinalen Kerngebiet des N. trigeminus und den beiden Ncll. cochleares bei der Katze nachweisen.

11.3.2   Physiologie

Eine physiologische Bedeutung dieser propriozeptiven Afferenzen konnte beim Richtungsgehör nachgewiesen werden. Hülse (1998) untersuchte mit dem Hörschlauch den Einfluss der HWS auf das Richtungsgehör an 50 normalhörigen Probanden (◨ Abb. 11.9).

Diese alte, aus dem physiologischen Praktikum her bekannte Versuchsanordnung ermöglicht die Untersuchung des Richtungsgehörs, wobei in dem Versuch die einzige Variable die Änderung der Kopfstellung darstellt. Statistisch hoch signifikant konnte bestätigt werden, dass bei der Kopfdrehung das nach vorn gerichtete Ohr im Vergleich zur Gegenseite deutlich sensitiver wird, so dass sich der »Mitteneindruck« in Richtung des Gegenohres verschiebt (◨ Abb. 11.10).

Das Richtungsgehör erlaubt allein über die interaurale Zeit- oder Intensitätsdifferenz keine Orientierung, ob der Ton von vorn oder von hinten, von oben oder von unten kommt. Erst durch eine Kopfdrehung ist es mit der nachgewiesenen Sensitivitätsänderung möglich, zwischen vorn und hinten zu unterscheiden; durch die Kopfkippung kann oben und unten unterschieden werden. Die räumli-

che, dreidimensionale Zuordnung einer Schallquelle wird also erst durch die Kopfbewegung möglich.

11.3.3   Geklagte Missempfindungen

1. Eine subjektiv empfundene **Hörminderung** wird meist einseitig geklagt. Die Hörminderung ist also kein außergewöhnlich seltenes Symptom der fKGS und ist dennoch bisher häufig weg diskutiert worden.

2. Das zweithäufigste subjektive Syndrom (14,7%) ist die Angabe über ein **Ohrdruckgefühl** oder die Empfindung des »zugefallenen Ohres«. Ein Mittelohrgeschehen lässt sich leicht tympanometrisch ausschließen. Die Häufigkeit dieses Symptoms unterstreicht, dass bei unauffälligem Trommelfellbefund, nicht erkennbarem Hörsturz und regelrechtem Tympanogramm immer an die obere HWS gedacht werden muss. Die Missempfindung des Ohrdruckgefühles kann so ausgeprägt sein, dass bei einem Patienten der behandelnde HNO-Arzt eine Paukendrainage durchführte – ohne dass das Ohrdruckgefühl verschwand. Das Ohrdruckgefühl ist regelmäßig auf der Seite der funktionellen Kopfgelenksstörung zu finden und durch eine erfolgreiche Manualtherapie der HWS gut beeinflussbar.

3. Eine **Otalgie** wird oft als stechender Schmerz angegeben. Typischerweise wird die Otalgie bei genauem Nachfragen nicht im Gehörgang oder im Tragusbereich (wie häufig bei akuten Mittelohrentzündungen) geklagt. Der Schmerzpunkt wird vielmehr meist in die Retroauricularfalte oder zur Mastoidspitze hin verlagert. Dem HNO-Arzt ist es geläufig, bei Otalgien mit reizlosem und unauffälligem Mittelohrbefund die Ursache im Nasenrachen- und Rachenbereich zu suchen. Nicht vergessen darf in diesen Fällen die manuelle Untersuchung der oberen HWS. Bei einer vertebragenen Otalgie findet sich das funktionelle Defizit immer ipsilateral.

11.3.4   Hörminderung

Hülse (1983) berichtete über einen eigenen Patienten, der vor und mehrmals nach einer operativen Durchtrennung der dorsalen Wurzeln von C2 und C3 audiologisch untersucht wurde. Vor der Operation bestand eine »annähernd geringgradige« Lärmschwerhörigkeit. Sofort nach der Operation klagte der Patient über ein »Druckgefühl« in beiden Ohren, das durch Kopfante- und Retroflexion verstärkt wurde. Ohrmikroskopisch und tympanometrisch wurde ein Mittelohrprozess und eine Tubenbelüftungsstörung ausgeschlossen. Nach der Operation konnte eine beidseitige Hörschwellenabwanderung im *gesamten* Frequenzbereich zwischen 10 und 20 dB festgestellt werden, die sich ohne spezifische Therapie spontan innerhalb von vier Wochen vollständig zurückgebildete.

Ähnliche Hörbefunde, die manualtherapeutisch gut beeinflussbar waren, wurden von zahlreichen anderen Autoren (z. B. Domnick 1956, 1965; Gutmann 1968; Krausová u. Novotný 1968; Brügel u. Schorn 1991) beschrieben. Bei den in diesen Arbeiten aufgeführten Audiogrammen zeigt sich ein Hörverlust um 20 dB.

Derartige Hörschwellenabwanderungen können auch mit »unkonzentrierter Mitarbeit«, aber auch, vor allem wenn eine reine Tieftonschwerhörigkeit vorliegt, mit Störeinflüssen von Umgebungsgeräuschen (z. B. Klimaanlage) erklärt werden. Dass zur Erklärung dieser Hörminderung nicht immer eine Fehlmessung angenommen werden darf, war zunächst daran zu erkennen, dass eine Tieftonschwerhörigkeit nur einseitig war, weshalb Störgeräusche als Ursache unwahrscheinlich wurden, oder dass die Hörschwellenabwanderung nur auf der linken Seite bestand, während derselbe Patient auf dem zuerst geprüften rechten Ohr eine regelrechte Hörschwelle um 5–10 dB angegeben hat. Die Geringfügigkeit der berichteten, audiometrisch erkennbaren Hörminderung erklärt, warum bei kritischer Beurteilung derartige Schwerhörigkeiten, wenn sie von den Betroffenen geklagt wurden, übergangen und bagatellisierend abgetan wurden. Werden jedoch die Audiogramme aller Patienten mit einer funktionellen Kopfgelenksstörung (auch ohne, dass eine Hörstörung im Vordergrund stand) aus unserer Ambulanz ausgewertet, so fallen in ca. 40% audiometrisch erkennbare Hörschwellenabwanderungen auf.

Wenn auch die subjektive Hörminderung häufig von einem Ohrdruckgefühl begleitet wird, kann eine Tubenbelüftungsstörung oder Schallleitungsschwerhörigkeit immer mit der Stapediusreflexaudiometrie und dem deckungsgleichen Verlauf von Luftleitungskurve und Knochenleitungskurve im Hörschwellenaudiogramm ausgeschlossen werden (◻ Abb. 11.11).

Häufig erreicht der Hörverlust im Tieftonbereich kaum 20 dB. Es sind aber auch Tieftonschwerhörigkeiten bis zu 60 dB zu beobachten. Dass in diesen Fällen dennoch die Diagnose einer »vertebragenen Hörstörung« gestellt werden konnte, wird allein mit dem Therapieerfolg begründet. Bei dem 58-jährigen Patienten (◻ Abb. 11.12.) bestand die Hörstörung seit 8 Tagen unverändert, trotz einer durch den Hausarzt durchgeführten Infusionstherapie. Sofort nach der Manualtherapie der Kopfgelenksregion gab der Patient spontan an, dass sein Ohr wieder frei sei (◻ Abb. 11.12).

Wird das Sprachaudiogramm in ◻ Abb. 11.12. nach den z. Z. gültigen Tabellen von Boenninghaus und Röser ausgewertet, ermittelt sich für das rechte Ohr ein prozentualer Hörverlust von 40%. Es muss auf dem rechten Ohr von einer »gering- bis mittelgradigen Schwerhörigkeit« gesprochen werden. Dieses Hörschwellen- und Sprachaudiogramm dokumentieren, dass, wenn auch selten, die vertebragene Hörstörung eine versicherungsrechtliche Relevanz erreichen kann. Bei beidseitiger Hörstörung müsste in diesem Fall die Minderung der Erwerbsfähigkeit auf 20% eingeschätzt werden.

Vergleicht man die Audiogrammbefunde untereinander, so fällt besonders die Tieftonschwerhörigkeit auf. Diese Schwerhörigkeitsform ist für das Bild der »vertebragenen Hörstörung« sehr typisch. Eine pancochleäre Schwerhörigkeit ist eher selten zu beobachten (in unserem Patientengut in ca. 12%). Noch seltener findet sich eine Hochtonschwerhörigkeit ab 2000 Hz. Bei der Hochtonschwerhörigkeit erhebt sich die Frage, ob dieses Schwerhörigkeitsbild zu den »vertebragenen« Hörstörungen eingeordnet werden darf. Dies gilt umso mehr, weil auch die Hochtonschwerhörigkeit manualtherapeutisch nur selten beeinflusst werden kann. Einschränkend muss aber festgestellt werden, dass ein hochfrequenter Tinnitus sowie eine Hörstörung im Hochtonbereich bei einer craniomandibulären Dysfunktion auftreten kann und bisher oft nicht erkannt wurde. Diese Zusammenhänge müssen weiter untersucht werden. Die früheren Aussagen, dass eine Hochtonschwerhörigkeit nicht bei einer HWS-Störung vorkommen kann (Hülse 1983) ist in ihrer Absolutheit heute nicht mehr haltbar (◻ Tabelle 11.2).

◻ **Tabelle 11.2** Hörschwellenbefunde bei der vertebragenen Hörstörung (n=227)

Tieftonschwerhörigkeit (125–1000/1500 Hz)	79,3%
Pantonaler Hörverlust	14,2%
Hochtonschwerhörigkeit	6,5%
Hörstörung einseitig	67,6%

In zwei Drittel der Fälle ist die vertebragene Hörstörung einseitig. Die vertebragenen Hörstörungen finden sich, wie auch die subjektiven Beschwerden, auf der Seite der stärkeren Ausprägung des funktionellen Defizits der Kopfgelenke. Die Einseitigkeit der meist akut auftretenden vertebragenen Hörstörungen führen in der Regel zu der Diagnose eines Hörsturzes. Dies trifft umso mehr zu, als vielen HNO-Ärzten noch nicht bekannt ist, dass eine Hörstörung durch eine funktionelle Kopfgelenksstörung ausgelöst wird. Ein Hörsturz ist jedoch definiert als eine akute Hörverschlechterung *ohne* erkennbare Ursache. Die vertebragene Hörstörung darf also nicht dem »Hörsturz« zugeordnet werden. Der echte, idiopathische Hörsturz rezidiviert selten, und tritt kaum mal auch auf der Gegenseite auf, so dass spätestens, wenn ein sog. Hörsturz rezidiviert oder gar die Seite wechselt, an eine vertebragene Hörstörung gedacht werden muss.

Die Symptomatik bei einer funktionellen Kopfgelenksstörung mit Schwindel, Ohrdruck und Hörstörung muss differentialdiagnostisch vom Morbus Menière abgegrenzt werden. In älteren Lehrbüchern der HNO wird erwähnt, dass ein Menière-Anfall durch eine vertebragene Komponente ausgelöst werden kann. Daraus darf aber nicht auf einen kausalen Zusammenhang von HWS und Mb. Menière geschlossen werden. Wie schwierig eine Abgrenzung beider Krankheitsbilder aber sein kann, ist aus den Untersuchungen von Franz et al. (1999) zu erkennen. Die Autoren untersuchten 420 Patienten, bei denen ein Völlegefühl im Ohr, Episoden mit Schwindelbeschwerden, fluktuierendes Gehör und Tinnitus bestand. 182 wiesen ein normales Gehör, normale SP/AP-Verhältnisse. Es bestanden aber häufig eine Mydriasis auf der betroffenen Ohrseite sowie funktionelle HWS-Be-

schwerden. Die Beschwerden sprachen sehr gut auf Physiotherapie an. Bei weiteren 51 Patienten zeigte sich zusätzlich eine erhöhte SP/AP. Für diese Patientengruppe prägten die Autoren den Ausdruck:«zerviko-oto-okuläres Syndrom (COO). Die Autoren glauben, dass das COO-Syndrom ein Vorläufer einer Menière' schen Erkrankung ist. Diese Untersuchungen unterstreichen die Bedeutung der Abgrenzung einer Menière'schen Erkrankung, da bei dem echten Mb. Menière zwar eine adjuvante Manualtherapie einer funktionellen HWS-Störung hilfreich sein kann, die Schwindelanfällen jedoch nur medikamentös, im Extremfall mit einer Neurecomie des N. vestibularis zum Abklingen gebracht werden können.

11.3.5   Therapie

Für die vertebragene Hörstörung ist die Manualtherapie die Therapie der Wahl. Dies gilt auch, wenn in einer jüngeren Untersuchung über die Langzeiterfolge der Manualtherapie bei Schwindelpatienten mit 82% sich deutlich günstigere Ergebnisse ergaben als bei den Hörstörungen, bei denen nur in 62% anhaltende Erfolge berichtet wurden (Hölzl u. Hülse 2002). Der Unterschied zwischen beiden Patientengruppen wird damit erklärt, dass bei Schwindelpatienten in der Diagnostik routinemäßig positive Hinweise auf die vertebragene Genese gefunden werden, während die vertebragene Hörstörung aufgrund ihrer Symptomatik eher empirisch manualtherapeutisch behandelt wird und so weniger selektioniert sind.

11.3.6   Tinnitus

Von den Tinnitusformen, die nicht primär im auditorischen System generiert werden, scheint vor allem das somatosensorische System mit der Craniomandibulären Dysfunktion und der Kopfgelenksstörung die wesentliche Rolle zu spielen (Levine 1999). Folgende Symptome weisen auf einen solchen Tinnitus hin:
- Kopfgelenkstörung oder kraniomandibuläre Dysfunktion,
- Tinnitus auf der gleichen Seite wie die Kopf- und/oder Kieferstörung,
- Tinnitus ist einseitig,
- Hörschwellenaudiogramm noch annähernd im Normbereich,

- keine peripher-vestibuläre Störung, keine neurologische Störung.

Auf die Diagnose eines vertebragenen Tinnitus weisen manchmal die Angaben der Patienten hin, dass der Tinnitus durch bestimmte Kopfstellungen oder–bewegungen ausgelöst oder zumindest verändert wird. Nicht selten wird das Ohrgeräusch in Verbindung mit Nackenschmerzen erst wahrgenommen oder mit zunehmenden HWS-Beschwerden verstärkt beobachtet. Da im Allgemeinen ein Tinnitus beidseitig zu beobachten ist, wird von uns auch eine Einseitigkeit als Hinweis auf eine vertebragene Komponente gewertet. Typisch und mit HWS-Manipulation gut zu behandeln ist ein niederfrequenter Tinnitus, meist verbunden mit einer Tieftonschwerhörigkeit (Brügel u. Schorn 1991; Hülse 1994; Kraft et al. 2001).

Der Einfluss der Chirotherapie auf den Tinnitus ist im Vergleich zur Hörstörung nur wenig überzeugend. Am ehesten ist sicherlich das niederfrequente Ohrrauschen manualtherapeutisch beeinflussbar. Nach eigenen Erfahrungen, die auch von Seifert bestätigt werden, sind die hochfrequenten Ohrgeräusche, das »Pfeifen« und das »Klingeln« weniger gut beeinflussbar. Biesinger (1992) jedoch berichtet über manualtherapeutische Erfolge auch bei hochfrequentem Tinnitus. Kaute (1998) berichtet über gute Erfolge bei der Tinnitustherapie mit dem Atlas-Impuls nach Arlen.

Es ist nicht zu leugnen, dass der Tinnitus Symptom der fKGS sein kann. Der Tinnitus ist aber bisher nicht weiter diagnostisch eingrenzbar, so dass eine ungezielte Chiropraxis der Kopfgelenke im Rahmen der oft eingesetzten polypragmatischen Therapie des Tinnitus zu enttäuschenden Misserfolgen führen muss. Bestätigt wird dies auch in den Ausführungen von Feldmann (1992) in seiner Monographie über den Tinnitus, der schreibt: »Ein Zusammenhang von funktionellen Störungen der HWS mit sensorineuralen Hörstörungen ist wahrscheinlich. Für den begleitenden oder eigenständigen Tinnitus kann dies nicht angenommen werden.« Bestätigt wird auch diese zurückhaltende Beurteilung des Zusammenhanges zwischen Tinnitus und HWS-Störung durch eine von der Deutschen Tinnitusliga veröffentlichten Liste (Tinnitus-Forum 1/98, S. 17–20). Von 70 aufgeführten Therapieformen des Tinnitus liegt nach der Auswertung der Behandlungserfolge die Manualtherapie der HWS an 38. Stelle.

11.4 Augensymptomatik

11.4.1 Anatomie und Physiologie

Augenstörungen können in Verbindung mit einer Irritation des vestibulären Kerngebiets gesehen werden. Einerseits steuern die vestibulären Kerngebiete die Grobmotorik der Augenstellung (bei Ausfall der peripheren Labyrinthe tritt ein Jumbling–eine fehlende Blickfixierung bei Kopfbewegung–ein), andererseits führt ein peripher-vestibulärer Nystagmus zu einer Scheinbewegung der Umgebung, so dass eine Blickfixierung kaum mehr möglich ist. Die zervikogene Gleichgewichtsstörung ist aber nur selten von einem Spontannystagmus begleitet und ein Jumbling ist bei den intakten Gleichgewichtsorganen nicht zu beobachten. Viele Versuche und klinische Bilder belegen, dass weitere zervikogene Pathomechanismen für ganz unterschiedliche funktionelle Augenstörungen angenommen werden müssen:

Satoda et al. (2002) konnten histochemisch direkte Verbindungen von C1 zum Mesencephalon, vor allem zum contralateralen colliculus superior und zum Nucleus ruber, ipsilateral zum Nucleis Cajal nachweisen. Jansen (1993) hat bei Katzen mit Meerettich-Peroxydase direkte neuronale Verbindungen vom Zervikalganglion C_2 zum Nucleus intercalatus und zum Nucleus x nachweisen können. Diesen Kernen wird eine koordinative Funktion von Blickwendung und Kopfstellung durch Verbindungen zum N. trochlearis und N. oculomotorius zugeschrieben. In jüngster Zeit hat Boyle (2001) auf eine direkte Steuerung der Augenposition und der Augengeschwindigkeit durch spinale Afferenzen hingewiesen.

Physiologische Versuche

Diese Zusammenhänge kann jeder nachvollziehen, wenn er den einfachen Versuch von Hassenstein durchführt. Hierzu wird eine Zeitung mit ausgestrecktem Arm waagerecht vor sich gehalten, so dass gerade die Schrift zu lesen ist. Im ersten Versuch wird der Kopf gesenkt und gehoben, die Zeitung soll dabei still gehalten bleiben. Die Augen müssen die Kopfbewegung kompensieren. Man kann trotz der Kopfbewegung ungehindert lesen. Im zweiten Versuch wird der Kopf still gehalten, und nun die

Zeitung mit den Armen auf und ab bewegt. Die Bewegungen sollen mit gleicher Geschwindigkeit und gleichem Winkel erfolgen! Obwohl in beiden Versuchen die Augen die gleichen Bewegungen durchführen, gelingt im 2. Versuch das Lesen schlechter, die Buchstaben verschwimmen.

Die willkürliche Kopfbewegung schließt eine winkelgetreue Gegensteuerung der Augenbewegungen ein. Dadurch bleibt bei offenen Augen die Beziehung zwischen Netzhaut und Sehobjekt konstant, das Lesen ist ungestört. Bei der Bewegung des Textes mit den eigenen Armen (2. Versuch) stellt das ZNS keine entsprechenden Gegensteuerimpulse für die Augen zur Verfügung. Die Augen müssen dem bewegten Seheindruck folgen, so als ob das Objekt von jemand anderem bewegt würde. Um eine Bewegung visuell wahrnehmen und darauf reagieren zu können, muss notwendigerweise bereits eine Bildverschiebung stattgefunden haben, weil diese den auslösenden Reiz darstellt. Diese Bildverschiebung stört das Formensehen, das auf Bildkonstanz angewiesen ist. Wesentlich für die Blickfixicrung ist, wie oben aufgeführt, der Vestibularapparat, der selbst eine Afferenz aus dem Kopfgelenksbereich besitzt. Tierperimentell konnten jedoch auch direkte Afferenzen aus dem Propriorezeptorensystem der Kopfgelenke zu den Augenmuskeln nachgewiesen werden. So objektivierten Ito et al. (1995) beim Kaninchen einen Einfluss der dorsalen Wurzeln im oberen HWS-Bereich auf die langsame Blickfolgebewegung. Die Blickfolge wurde beschleunigt, wenn der Kopf in die gleiche Richtung gedreht wurde, ein Phänomen, das nach Durchtrennung von C2 verschwand. Die klinische Bedeutung dieser Beobachtung bestätigen Wenngren et al. (1998), die bei Patienten mit einer Atlanto-axialen Störung eine ausgeprägte okulomotorische Störung der langsamen Blickfolgebewegung fanden und ihre Befunde analog zu den okulomotorischen Störungen bei chronischen HWS-Schmerzpatienten, aber auch bei chronischen Zuständen nach einer HWS-Distorsion einordneten. Ähnliche Befunde wurden von Heikkila u. Wenngren (1998) berichtet, die bei Patienten mit einer HWS-Distorsion okulomotorische Störungen, vor allem bei der langsamen Blickfolgebewegung, nachweisen konnten. Diese Untersuchung wurde durch ein Kollektiv gesunder Probanden validiert.

Bei Patienten mit einer deutlichen Bewegungseinschränkung in der HWS fand Kushner (2000) im Vergleich zu gesunden Probanden mit dem Diplopie–Test am Goldmann Perimeter eine deutliche Differenz zwischen den Untersuchungen auf 30 cm und auf 6 m.

Sympathikus

Der sympathische zervikale Seitenstrang hat einen starken Einfluss auf verschiedensten Abschnitte und Funktionen des Auges:

1. Allgemein bekannt ist das Horner' Syndrom mit Ptosis, Miosis u. Enophthalmus als Folge einer Stellatum-Blockade. Nagahara et al. 2001 wiesen darüber hinaus bei Patienten mit Stellatum-Blockade ipsilateral eine intraoculäre Drucksenkung und ein verstärktes Schleiersehen nach.

2. Eine direkte Verbindung vom Ganglion cervicale superior wurde von Elsas et al. (1994); van der Werf et al. (1996) und Hayakawa et al. (2000) zu den Conjunctiven und zu den extraoculären Muskeln histochemisch nachgewiesen. Die Mm. dilatator pupillae und die Mm tarsales werden von Fasern aus dem Ganglion cervicale superior innerviert (Nagahama et al. 1993).

3. eine Reizung des zervikalen, sympathischen Seitenstranges vermindert deutlich die Durchblutung im gesamten choroidalen Bereich (Steinle et al. 2000). Tierexperimentell wiesen auch Abe et al.(1995) einen Einfluss auf die chorioidalen Gefäße nach. Untersuchungen von Chou et al. (2000) belegen eindrucksvoll die Beeinflussung der Durchblutung des Auges durch eine Ganglionectomie.

4. eine elektrische Stimulation der zervikalen Sympathicusfasern führt zu einer intraokulären Druckerhöhung (Gallar u. Liu 1993). Hier wird die Beobachtung von Catcheva et al. (1986) bestätigt, die einen erhöhten Augendruck auf der Seite der Kopfgelenksstörung beschrieben, der nach Manualtherapie verschwand).

5. Schupp (2001) beschreibt bei seinen Patienten mit einer craniomandibulären Dysfunktion regelmäßig eine messbare Verkleinerung des »Blinden Flecks« nach erfolgreicher Therapie der Kiefergelenksstörung. In der hiesigen neurootologischen Ambulanz kann bei Patienten mit Kopfgelenksblockierungen dieses Phänomen ebenfalls reproduzierbar beobachtet werden.

6. Bei 13 von 19 Patienten mit zervikogenen Kopfschmerzen und einem benignem essentiellen Blepharospasmus (subjektives Gefühl des trockenen Auges, Fremdkörpergefühl und Spasmus des Augenlides) konnte durch Anaesthesie des sympathischen Ggl. cervicale superior die Beschwerdesymptomatik zum Verschwinden gebracht oder deutlich gebessert werden (McCann et al. 1999). Der Autor sieht in dieser Beobachtung die Annahme bestätigt, dass eine Irritation des sympathischen Ganglions eine Störung des äußeren Auges unterhalten kann.

7. Ipsilaterales Tränen und Bindehautinjektion wurde von Hildebrandt u. Jansen (1984), Jansen et al. (1989) und Vargo u. Hickman (1997) bei Patienten mit operativ gesicherter Irritation der Wurzeln von C2 und C3 beschrieben und erfolgreich durch Entlastung der Wurzeln therapiert.

8. Reine Augenschmerzen, meist aber retrobulbäre Schmerzen ohne begleitende Kopfschmerzen bei funktionellen HWS-Beschwerden konnten Ellis u. Kosmorsky (1995) durch eine therapeutische Lokalanaesthesie der Spinalnerven C2 für eine Dauer von bis zu 3 Monaten zum Abklingen bringen.

9. Gibbons et al. (2000) konnten signifikant die ELPCT (Edge light pupil cycle time) bei 13 Probanden allein durch eine Manipulation am Gelenk C1/2 beeinflussen.

Wird über die Augensymptomatik bei einer funktionellen Kopfgelenksstörung gesprochen, ist sicher zuerst an einen Pathomechanismus über die oben aufgeführten neuralen Verbindungen aus dem Propriorezeptorensystem und von dem zervikalen sympathischen Grenzstrang zu denken. Nicht außer Acht gelassen werden darf jedoch die »klassische« Hypothese, dass Veränderungen im Bereich der HWS zu einer Durchblutungsstörung führen können und so besonders auch Störungen im corticalen Sehzentrum, aber auch im Auge selbst hervorrufen. Samoilov (1998) untersuchte 100 Patienten mit einer cervicalen Osteochondrose und fand regelmäßig pathologische Veränderungen des Blutdrucks in der zentralen Retinaarterie und beim Durchmesser der Gefäße am Augenhintergrund. Jumper u. Horton (1996) publizierten einen Patienten, bei dem unmittelbar nach einer Chiropraxis in der oberen HWS ein Verschluss der A. centralis retinae einge

treten war. Andererseits wurde ein Patient mit einer ophthalmologischerseits diagnostizierten und seit einer Woche bestehenden N. opticus-Ischämie, Kopf- und Nackenschmerzen nach Manualtherapie innerhalb weniger Tage vollkommen Beschwerde frei (Gorman 1995). Der Autor schließt daraus, dass eine funktionelle Kopfgelenksstörung auch in den Augen zu microvasculären Spasmen führen kann. So führen auch Minor et al. (1989) die zervikogenen Augenstörungen auf eine Durchblutungsstörung im Sinne einer vertebrobasilären Insuffizienz zurück. Meist stehen hierbei Doppelbilder, flüchtige Gesichtsfelddefekte bis hin zur beiderseitigen Amaurosis, aber auch Metamorphopsien und Photopsien im Vordergrund (Neundörfer 1988). Hülse (1990) berichtete über einen Patienten nach einer HWS-Distorsion, bei dem durch Kopfdrehung nach links eine Amaurosis rechts ausgelöst wurde, die durch visuell evozierte Potentiale objektivierbar war. Eine Gefäßdarstellung zeigte in diesem Fall ein »looping sign« der A. vertebralis.

In der täglichen Praxis stehen die Durchblutungsstörungen der großen Gefäße sicher im Hintergrund. Die zervikogenen Augenstörungen, die auf eine funktionelle Störung im Kopfgelenksbereich oder auf eine Störung der Innervation aus dem sympathischen Grenzstrang zurückzuführen sind, sind dagegen häufiger als allgemein angenommen. Keidel et al. (1998) fanden in ihrem Patientengut mit HWS-Distrosionen in 20% die Angabe einer Sehstörung. In dem neurootologischen Krankengut mit einer Kopfgelenksstörung von Hülse findet sich die Angabe über Augenstörungen in 17,5%. Kehr (1985) sah bei 80 Patienten mit einem posttraumatischen Zervikalsyndrom in 44% funktionelle Sehstörungen. Die Ophthalmologin Schirmer (1998) gab an, dass sie bei Kopfgelenksblockierungen in 63,9% Sehstörungen findet. Orthopädischerseits wird von Rothaupt bei Patienten mit einer HWS-Distorsion eine Häufigkeit der Sehstörungen mit 39,4% angegeben.

11.4.2   Subjektive Beschwerden

Die subjektive Augensymptomatik bei der Kopfgelenkblockierung ist sehr diffus, oft nicht richtig fassbar. Der Augenarzt, der dieses Krankheitsbild nicht kennt, kann die Beschwerden häufig nicht einordnen:

- Verschwommensehen nach einer viertel Stunde lesen,
- Brille würde nicht mehr stimmen,
- bei Altersichtigkeit wird selbst stärkste Lesebrille zu schwach,
- beim Fixieren schwindet das Bild,
- Bild verändert seine Tiefenschärfe,
- graue Flecken erscheinen im Bild,
- Farbintensität schwindet,
- Gefühl des kleineren Auges,
- Doppelbilder (seltener),
- Brillenstärke schwankt,
- Verschwinden des Bildes,
- Schmerzen im Auge oder retrobulbär.

Sehr oft verstärkt sich die Augenstörung oder wird erst bemerkt, wenn andere Symptome der Kopfgelenksblockierung, wie z. B. Nackenkopfschmerz auftreten.

11.4.3   Augenbefunde

Untersuchung des blinden Flecks

Die Untersuchung des Blinden Flecks mit dem Mariotte'schen Versuch ist jedem aus dem physiologischen Praktikum bekannt. Der »Blinden Fleck« stellt ein physiologisches, absolutes Skotom im Bereich der Sehnerveneintrittsstelle das. Die Ausdehnung reicht von ca. 12° medial bis 17° lateral temporal eines Fixierpunktes sowie 1° unterhalb der Horizontalen (◻ Abb. 11.13).

Wenn bei einer funktionellen Kopfgelenksstörung mit subjektiven Schwindelbeschwerden und Sehstörungen der Blinde Fleck untersucht wird, zeigt sich regelmäßig eine Vergrößerung des Skotoms. Nach erfolgreicher Lösung der Kopfgelenksblockierung, aber auch nach erfolgreicher Behandlung einer Kiefergelenksstörung verkleinert sich das Skotom innerhalb von wenigen Minuten auf die normale Größe. Eine Erklärung für dieses Phänomen gibt es bisher nicht. Jeder Manualtherapeut sollte aber den Mariotte'schen Versuch vor und nach einer Behandlung eines blockierten Atlas durchführen.

Weitere Augenbefunde

Die subjektiven funktionellen Augenbeschwerden lassen eine isolierte Objektivierung nur selten zu. Erst der Vergleich der erhobenen Befunde vor und nach Manualtherapie erlaubt die sichere Zuordnung der Beschwerden zur Kopfgelenkblockierung. Mehrmaliges Einbestellen mit subjektiver, dann objektiver und wieder subjektiver Kontrolle der Brillenwerte ergibt keine eindeutigen Befunde und keine wesentliche Besserung der Beschwerden durch Brillenverordnung. Trotz Anpassung einer Brille klagen die Patienten weiter über Verschwommensehen, Verschwimmen des Bildes, oder gar ein Schwinden beim Fixieren.

Das Sehvermögen kann an verschiedenen Tagen und zu verschiedenen Tageszeiten vermeintlich grundlos schwanken. Schirmer (1998) hat in Einzelfällen Visusänderungen von bis zu 30% und mehr festgestellt, ohne dass organische Augenveränderungen, z. B. Makulaoedem oder Diabetes mit Linsenquellung nachweisbar sind, die als Ursache der Schwankungen hätten angeführt werden können. Es werden vorübergehend selbst kleinste Brillenstärken als entspannend entgegengenommen, aber nur vorübergehend. Lesebrillen werden innerhalb weniger Monate zu schwach. Bei der Akkomodationsmessung (= Maß für die Quantität der Naheinstellung) entspricht der erzielte Wert häufig dem eines 5–10 Jahre älteren Menschen.

Bei der Gesichtsfelduntersuchung fällt auf, dass die Fähigkeit, zu identifizieren, als Maß der Sensivität der Netzhaut deutlich abnimmt. Selbst stärkere und größere Lichtmarken führen nicht zu einer befriedigenden Erkennung der Lichtpunkte. Solche Phänomene finden sich ansonsten nur bei Minderdurchblutung der Netzhaut, des Sehnervs oder der Sehrinde.

Wird über Doppelbilder geklagt, stehen nicht wie bei »echten« Doppelbildern die Bilder nebeneinander oder übereinander, sondern es besteht vielmehr eine Konturenstörung der Bilder oder eine Dissoziation. Schirmer (1998) weist, wie auch Schimeck 1988, auf die besondere Bedeutung der Fusionsstörung bei der vertebragenen Augenstörung hin: »Fusion« bedeutet das zentrale Zusammenbringen der Bilder beider Augen, die durch die Entfernung der Augen voneinander, ca. 5–7,5 cm, räumlich versetzte Bilder liefern. Diese Verschmelzung der Bilder erfolgt durch eine aktive Hirnleistung. Beträgt die Fusion im Normalfall mindestens 5–10° so ist sie in 90% bei der vertebragenen Augenstörung auf 1 bis maximal 4° eingeschränkt. Dieses Phänomen erklärt die deutliche Störung der Lesefähigkeit und die erhebliche Einschränkung bei einer konzentrierten Arbeit, z. B. am Bildschirm, am Schreibtisch oder am Zeichentisch, denn bei diesen Augenfunktionen in der Nähe wird besonders die Fusion gleichzeitig mit Konvergenz gefordert.

Sobald die Patienten nach einiger Zeit mit den gleichen Beschwerden trotz optimal ausgereizter Brillenkorrektur wieder in die Praxis kommen, muss an eine funktionelle Kopfgelenksstörung gedacht werden. Es findet sich meist eine Blockierung 0/C1 oder auch C2/3. Schimek beschrieb in seiner Publikation über die Funktionsstörungen bei vertebragenen Augenstörungen bei 18 Patienten 13 mal eine Blockierung bei C1/2.

Schirmer setzt bei den vertebragenen Augenstörungen erfolgreich eine oberflächliche Reflextherapie, z. B. mit 0,5% Meaverin i.c. oder s.c. ein. Schon nach der ersten Stunde zeigt sich eine Besserung der Befunde, auch bei alten Fällen, bei ca. 90% der Patienten. Diese Besserung ist aber nicht von Dauer. Wie auch von Schimek beschrieben, führt erst die Manualtherapie der Kopfgelenke zu einem anhaltenden Erfolg.

Morphologische Augenbefunde

Wie die experimentellen Untersuchungen, die eingangs beschrieben wurden, belegen, finden sich bei den funktionellen Störungen der oberen HWS teilweise sehr störende morphologische Augenbefunde wie ein »trockenes Auge«, Conjunctivitis, Tränenträufeln, selten auch eine leichte Linsentrübung. Trotz der verschiedenen Beschreibungen dieser morphologischen Veränderungen bei Kopfgelenksstörungen wird ein Zusammenhang meist übersehen, so dass eine kausale Therapie unterbleibt.

Zusammenfassend muss der Augenarzt bei allen Patienten, bei denen bei wiederholten Untersuchungen eine mangelnde Befundstabilität auffällt oder die nicht auf längere Zeit zufriedenstellend mit einer Brille versorgt werden können, an ein funktionelles Defizit im Bereich der Kopfgelenke denken.

11.5   Nasale Symptomatik

Gutmann (1987, 1988) hat verschiedentlich auf eine Neigung zu Rhinitiden bei Kopfgelenksstörungen hingewiesen, was damals von vielen HNO-Fachärzten nicht akzeptiert werden konnte. Werden aber viele Gutachtenpatienten nach einem HWS-Trauma untersucht, begegnet dem Arzt häufig die Angabe, dass seit dem Unfall fast ständig die Nase laufe. In jüngster Zeit wiesen Dvorak u. Wachli (1997) auf eine »laufende Nase« bei zervikogenen Kopfschmerzen hin. Während von manualtherapeutischer Seite nur deskriptiv eine Rhinitis erwähnt wurde, wurden HNO-fachärztlicherseits diese Angaben meist nur als Ausdruck einer vegetativen Labilität, evtl. durch den Unfall prononciert, gewertet. Die Häufigkeit dieser Beobachtung erfordert jedoch eine erneute Einschätzung, zumal die Manualmedizin hier dem Betroffenen sehr gut helfen kann.

11.5.1   Anatomie und Physiologie

Die Nasenatmung unterliegt einem Zyklus von einigen Stunden, so dass immer die Nasenluftpassage auf der einen Seite deutlich freier ist, als auf der anderen Seite. Von diesem Phänomen kann sich jeder sehr schnell überzeugen. Dieser Zyklus wird durch ein An- und Abschwellen der Nasenmuscheln ermöglicht. Die nasale Durchblutung reagiert sehr eng auf den Sympathicotonus, wobei Alpha(1)-Adrenoceptoren eine wesentliche Rolle spielen, und die Stimulation des Sympathikus zu einer deutlichen Reduzierung des Nasenwiderstandes führt (Kawari u. Koss 2001; O'Halloran et al. 1998). Lacroix et al. (1994) haben durch Elektrostimulation der parasympathischen Fasern der Nasen-Schleimhaut eine Steigerung der arteriellen Durchblutung nachweisen können, während die Stimulation des sympathischen Ggl. cervicale superior zu einer Gefäßeinengung führte.

Das Horner' Syndrom bei Ausfall des Glg. stellatum wird typischerweise mit Ptosis, Miosis und Enophthalmus charakterisiert. Whittet u. Fisher (1988) betonten, dass die behinderte Nasenatmung häufig zu den beeinträchtigensten Symptomen der »Horner'schen Trias« gehören. Umgekehrt konnten Wilson u. Yates (1978) durch Elektrostimulation des praeganglionären Halssympathicus eine Vasoconstriction in der Nase um 15–20% erreichen. Fast experimentell nachgewiesen wird die vasomotorische Rhinitis, wenn Hildebrandt u. Jansen (1984) und Jansen et al. (1989) berichten, dass nach der Behandlung zervikaler Kopfschmerzen durch eine Operation an den dorsalen Wurzeln von C2 eine

Rhinorrhoe verschwand. Vargo u. Hickman (1997) berichteten über eine Rhinorrhoe und eine Nasenmuschelschwellung bei HWS-Syndrom, die nach myofaszialer und craniomandibulärer Behandlung vollständig abklangen.

Einen Einfluss der Kopfhaltung und der Halswirbelsäulenhaltung auf die Nasenluftpassage konnte jüngst durch Huggare u. Laine-Alava (1997) nachgewiesen werden. Die physiologische Bedeutung für dieses Phänomen ist aber noch unbekannt. Eine zervikale Extension und eine physiologische Lordose der HWS fördert die Öffnung des »veloglossalen« und des »veloepiglottischen Sphincters (Shatz et al. 1994).

11.5.2   Befund

Bei der endoskopischen Untersuchung der Nase imponiert bei den Betroffenen mit einer funktionellen Kopfgelenksstörung eine Schwellung der unteren Nasenmuscheln mit reichlich serösem Sekret (❏ Abb. 11.14).

Die 24-jährige Patientin berichtete bei der Wiedervorstellung spontan, dass sie seit der Behandlung vor Wochen ohne abschwellende Nasentropfen ausgekommen sei. In ❏ Abb. 11.14. ist deutlich die Abschwellung der rechten unteren Nasenmuschel zu erkennen. Auf der linken Seite findet sich als Ausgangsbefund eine diskret höckerige Schleimhaut, die bei der Kontrolluntersuchung nicht mehr nachweisbar ist (❏ Abb. 11.15).

Deutlich erkennbar ist die verbesserte Nasenluftpassage im Rhinogramm. Bei einer gesunden Person erreicht die freie Nasenatmung im Rhinogramm bei 150 Pa einen Flow (Luftströmung) von 700 ml/s rechts und links zusammen bzw. mindestens 280–300 ml/s auf der schlechteren Seite. In ❏ Abb. 11.15. ist das Rhinogramm eines 59-jährigen Mannes (R.J., geb. 11.06.42) dargestellt, der seit einer HWS-Distorsion vor 2 Jahren unter starken Cephalgien und Gleichgewichtsstörungen leidet. Die behinderte Nasenatmung wurde nicht geklagt, obwohl die Nasenatmung links pathologisch eingeschränkt ist. Als Ausgangsbefund werden regelmäßig 2 Untersuchungen (obere und mittlere Kurve) durchgeführt, um Fehlmessungen zu vermeiden. Die Kontrolle (untere Kurve) lässt gut die Normalisierung der Nasenatmung erkennen. Parallel dazu wurde nun spontan eine freie Nasenatmung angegeben.

Häufig steht eine subjektive Nasenatembehinderung bei dem gesamten Beschwerdebild deutlich im Hintergrund und wird nicht wie die Kopfschmerzen oder Schwindelbeschwerden angegeben. Größere Patientenzahlen und Statistiken fehlen daher bisher. An dieser Stelle wird aber dennoch darauf hingewiesen, damit der Therapeut stärker auch an diese Symptomatik denkt. Darüber hinaus weist die Beeinflussung einer vasomotorischen Rhinitis mit der Manualtherapie darauf hin, dass bei der manuellen Therapie der oberen HWS deutliche vegetative Reaktionen erfolgen müssen.

11.5.3   Therapie

Eine einfache und auch komplikationslose Behandlung der behinderten Nasenatmung bietet die Osteopathie, wobei dies jeder auch bei sich selbst durchführen kann. Der Therapeut legt den Daumen der linken Hand an das rechte Ala majoris und den Mittelfinger auf das linke Ala majoris des Os sphenoidale. Mit der Kuppe des Mittelfingers der rechten Hand geht der Therapeut in den Mund des Patienten und ertastet die Mittellinie des harten Gaumens am Übergang zum weichen Gaumen. Mit dieser Mittelfingerkuppe wird dann ein pulsierender Druck auf den Knochen gegeben, wobei die Frequenz optimal im Schädelrhythmus, also ca. 8-mal in der Minute liegen sollte. Nach 1–2 min wird die Nasenatmung deutlich freier, bei einer Rhinitis ist eine verstärkte Rhinorrhoe zu beobachten. Dieser abschwellende Effekt hält ca 6–8 h an. Optimal erscheint diese osteopathische Technik mit der Manualtherapie der Kopfgelenke kombiniert, da bei einer ,vertebragenen' vasomotorischen Rhinitis nicht nur ein schneller sondern auch ein anhaltender Therapieerfolg erreicht werden kann.

11.6   Die kraniomandibuläre Dysfunktion (CMD)

Die Bedeutung des kraniomandibulären Systems für das gesamte muskuloskeletale aber auch für das neuromuskuläre System wird erst in den letzten Jahren zunehmend erkannt. Zwar wurde 1933 von Goodfriend und 1934 von Costen das »Temporomandibulargelenk-Syndrom« mit nach vorn und in die Schläfe ausstrahlenden Gesichtsschmerzen,

Globusgefühl, Glossalgie, Hörstörungen und Tinnitus beschrieben, aber noch 1996 findet sich im Syndrom-Buch von Leiber zum Costensyndrom die Anmerkung:«häufig Fehldiagnose.« Demgegenüber stehen epidemiologische Studien (Türp 1998), dass in der Bevölkerung bei 40–75% aller Erwachsenen mindestens ein objektives Symptom einer Kiefergelenksstörung nachweisbar ist. Dass die gegenseitige Beeinflussung von kraniomandibulärem und neuromuskulärem System erst in den letzten Jahren wahrgenommen wird, ist sicherlich in der getrennten Ausbildung von Zahnärzten und Humanmedizinern zu sehen. Die Häufigkeit der meist nur als »Befindlichkeitsstörungen« eingestuften Beschwerden der Craniomandibulären Dysfunktion (CMD) wie Kopfschmerz, Schwindel, Hörstörungen, Tinnitus, vasomotorische Rhinitis, Stimmstörungen und vor allem die sehr engen Wechselbeziehungen zwischen funktionellen Kiefergelenksstörungen und Halswirbelsäulenstörungen und bis ins Becken reichende Störungen mit Kreuzschmerzen und ischialgiformen Schmerzen zwingen die Zahnärzte wie auch die Humanmediziner zu einem radikalen Umdenken, da erst eine gute Zusammenarbeit eine erfolgreiche Behandlung ermöglicht. Karppinen et al. (1999) konnten in einer follow-up Studie über 5 Jahre aufzeigen, dass die Manualtherapie bei Patienten mit Zervikobrachialgien und zervikogenen Kopfschmerzen zu deutlich besseren und anhaltenderen Therapieerfolgen führten, wenn gleichzeitig eine Kiefergelenksstörung behoben worden war.

11.6.1 Physiologische Bedeutung

Bewegungen im Kiefergelenk sind nur in einem engen Zusammenspiel von Nacken-, Kau- und Zungenbeinmuskulatur möglich (■ Abb. 11.16).

❗ **Wichtig**
Sollen Bewegungen im Kiefergelenk (Mundöffnen und–schließen) bei ruhiger Kopfhaltung erfolgen, muss eine Stabilisierung in den Kopfgelenken durch kompensatorische Anspannungen der Nackenmuskulatur erfolgen. Andererseits erfordert eine Reklination des Kopfes die gleichzeitige Aktivierung der Kaumuskeln, soll der Mund dabei geschlossen bleiben. Die reine Schließbewegung des Unterkiefers erfolgt über die
▼

Mm. masseter, temporalis und auch pterygoideus medialis. Die Mm. temporales und Pterygoidei laterales dienen der Positionierung des Unterkiefers, die supra- und infrahyale Muskulatur dient der Öffnungsbewegung. Hals- und Nackenmuskulatur stabilisieren den Kopf im Kopfgelenk. Ein so fein abgestimmtes Muskelspiel von Kau- und Halsmuskulatur ist nur durch eine hohe Rezeptorendichte im Bereich der Kiefergelenkskapseln und der tiefen Kopfgelenksmuskulatur und deren enge nervale Verknüpfung möglich.

Dieses enge Zusammenspiel wird durch die dichte Rezeptorenbesetzung in der Kiefergelenkkapsel und im Bereich der Kopfgelenke möglich (■ Abb. 11.17).

Es darf die Verbindung von Kiefergelenk zum übrigem muskuloskeletalen und neuromuskulären System nicht als »Einbahnstraße« verstanden werden, wenn auch der Einfluss der Wirbelsäule auf die Kaumuskulatur bisher nur durch funktionelle Teste nachgewiesen ist und nicht durch histochemisch gesicherte Nervenverbindungen belegt ist. Klinisch evident wird dies, wenn von einem Triggerpunkte im unteren Drittel des M. trapezius ein Hypertonus und ein Schmerz im M. pterygoidoideus lateralis ausgelöst werden kann. Eine Kontraktion des M. pterygoideus lateralis führt zu einer anterioren Verlagerung des Diskus im Kiefergelenk (Schupp). Deutlich kann der Einfluss der Kopfgelenksstörung auf das craniomandibuläre System dargestellt werden, wenn die Kaumuskulatur bei einer Kopfgelenksblockierung registriert wird und dieselbe Untersuchung bei unverändert liegenden Elektroden nach Manualtherapie der Kopfgelenke durchgeführt wird (■ Abb. 11.18).

11.6.2 Anamnese und Befund

Anamnestisch muss bei Beschwerden im Kopf-Nacken-Bereich aber auch bei Beschwerden im übrigen Bewegungssystem nach Symptomen im Bereich der Zähne und Kiefergelenke gefragt werden. Typisch sind lokale Schmerzen, Knirschen und Knacken beim Essen. Häufig kann auch ein Bruxismus (Knirschen, Pressen u. Mahlen mit den Zähnen außerhalb des Kauaktes vor allem im Schlaf) erfragt werden.

Bei der *Inspektion* fallen häufig Gesichtsasymmetrien mit nicht parallel verlaufenden Linien von

Augenbrauen, Lidwinkeln, Lippenwinkeln und Unterkieferebene auf. In diesen Fällen wird von einer »Gesichtsskoliose« gesprochen. Im Bereich der Kaumuskulatur ist häufig eine einseitige Muskelhypertrophie erkennbar. Bei Bisskontakt liegen die Zahnzwischenräume beider ersten Schneidezähne oft nicht direkt übereinander (◘ Abb. 11.19).

Die *Palpation* lässt druckdolente Myogelosen im Bereich der Mm. masseter und der Mm. pterygoidei mediales erkennen.

Bei der *aktiven und passiven Bewegungsprüfung* erfolgt die Bewegung der Mandibula mit und ohne Kraft mit
- Öffnen und Schließen,
- Seitwärtsbewegung,
- Protraktion und Retraktion.

Test zum Nachweis der CMD

Erst die Untersuchung mit manualmedizinischen Techniken lässt die enge Beziehung zwischen Kiefergelenk und neuromuskulärem System erkennen und lässt vor allem die klinische Bedeutung dieser Wechselbeziehung dokumentieren.

Vorlaufphänomen im Stehen

Der Patient steht mit symmetrischer Beinhaltung. Die Daumen des Untersuchers liegen beiderseits auf der Spina iliaca posterior superior. Beugt sich der Patient nach vorn steigen physiologischerweise die Spinae seitengleich und synchron nach oben. Ist eine Seitendifferenz nach Amplitude und zeitlichem Ablauf zu beobachten, spricht man von einem »positiven Vorlaufphänomen«.

Variable Beinlängendifferenz

Der Patient liegt in entspannter Rückenlage. Zunächst werden die Beine des Patienten vom Untersucher maximal gebeugt (um eine beim Hinlegen zufällig aufgetretene Beckenverwringung auszugleichen) und dann in gestreckter Haltung um 20° angehoben. Nun soll sich der Patient aufsetzen und nach vorn beugen. Tritt eine Beinlängendifferenz von mindestens 1 cm auf, wird von einer variablen Beinlängendifferenz gesprochen.

Priener Abduktionstest (PAT)

Siehe hierzu ► Kap. 11.2, ◘ Abb. 11.2. Der Patient liegt wiederum in bequemer Rückenlage. Der Untersucher fixiert mit einer Hand die gegenseitige

Spina iliaca anterior superior, beugt das Patientenbein auf der Seite, auf der er steht, um 90° in der Hüfte und lässt passiv das Bein absinken. Geachtet wird auf das Bewegungs- und das Endgefühl. (Dieser Test entspricht dem bekannten Hüft-Abduktionstest nach Patrick-Kubis; durch die gleichzeitige Beugung in der Hüfte um 90° wird die Gelenkkapsel angespannt und eine präzisere Aussage ist möglich). Diese Modifikation wurde von Marx entwickelt und wird als »Priener Abduktionstest« (PAT) bezeichnet. Gemessen wird der Winkel zwischen Oberschenkel und Untersuchungsliege.

Leg-turn-in-Test

Der Patient liegt wieder in bequemer Rückenlage mit gestreckten Beinen. Der Untersucher drückt nun Unterschenkel und Füße in die Innenrotation, indem er flächig am Außenknöchel die Patientenbeine umfasst. Beurteilt wird Quantität und Qualität der Innenrotationsmöglichkeiten im Seitenvergleich.

Alle diese Versuche werden in »Ruhe-Schwebe-Lage« (Unterkiefer ist leicht geöffnet ohne Bisskontakt) und mit festem Bisskontakt durchgeführt. Ändern sich die Untersuchungsbefunde deutlich durch den Bisskontakt muss eine CMD angenommen werden.

Die hier geschilderten Teste sind unspezifisch und können bei einem Hypertonus der Adduktoren, Iliosacralblockierung, bei einer Koxalgie aber auch bei einer funktionellen Kopfgelenksstörung (vor allem bei Blockierung con Okziput nach C1) und bei der CMD pathologisch ausfallen.

Direkte Zuordnung zum Kiefergelenk

Eine direkte Zuordnung zu den Kiefergelenken wird aber mit der Beeinflussung dieser Teste am Becken durch Manipulation am kraniomandibulären System möglich.

Applied Kinesiology. Mit der »*Applied Kinesiology*« (AK) steht dem Untersucher ein sehr effektives Untersuchungsinstrumentarium zur Verfügung:geprüft wird die Muskelkraft der Hüftbeugung ohne und mit Kontakt der Finger II und III am Kiefergelenk. Bei einer Kiefergelenksstörung zeigt sich die Muskelkraft deutlich vermindert. Statistisch nicht eindeutig aber tendenziell kann gesagt werden, dass auf der Seite, auf der die AK positiv ist, der

Unterkiefer erhöht werden sollte (s. auch Meersseman-Test).

Unterkieferposition. Bei Bisskontakt muss die Mittellinie zwischen den beiden Incisivi von Ober- und Unterkiefer direkt übereinander stehen. Zeigt sich der Unterkiefer um 1 mm und mehr nach einer Seite verschoben, muss der PAT wiederholt werden, wenn der Unterkiefer so eingestellt ist, dass die Mittellinien genau übereinander liegen. Wird nun in dieser »korrigierten« Unterkieferstellung der PAT wiederholt, bessert sich die Hüftabduktion um 15° und mehr.

Meersseman-Test. Zunächst wird der PAT bei habituellem Bisskontakt der Kiefer durchgeführt. Anschließend werden 1–4 Papierstreifen auf den 2. Prämolaren und 1. Molaren aufgelegt und dann mit erneutem Bisskontakt der PAT wiederholt (Schupp 2001; ◘ Abb. 11.20).

Durch die verminderte Kompression im Kiefergelenk und die daraus resultierende verminderte Irritation verbessert sich im PAT die Hüftabduktion wiederum um 15° und mehr.

Detonisierung der Kaumuskulatur. Wird ein hypertoner Muskelstrang durch vorsichtige Mobilisation der Unterkiefer oder durch Traktion des Unterkiefers gelöst, ist prompt eine Verbesserung des PAT um 10° und mehr erkennbar.

Wie oben dargelegt, kann mit den angegebenen Testen der Einfluss einer Kiefergelenksstörung auf den Gesamtorganismus dargestellt werden. Die Wechselwirkung zwischen Kiefergelenk und Kopfgelenk kann nachgewiesen werden, wenn die bei der CMD pathologisch ausfallenden Teste (Applied Kinesiology, Meerseman-Test) allein durch die Lösung einer Kopfgelenksblockierung verschwinden (Hülse u. Losert-Bruggner 2002; ◘ Abb. 11.21).

Aus der Abbildung ist deutlich zu erkennen, wie stark sich der PAT allein durch Aufbiss auf einen Papierstreifen verbessert. Zur Auswertung wurden die Werte des PAT rechts und links herangezogen. Mit dem T-Test ergibt sich eine hohe Signifikanz mit p <0,001 (◘ Abb. 11.22).

Nach der HWS-Behandlung waren die Kopfgelenke sicher frei. Der PAT normalisierte sich bds. hoch signifikant (p <0,001) Auch liegen die Werte

signifikant günstiger als durch den Aufbiss auf Papier (p <0,001), wobei berücksichtigt werden muss, dass die einfache Papierauflage auf den Molaren nur eine orientierende, wenn auch sehr informative Maßnahme darstellt. Wird nun die Untersuchung mit der Bissauflage wiederholt, verschlechtert sich die Hüftabduktion wiederum (vorübergehend) signifikant (p <0,001). Dies bedeutet, dass die Störung aus dem Unterkiefergelenk allein durch die HWS-Behandlung deutlich vermindert werden konnte, so dass eine Bissauflage nunmehr nicht mehr zu einer Linderung sondern zu einer Verschlechterung der CMD-Symptomatik führt. Dass diese Verschlechterung des PAT durch die Auflage auf die Molaren nur unter den Versuchsbedingungen zu beobachten ist, zeigt sich bei der abschließenden Kontrolle, wenn der PAT eine freie Hüftabduktion erkennen lässt.

Die Normalisierung der Hüftabduktion nach einer Manualtherapie dokumentiert die Verringerung des Störpotentials aus den Kopfgelenken bzw. aus den Kiefergelenken. Plato u. Kopp (1999) konnten Lageveränderungen des Unterkiefers in der x-Achse nach Impulstherapie aber auch nach Manipulation des ISG nachweisen.

Es muss hervorgehoben werden, dass die Erhöhung des Unterkiefers in Höhe der Molarzähne auf einer Seite um Bruchteile eines Millimeters zu einer signifikanten Einschränkung der Hüftbeweglichkeit um 15° und mehr führt. In der Praxis bedeutet dies für den Zahnarzt, dass, wie wir es auch aus der Manuellen Medizin kennen, bildgebende Verfahren eine klinisch bedeutsame Höhendifferenz im Molar-Bereich der Unterkiefer noch nicht nachweisen können und allein funktionelle Untersuchungen und Teste das klinisch relevante Störfeld im kraniomandibulären System wie auch im Kopfgelenkbereich erkennen lassen.

Wenn nach der Manualtherapie der Kopfgelenke eine Bisserhöhung in Höhe der Molaren auf einer Seite um 1–2 Blatt Papier den PAT um mindestens 15° verschlechtert, wird dokumentiert, dass die CMD durch die HWS-Manipulation deutlich positiv beeinflusst worden ist.

Sicher kann in vielen Fällen nicht entschieden werden, welche Störung zunächst bestand, Kiefergelenks- oder Kopfgelenkstörung. Der Manualtherapeut erhält sicher einen ersten Hinweis auf die »führende« Störung.

❶ Wichtig
Der Manualtherapeut sollte daher nie versäumen, nach erfolgreicher Lösung der Kopfgelenksblockierung (kontrolliert mit dem PAT) den Patienten auf zu fordern, 10-mal laut hörbar die Zähne aufeinander zu beißen. Verschlechtert sich nach diesem »Zähneklappern« der PAT und tritt erneut eine kraniozervikale Dysfunktion auf, ist am ehesten die CMD die Hauptstörung. Auf alle Fälle ist dies ein Hinweis, dass allein durch festes Beißen ein Rezidiv der Kopfgelenksstörung auftreten kann.

Für den Zahnarzt liegt die klinische Bedeutung dieses Testes darin, dass erkennbar ist, ob *vor* der Anpassung einer Schiene eine Manualtherapie durchgeführt werden muss, da andernfalls die Schienenanpassung in einer funktionellen Fehlstellung des Unterkiefers erfolgt. Der Manualtherapeut andererseits muss bei der Kontrolluntersuchung einige Tage nach seiner Behandlung diese Teste erneut durchführen, um eine Aussage darüber zu erhalten, ob sich nach einem kurzen Zeitraum erneut eine CMD entwickelt hat oder aber er davon ausgehen kann, dass die CMD lediglich ein Begleitsymptom der Kopfgelenksstörung war. Darüber hinaus erhält auch der Manualtherapeut mögliche Hinweise auf die korrekte Anpassung einer Aufbissschiene. Wenn eine Aufbissschiene angepasst wurde, sollten die oben angeführten Teste regelmäßig mit und ohne Schiene kontrolliert werden. Wird der Priener Abduktionstest durch die angepasste Aufbissschiene verschlechtert, ist eine Korrektur der Schiene zu empfehlen.

11.6.3   Beschwerdebilder

Werden die sehr engen Wechselbeziehungen zwischen dem gnathologischen und dem Kopfgelenkssystem berücksichtigt, wird deutlich, daß eine klare Unterscheidung der subjektiven Beschwerdebilder einer Kopfgelenksblockierung und einer CMD kaum möglich ist.
Die *Otalgie* (= in das Ohr oder Tube lokalisierter Schmerz, ohne daß eine Ohrerkrankung nachweisbar ist) stellt mit 46–63% das häufigste Ohrsymptom einer CMD dar. (Cooper u. Cooper 1999). Nach einer Studie von Peroz (2001) findet sich eine Otal-

gie bei ca. 37% der Patienten mit einer CMD. Eine Zuordnung dieser *Otalgie* zur Kiefergelenkserkrankung oder HWS-Erkrankung ist schwierig, da über die direkte Verbindung zum Trigeminuskerngebiet auch das Kiefergelenk direkt die Beschwerden verursachen kann. Eindeutig sind jedoch die Therapieerfolge in einer Untersuchung von Keersmaekers et al. über Otalgien mit einer reinen Kiefergelenksbehandlung. Wird die Otalgie bei der CMD mit der Otalgie bei der Kopfgelenksstörung verglichen, so findet sich die Otalgie bei der ersteren häufig im Tragus-Bereich, während die Schmerzen bei der Kopfgelenksblockierung eher etwas retroauriculär in der Ohrmuschelumschlagsfalte lokalisiert werden.

Die Zuordnung des Symptoms »*Tinnitus*« ist besonders schwierig, da es sich bei dem Tinnitus um ein multifaktorielles Geschehen handelt. Ein Zusammenhang zwischen der Kiefergelenksstörung und einem Tinnitus ist jedoch nicht auszuschließen, wenn in der Normalbevölkerung der westlichen zivilisierten Länder 20–25% der Bevölkerung mindest zeitweise unter einem Ohrgeräusch leiden(Pilgramm et al. 1999), bei einer Untersuchung aber von 275 Pat. mit CMD in einer Zahnklinik in 67,3% ein Tinnitus angegeben wurde (Türp 1998). Diese Zahlen entsprechen den Untersuchungen von Chole und Mitarb., die bei 338 Pat. in 59% einen Tinnitus fanden. Cooper u. Cooper (1999) bezeichnen den Tinnitus als 2. häufigstes Ohrsymptom der CMD. Gehäuft ist bei Patienten mit Tinnitus und CMD eine Druckdolenz in der Kaumuskulatur, eine instabile Interkuspidation, ein erhöhter klinischer Dysfunktionsindex nach Helkimo, Dysgnathien der Angle-Klasse II, ein Kreuzbiss sowie eine insuffiziente prothetische Versorgung nachweisbar (Peroz et al. 2000). Die Tinnituspatienten berichten, dass der Tinnitus durch Unterkieferbewegungen, Druck auf die Kaumuskulatur oder die Kiefergelenke aber auch durch Kopfbewegungen beeinflusst werden kann.
Trotz dieser Zahlen ist bisher ein gesicherter Pathomechanismus nicht allgemein anerkannt. Die Problematik des Tinnitus wird auch bei der CMD deutlich, wenn Vernon et al. (1992) ein verstärktes Auftreten von Tinnitus bei Pat. mit einer CMD nicht feststellen konnten. Nach eigenen Erfahrungen, vor allem unter Berücksichtigung der therapeutischen Erfolge scheint in einigen Fällen ein hochfrequenter Tinnitus direkt im Zusammenhang mit der CMD

möglich, während ein niederfrequenter Tinnitus eher über die Kopfgelenkstörung ausgelöst wird.

Als dritthäufigstes Symptom der MCD werden von Cooper u. Cooper (1999) *Schwindelbeschwerden* angegeben. Bei dem von Hülse u. Losert-Bruggner (2002) publizierten Fall wurde zunächst von einer reinen zervikalen Gleichgewichtsstörung ausgegangen, die auch auf die Manualtherapie der HWS gut ansprach. Eine anhaltende Beschwerdefreiheit wurde jedoch erst durch die zahnärztliche Behandlung der CMD mit einer Aufbissschiene erreicht. In ◘ Abb. 11.23 ist der Unterberger'sche Tretversuch, mit dem dynamischen CCG registriert, von einem Patienten dargestellt, der sich bei uns wegen zeitweiliger Schwindelbeschwerden vorstellte. Allein durch Einsetzen einer korrekt angepassten Aufbissschiene kann eine pathologische Abweichtendenz von 160° normalisiert werden.

Bei den Schwindelbeschwerden und Gleichgewichtsstörungen muss nach dem heutigen Verständnis aber davon ausgegangen werden, dass diese Beschwerdesymptomatik nicht von der CMD direkt, sondern erst via HWS ausgelöst wird.

Während Ohrsymptome recht häufig im Zusammenhang mit der MCD gesehen wird, finden sich auch Angaben von Globus-Gefühl, funktionellen Stimmstörungen (bis zu 12%; Cooper u. Cooper 1999).

CMD und HWS-Trauma

Betrachten wir die engen Wechselbeziehungen zwischen Kopfgelenken und Kiefergelenken, findet eine Beobachtung, die bisher nicht erklärt werden konnte, ihre Bestätigung:Eine reine Halswirbelsäulendistorsion kann der Definition zu Folge nur zu einer funktionellen Wirbelsäulenstörung führen. Unter den hier dargelegten Gesichtspunkten ist aber leicht vorstellbar, dass eine reine HWS-Distorsion auch zu einer funktionellen Kiefergelenksstörung führen kann. Möglicherweise ist in einigen Fällen durch eine solche nicht beachtete CMD eine Chronifizierung der Beschwerdesymptomatik nach HWS-Trauma zu erklären.

11.7   Die vertebragene Dysphonie

Dysphonie ist der Oberbegriff für jede Stimmstörung, wobei die Stimme heiser, rauh, unrein oder belegt klingt. Bei morphologischen Kehlkopfveränderungen, wie Schleimhautentzündungen, Polypen, Tumoren, Narben- oder Segelbildungen, findet sich eine *morphologische Dysphonie*. Sind keine morphologischen Kehlkopfveränderungen nachweisbar und besteht dennoch eine Dysphonie, wird von einer *funktionellen Dysphonie* gesprochen. Solche funktionellen Dysphonien sind Stimmerkrankungen mit Veränderungen des Stimmklanges und mit Leistungsminderung der Stimme ohne primär organische Veränderungen der Stimmlippen. Dyskoordinierte Bewegungsabläufe der Bänder und Muskeln des gesamten Phonationsapparates führen zu solchen funktionellen Dysphonien. Funktionelle Abweichungen können im Sinne einer zu hohen (= hyperfunktionelle oder hyperkinetische Dysphonie) oder einer zu geringen Muskelspannung (= hypofunktionelle oder hypokinetische Dysphonie) in einem oder mehreren Bereichen des Phonationsapparates auftreten. Funktionelle Störungen im Bereich der Wirbelsäule können schon allein durch ihre Muskelverspannungen die Phonation beeinflussen und so zu einer funktionellen »vertebragenen Dysphonie« führen.

Im früheren Schrifttum existieren nur vereinzelte Erwähnungen zervikal bedingter Störungen des Kehlkopfes. Hédon rief 1896 durch Reizung des N. laryngeus superior eine Vasodilatation der gleichen Kehlkopfseite hervor und interpretierte dies als Reaktion des Halssympatikus. Thost (1925) wies 29 Jahre später auf Auswirkungen von HWS-Erkrankungen auf den Kehlkopf hin. Euzière beschrieb Larynxparaesthesien bei Patienten mit einem »syndrome sympathique cervical postérieur«. Landeau machte 1954 auf wechselnde Stimmstörungen beim Zervikalsyndrom aufmerksam. Die vorherrschenden Vorstellungen faßten 1970 Luchsinger und Arnold zusammen:«Aus den anatomischen und experimentellen Untersuchungen geht hervor, dass Läsionen des zervikalen Sympathicus und der Rami communicantes (z. B. bei Osteophyten der HWS) auch vasomotorische Veränderungen verursachen können.« Luchsinger u. Arnold (1970) hielten also das Auftreten einer funktionellen Dysphonie im Rahmen des »neuralen« Zervikalsyndromes für möglich. Decher (1969) vertrat demgegenüber die Meinung, dass eine Dysphonie als psychogene Dysphonie im Rahmen der öfters beschriebenen psychischen Störungen bei Zervikalsyndromen denkbar sei. Auf der anderen Seite wurde seit Fröschels vielfach auf die Muskelverspannungen im Hals- und Thoraxbereich als typischen Nebenbefund bei der hyperfunktionellen Dysphonie hingewiesen. Diese Verspannungen auch im Nackenbereich wurden jedoch immer lediglich als ein begleitendes Symptom und nicht als pathogenetischer Faktor gewertet.

Untersuchungen in den letzten Jahren lassen jedoch erkennen, dass eine funktionelle HWS-Störung auch zu einer »vertebragenen Dysphonie« führen kann.

11.7.1 Pathomechanischer Einfluss auf die Stimmgebung

Ein pathomechanischer Einfluß der HWS ist auf allen Ebenen der Phonation zu erkennen (◘ Abb. 11.24):
1. auf die Atmung;
2. auf die prälaryngeale Muskulatur
   a) Stimmbandspannung,
   b) Resonanzraum;
3. auf die neurale Steuerung der Stimmbänder.

Atmung

Der Luftstrom aus der Lunge-Trachea bringt die geschlossenen Stimmbänder in Schwingung, so dass ein Ton produziert wird. Der Luftdruck unterhalb der Glottis, der subglottische Druck, steuert die Stimmstärke, der gleichmäßige Druck ermöglicht erst die Erzeugung eines schwankungsfreien Tones und das Atemvolumen beeinflusst die Tonhaltedauer. Wirbelsäule, Brustkorb und Schultergürtel einschließlich der dazugehörigen Muskeln beteiligen sich an der Atmung. Eine gute Atemtechnik ist nicht nur Voraussetzung einer ruhigen, gleichmäßigen Phonation, jede Atemstörung schlägt sich in einer Störung der Phonation nieder. Ein Eckpfeiler jeder Stimmtherapie ist daher das Ziel einer Normalisierung der Atemtechnik.

Die äußeren Intercostalmuskeln heben die Rippen und dienen der Einatmung, die inneren Intercostalmuskeln senken die Rippen und unterstützen die Ausatmung. Das Zwerchfell ist der wichtigste Atemmuskel und dient ausschließlich der Einatmung. Bei der Stimmatmung oder bei der Leistungsatmung sind die Bauchmuskeln exspiratorisch tätig und wirken als Gegenspieler des Zwerchfells. Der passive Vorgang wird bei verstärkter Ausatmung und während des Singens durch Aktivität der Bauchwandmuskulatur überlagert bzw. willensmäßig gesteuert. bei verstärkter Einatmung werden auch die an der I. und II. Rippe ansetzenden kräftigen Muskelstränge (Skalenusmuskulatur), die an den Querfortsätzen der Halswirbel entspringen, aktiviert.

Beim Sprechen und Singen ist am Anfang der Phonation eine Abschwächung und Verlangsamung der Ausatmungsbewegung (d. h. der elastischen Kräfte) erforderlich, um den subglottischen Druck auf dass erforderliche Maß zu reduzieren. Der Einsatz initialer inspiratorischer Gegenkräfte bei der Ausatmung und der gleitende Wechsel zwischen inspiratorischer und expiratorischer Aktivität wird als Atemstütze bezeichnet. Die kombinierte Atmung (Kosto-Abdominalatmung) ist für das Sprechen und Singen die optimale Atmung, weil sie in ökonomischer Weise den Atemstrom an die Kehlkopffunktion differenziert anpassen kann. Die reine Brust- oder Rippenatmung ist unphysiologisch und häufig mit einem hörbaren Inspirium verbunden (normalerweise wird nur 1/3 des Atemvolumens durch die Brustatmung ventiliert).

Eine extreme kostale Atmung setzt bei der Einatmung den gesamten Schultergürtel ein. Die Kombination von Brust- und Klavikularatmung (Schulteratmung) wird als **Hochatmung** bezeichnet, die für sich allein schon eine Stimmstörung verursachen kann. Sie ist häufig verbunden mit gleichzeitigem starken Anspannen und Einziehen der Bauchwandmuskeln während der Einatmung (»paradoxe Atmung«).

Aus manualtherapeutischer Sicht ist von jeder Blockierung im Bereich einer Rippe oder eines Brustwirbelkörpers eine Beeinträchtigung der Atemfunktion zu beobachten, wenn auch bei fehlenden Schmerzen die Störung nur einem geübten Sänger bewusst wird. Funktionelle Kopfgelenksstörungen sind häufig mit einer funktionellen Störung in Höhe von D3 und im Bereich der 2. bis 4. Rippe gekoppelt. Oft ist bei zervikalen Störungen eine thorakale »Hochatmung« zu finden (Lewit 1992). Eine Fehlatmung kann aber auch bei einer Tonussteigerung der Mm scaleni, die ab C3 innerviert werden, beobachtet werden. Bedenkt man aber den modifizierten Versuch nach Patrick-Kubis (▶ Kap. Vestibularis und CMD), der alleine durch eine Manipulation der Kopfgelenke normalisiert werden kann, wird deutlich, wie weit die Muskelverspannungen reichen. Der M. psoas major entspringt an der 12. Rippe, an der auch das Diaphragma entspringt. Ist der M. psoas major verspannt, muss zwangsläufig auch das Zwerchfell in seiner Funktion eingeschränkt werden. Wird das Becken nach vorn unten gekippt, entsteht eine verstärkte Krümmung der Lendenwirbelsäule, und es kommt zu einer für das Atmen und Singen ungünstigen Körperhaltung (Seidner u. Wendler 1997).

Durch Dyskoordination von Ausatmung und Kehlkopfspannung treten Stimmstörungen und eine Dysodie auf. Gesangstechnisch zu beachten ist, dass ein Vibrato zum Teil durch subglottische Druckschwankungen hervorgerufen wird. Im Extremfall ist die Sprech-Atem-Dyskoordination so ausgeprägt, dass das Bild einer spastischen Dysphonie entsteht.

Prälaryngeale Muskulatur

Ein funktionelles Defizit im Bereich der Kopfgelenke stellt keine isolierte Funktionsstörung der Gelenke dar, vielmehr liegt pathophysiologisch eine Funktionsstörung in dem den einzelnen Wirbelgelenken zugeordneten arthro-neuro-muskulärem Regelkreis, dem »Arthron«, vor. Neben den Gelenken weisen auch die übrigen Teile des Arthrons–neurale Afferenzen und Efferenzen sowie Muskeln eine funktionelle Störung auf. Eine solche Störung der Muskeln äußert sich zunächst in einem Muskelhypertonus. Diese druckdolente Verspannung betrifft nicht nur die vertebrale und paravertebrale Muskulatur, sondern auch die zu dem Segment gehörenden ventralen Muskelgruppen (◘ Abb. 11.25).

Von der oberen Zungenbeinmuskulatur wird der M. geniohyoideus aus einer Motoneuronengruppe am Übergang vom Hirnstamm zu C1 über den N. hypoglossus innerviert. Die unteren Zungenbeinmuskeln (Mm. sternohyoideus, omohyoideus und thyreohyoideus) wie auch der M. sternohyoideus werden aus den Zervikalsegmenten C2 und C3 über die Ansa cervicalis profunda motorisch versorgt.

◘ Abbildung 11.25 hat durch jüngste Untersuchungen eine besondere Aktualität erreicht. Elektromyographische Untersuchungen der Kaumuskulatur und der suprahyalen Muskulatur belegen, dass die Lösung einer Kopfgelenksblockierung eine Tonusnormalisierung der Kau- und suprahyalen, aber auch der langen prälaryngealen Muskulatur bewirkt (◘ Abb. 11.26).

Die direkte nervöse Verbindung von den Kopfgelenken zur Kaumuskulatur ist nicht bekannt. Hypothetisch wird angenommen, dass über die sehr enge Verbindung von Kopfgelenken zu Kiefergelenken die Normalisierung des Muskeltonus erfolgt. Dieser elektromyographisch dokumentierte Einfluss der Kopfgelenke und der Kiefergelenke auf die prälaryngeale Muskulatur, die infra- und suprahyale Muskulatur und die Kaumuskulatur hat über 2 verschiedene Mechanismen ganz wesentliche Auswirkungen auf die Stimme:

a) passive Stimmbandspannung,
b) Formung des supraglottischen Raumes (Resonanzraum).

Passive Stimmbandspannung

Von der Spannung und wesentlich von der Länge und Dicke der Stimmlippen wird die Tonhöhe bestimmt. Hierbei ist zu berücksichtigen, dass bei einer »passiven« Spannung der Stimmbänder diese etwas länger werden und dass der M. vocalis bei gleichzeitiger Kontraktion einer solchen Verlängerung entgegenwirkt. Bei gleicher Spannung erzeugen längere Saiten einen tieferen und kürzere Saiten einen höheren Ton. Die Formveränderungen der Stimmbänder bei der Phonation selbst sind bei der indirekten Laryngoskopie, vielmehr aber noch bei der Lupenlaryngoskopie zu erkennen:Bei der Frauenstimme ist das Stimmband bei 200 Hz durchschnittlich 8 mm lang, bei 400 Hz 12 mm, dies entspricht einer Längenzunahme um 50%. Umgekehrt verhält es sich bei der Stimmbanddicke:Bei 200 Hz wird eine durchschnittliche Dicke von 5,8 mm gemessen, bei 400 Hz eine von 4,5 mm, das entspricht einer Verjüngung um nahezu 25%. An diesen Zahlen ist bereits zu erkennen, dass der Stimmbandmuskel, der M. vocalis allein diese morphologischen Veränderungen der Stimmbänder nicht bewirken kann. Die entscheidende Dehnung der Stimmbänder erfolgt passiv durch eine Kippbewegung des Schildknorpels gegenüber dem Ringknorpel. Die Drehung erfolgt in dem exzentrisch liegenden Gelenk zwischen beiden Knorpeln, der Articulatio cricothyreoidea. Es handelt sich hierbei um ein Dreh-Gleitgelenk, so dass durch einen Zug vorn unten am Thyreoid nicht nur der Schildknorpel nach vorne kippt, sondern auch nach ventral gleitet (◘ Abb. 11.27).

Dieser Mechanismus der passiven Stimmbanddehnung lässt erkennen, dass nicht nur der M. cricothyreoideus mit seiner Pars recta (reine Kipp-bewegung) und seiner Pars obliqua (Zug nach vorn) die Stimmbandlänge und -spannung beeinflusst, sondern dass jeder Zug am Schild- oder Ringknorpel, der die Stellung dieser beiden Knorpel zueinander verändert, zu einer Änderung der Stimmbandspannung führt. Unter diesem Gesichtspunkt muss der gesamten Muskulatur zwischen Mandibula und oberer Thoraxapertur (supra- und infrahyale Muskulatur) bei der Phonation Beachtung geschenkt werden (Sonninen 1956; Zenker 1958). Eine Abhängigkeit von der Höherverlagerung des Zungenbeines konte von Vilkman u. Karma 1989 für die Grundfrequenz und den subglottischen Druck experimentell nachgewiesen werden.

Die schmerzhafte Verspannung der praelaryngealen Muskulatur ist bei der fKGS ebenso palpabel, wie bei der hyperfunktionellen Dysphonie (Luchsinger u. Arnold 1970). Die Erklärung für diese Verspannungen der extralaryngealen Muskulatur wurde meist in der psychischen Grundkonstellation des Dysphonikers (Gundermann 1982; Pahn u. Friemert 1988) oder aber sekundär als Folge einer falschen Phonationstechnik gesucht (Kittel 1969, 1986). Während bei der hyperfunktionellen Dysphonie früher diese Muskelverspannungen nur als »Begleitsymptom« gewertet wurden, kann bei der vertebragenen Dysphonie der Hypertonus als ein Auslöser der Dysphonie gesehen werden. Die Frage des ‚praeter hoc sive propter hoc‘ lässt sich bei der vertebragenen Dysphonie durch die erfolgreiche Manualtherapie der fKGS beantworten.

Welche Bedeutung die Phoniatrie dem Hypertonus der extralaryngealen Muskulatur bei der funktionellen Dysphonie beimisst, ist daran zu erkennen, dass diese Muskelhypertonie bei der symptomatischen Klassifizierung der hyperfunktionellen Dysphonie von Kiml 1965 berücksichtigt wurde:

- Typ 1: Hyperfunktion der Stimmlippen,
- Typ 2a: Hyperfunktion der Stimmlippen und der **supra**hyalen Muskulatur: Kehlkopf wird nach oben verlagert,
- Typ 2b: Hyperfunktion der Stimmlippen und der **infra**hyalen Muskulatur: Kehlkopf wird nach unten verlagert,
- Typ 3: Hyperfunktion der Stimmlippen und der **supra**- und **infra**hyalen Muskulatur: Kehlkopf nach vorn und leicht unten verlagert.

Diese Einteilung der hyperfunktionellen Dysphonie nach der Kehlkopfstellung drückt auch unterschiedliche Veränderungen der Stimme aus, die durch den Hypertonus verschiedener Gruppen der extralaryngealen Muskulatur hervorgerufen werden.

Wird die von den Zervikalnerven versorgte prälaryngeale Muskulatur betrachtet, wird es verständlich, dass in den meisten Fällen der Schildknorpel nach unten gezogen wird, und die Stimmbandspannung zunimmt. Mit einer Zunahme der Stimmbandspannung steigt die Grundfrequenz einer Stimme an, die Stimme wird lauter und leise Phonation wird erschwert.

Die bisher aufgezeigten Zusammenhänge zwischen HWS und Kehlkopf lassen erkennen, dass eine fKGS häufig das Bild einer hyperfunktionellen Dysphonie aufweist. Stroboskopisch zeigt sich bei diesen vertebragenen Dysphonien wie auch bei den nicht-vertebragenen hyperfunktionellen Dysphonien eine Verkürzung der Schwingungsamplitude und eine Verminderung der Randkantenverschiebung. Diese stroboskopischen Veränderungen sind im Bereich **beider** Stimmbänder zu beobachten. So sind die bisher aufgeführten vertebragenen Stimmstörungen nur durch den manuellen Untersuchungsbefund der oberen HWS von den übrigen hyperfunktionellen Dysphonien abzugrenzen.

Beeinflussung des Resonanzraumes

Primäre Kehlkopftöne zeigen ein relativ schmales, undifferenziertes Frequenzband (50–1500 Hz) (Öhen, zit. bei Luchsinger u. Arnold 1970). Sundberg (1994) vergleicht diese primären Kehlkopftöne mit dem Klang einer Entenpfeife. Die Formung der spezifischen Frequenzspektren der einzelnen Vokale wie auch die Bildung der Konsonanten erfolgt erst im Ansatzrohr, im supraglottischen Bereich (◘ Abb. 11.28).

Durch Verspannung der Muskulatur im supraglottischen Bereich, z. B. im Hypopharynx wird das Frequenzspektrum deutlich beeinflusst. Nachdem ein Einfluss von Kopfgelenks- *und* Kiefergelenksstörungen auf die suprahyale Muskulatur und die gesamte Kaumuskulatur nachgewiesen werden konnte, wird deutlich, wie stark der gesamte Resonanzraum verändert wird.

Eine Verspannung der suprahyalen Muskulatur führt zu einer »Hochverlagerung des Kehlkopfes«, wodurch auch die Tonhöhe und die Resonanz beeinflußt wird. Wird die Spannung des Rachenraumes erhöht, entsteht eine Rückverlagerung der Stimme und Sprache, eine Stimme klingt »eng«, manchmal geknödelt. Der volle Klang einer Stimme geht verloren. Besonders dem ausgebildeten Sänger fällt die Klangveränderung auf. Auch ein Vibrato, bei dem die Muskeln im Rachen- und Zungenbereich rhythmisch in der Vibratofrequenz aktiviert werden (Seidner u. Wendler 1997), ist nur noch deutlich erschwert möglich.

HWS und neurale Steuerung der Stimmbänder

Nicht selten findet sich bei der vertebragenen Dysphonie die stroboskopische Veränderung der hyperfunktionellen Dysphonie nur **einseitig**. Eine solche Einseitigkeit ist, wenn nicht morphologisch begründet, **nur** bei der vertebragenen Dysphonie anzutreffen. Jäckel (1992) nimmt sogar nur dann eine vertebragene Komponente der Stimmstörung an, wenn eine Einseitigkeit des stroboskopischen Stimmbandbefundes vorliegt. Die bisher aufgezeigten Zusammenhänge zwischen HWS und Phonationsapparat können eine solche Einseitigkeit nicht erklären, da der Kehlkopf immer als Ganzes von außen beeinflußt wird. Diese Einseitigkeit kann nur über eine einseitige Störung der neuromuskulären Steuerung der Stimmbandschwingung entstehen.

Das Schwingungsverhalten der Stimmbänder wird neuromuskulär über die Stammganglien, die motorischen Kerne im Mittelhirn und Kleinhirn sowic übcr vcgetative Zentren des Zwischenhirns direkt oder indirekt über primäre Zentren in der Medulla oblongata gesteuert. Diese Steuerung unterliegt verschiedenen Regelmechanismen, die von afferenten Informationen aus den Schleimhautrezeptoren des gesamten Stimmapparates, den Propriozeptoren der laryngealen Bänder, Muskeln und Gelenke, dem auditiven System, aber auch von Informationen aus der Lunge, vom Stammhirn und Hypothalamus beeinflußt werden. Die Medulla oblongata stellt hierbei ein Integrationszentrum für die verschiedenen Fremdreflexe dar.

Funktionell-neuroanatomische Anhaltspunkte für das Zustandekommen der vertebragenen Dysphonie zu fixieren, ist relativ schwierig. Es gibt wohl Verbindungen von zervikalen Afferenzen zum Solitariuskern (Pfaller u. Arvidsson 1988), der eine

Schlüsselrolle bei der Koordination vagaler Motorik spielt, doch ist über die neuronale Reflexsteuerung der Larynxmotorik noch sehr wenig bekannt. Es liegen nicht genug experimentelle Daten vor, die eine Verbindung zervikaler Afferenzen mit neuronalen Elementen der Phonationssteuerung schlüssig nahelegen würden.

> **Zusammenfassung**
> Zusammenfassend ist ein Einfluss der Halswirbelsäule auf alle Bereiche des Phonationsapparates, auf den subglottischen, den glottischen und den supraglottischen Bereich möglich. In Abhängigkeit der betroffenen Muskeln werden die *Klarheit/Reinheit* der Stimme (nur beim regelmäßigen, freien Schwingen der Stimmbänder möglich), die *Stimmhöhe* und der *Stimmklang* verändert. Vor allem aber zeigt sich eine Einschränkung der Leistungsfähigkeit der Stimme im *Tonhöhenumfang* (zwischen möglichst hohen und möglichst tiefen Tönen), in der *Stimmstärke* (möglichst laut–möglichst leise) und *nach Belastung der Stimme*, nach längerem Sprechen oder Singen.

11.7.2   Anamnese

Ein auslösendes Ereignis ist oft nicht erinnerlich. Anfänglich wird die Dysphonie oft nicht beachtet und der betroffene Patient sucht erst einen Arzt auf, wenn die Stimme versagt. Ein HWS-Trauma oder ein Schädelhirntrauma kann eine vertebragene Dysphonie verursachen. Die übrige Symptomatik (Schwindelbeschwerden, Kopfschmerzen, Hörstörungen usw.) stehen hier oft im Vordergrund, so dass eine Stimmstörung erst Monate nach dem Unfall dem Betroffenen bewusst wird. Bei Begutachtungen muss der Untersucher aber auf die Stimme achten und nach subjektiven Beeinträchtigungen der Stimme fragen. Häufiger findet sich in der Anamnese die Angabe, dass eine Stimmstörung nach einer Intubationsnarkose oder nach einer Kehlkopfstützautoskopie aufgetreten ist. Anhaltende Stimmstörungen nach mikrochirurgischen Eingriffen trotz reizloser Stimmbandverhältnisse sind m. E. in den meisten Fällen Ausdruck einer vertebragenen Dysphonie. Ursächlich sind zwei Faktoren anzuführen:einerseits erfolgt bei der direkten Laryngoskopie eine maximale Überstreckung der HWS in relaxiertem Zustand, ein geradezu experimenteller Aufbau, um eine Kopfgelenksblockierung zu verursachen, zum anderen führt die operationsbedingte Irritation des Stimmbandes zu einer erhöhten Reagibilität auf neuromuskuläre Störungen.

11.7.3 Befund

Manualbefund

Die vertebragene Dysphonie kann ursächlich auf eine funktionelle Kopfgelenksstörung zurückgeführt werden. Der Manualbefund der oberen HWS läßt *immer* ein funktionelles Defizit erkennen. (Es ist dies für die Diagnose der vertebragenen Dysphonie eine conditio sine qua non.) Dieses funktionelle Defizit findet sich im Bereich der Kopfgelenke, das heißt zwischen Occiput und C2/3. Bei einem einseitigen stroboskopischen Befund ist der Hauptbefund der HWS-Störung auf der gleichen Seite zu finden. Die häufige Kombination der Störung in den Gelenken 0/1 und C2/3 läßt eine Aussage nicht zu, bei welcher Störung eher eine vertebragene Dysphonie zu erwarten ist. Besonders gezielt muss nach einer Craniomandibuläre Dysfunktion gefahndet werden.

Stimmbefund

Die akustischen Symptome, die eigentliche Dysphonie, wie Heiserkeit, rauhe, unreine, belegte oder kloßige Stimme, werden anfangs oft nicht beachtet. In einem späteren Stadium stellt sich infolge Ermüdungserscheinungen eine intensitätsschwache, belegte, dünne Stimme ein, die sich unter Belastung bis zur Aphonie verschlechtert.

Mittels der Sonagraphie kann eine Stimmstörung bildlich dargestellt werden. Die Sonagraphie stellt z. Z. die beste (wenn auch aufwendigste) Möglichkeit zur Analyse der Stimme dar. Im Sonagramm wird der Frequenzaufbau der Stimme und die Intensität der einzelnen Frequenzbänder aufgezeichnet. Die gesprochenen Vokale setzen sich aus der Grundfrequenz und drei relativ konstanten Obertönen, den Formanten, zusammen. Darüber hinaus bestehen weitere Obertöne und Teiltöne, die den individuellen Stimmklang der Stimme ausmachen. Bei einer Heiserkeit sind nicht nur die einzelnen Formanten »verrauscht«, es können auch »Rau-

schanteile« im Frequenzbereich oberhalb 6000 Hz beobachtet werden (◘ Abb. 11.29).

Wie in ◘ Abb. 11.29 erkennbar ist, kann durch die Sonagraphie auch der Therapieerfolg der Manualtherapie objektiviert werden. In ◘ Abb. 11.26 ist als Ausgangsbefund deutlich die »Verrauschung« aller Frequenzbänder und ein Rauschen bei 7000 Hz zu erkennen. Nach der Manualtherapie stellen sich die Frequenzbänder klar dar. Erkennbar ist auch, dass die für eine männliche Stimme zu hohe Grundfrequenz von 200 Hz auf 130 Hz gesenkt werden konnte (die Grundfrequenz der normalen, männlichen Stimme liegt um 90–130 Hz) (◘ Abb. 11.30).

Im Multifunktionsdiagramm der Stimme zeigt sich, dass bei der vertebragenen Dysphonie nahezu alle Parameter pathologische Werte erreichen können. Die Patientin im vorliegenden Diagramm (◘ Abb. 11.30) war als Lehrerin bereits über ein Jahr wegen ihrer Stimmstörung krankgeschrieben. 2 Wochen nach der hier durchgeführten Manualtherapie konnte sie wieder in ihrem Beruf arbeiten.

Im Phonetogramm ist deutlich eine Einschränkung der frequenzbezogenen Dynamik der Singstimme zu erkennen. Der Singstimmumfang ist in der Tonhöhe und vor allem in der Intensitätsbreite eingeschränkt. Es fehlt das Piano, insbesondere der hohen Töne. Es konnten aber Einschränkungen des Tonumfanges bis zu einer ganzen Oktave beobachtet werden. Vor allem von Sängern und Sängerinnen wird eine solche Einschränkung unangenehm empfunden (◘ Abb. 11.31).

In ◘ Abb. 11.31 ist deutlich die Einengung des Singstimmfeldes (Phonetogramm) zu erkennen. Durch die Manualtherapie konnte der Tonumfang nach unten um 1 Ganzton und nach oben um 4 ganze Töne verbessert werden. Für die Sprachmelodie ist es wichtig, dass auch die Dynamik zwischen laut und leise um 30 dB vergrößert wurde.

Globus: Der Komplex der »Mißempfindungen im Halsgebiet« vor allem nach Stimmbelastung ist ein obligates Symptom jeder hyperfunktionellen Dysphonie (Kruse 1989). Dieses Globusgefühl ist bei der vertebragenen Dysphonie besonders ausgeprägt. Häufig ist der Globus und nicht die Stimmstörung Anlass, den Phoniater oder HNO-Arzt aufzusuchen.

Laryngoskopie

Würgereflex. Der Würgereflex ist bei der vertebragenen Dysphonie besonders ausgeprägt und oft selbst mit einem Lokalanästhetikum kaum zu überwinden. Dies erklärt sich daraus, dass bei der vertebragenen Dysphonie der Würgereflex nicht durch eine sensible Hyperreagibilität der Schleimhäute im Zungengrundbereich bedingt wird, sondern durch eine Hyperreagibilität der Hypopharynx- und extralaryngealen Kehlkopf-Muskulatur verursacht wird. In diesem Fall ruft bereits das weite Öffnen des Mundes und das Herausziehen der Zunge einen Würgereflex hervor. Die Manualtherapie der Kopfgelenke ist hier wirkungsvoller als eine Lokalanästhesie.

Verkippung der Epiglottis. Die Hypertonie der supra- und infrahyalen Muskulatur führt zu einer Dorsalverkippung der Epiglottis, wodurch der Kehlkopfeinblick bei der Laryngoskopie erheblich erschwert wird. Da bei der vertebragenen Dysphonie zur Phonation auch die extralaryngeale Muskulatur in besonderem Maße aktiviert wird, kann bei einigen Patienten auch eine paradoxe Verkippung der Epiglottis beobachtet werden. Bei der Phonation der hohen Töne wird die Epiglottis pathologisch nach dorsal verkippt.

Stroboskopie

Mit der Stroboskopie ist man in der Lage, Schwingungsabläufe der Stimmbänder sichtbar zu machen, so dass eine Analyse der Stimmbandschwingung möglich ist. Wie bei allen hyperfunktionellen Dysphonien zeigt sich stroboskopisch eine Verkürzung der Schwingungsamplitude der Stimmbänder und eine Einschränkung bis zur Aufhebung der wellenförmig ablaufenden Schleimhautbewegung auf den Stimmbändern (Randkantenverschiebung). Dies gilt auch für die vertebragene Dysphonie, wenn der Pathomechanismus über die prälaryngeale Muskulatur erfolgt. Besonders eindrucksvoll ist das stroboskopische Bild aber, wenn die vertebragene Dysphonie Ausdruck einer Störung der neuromuskulären Steuerung der Stimmbänder ist. In diesen Fällen zeigt sich eine *asynchrone Stimmbandschwingung*, die bis zu einem einseitigen stroboskopischen Stimmbandstillstand (einseitige »stiffness«) reichen kann. Ein solch einseitiger Befund ist für eine vertebragene Dysphonie pathognomonisch. Die Stroboskopie mit einer Video-Dokumentation bietet aber nicht nur in vielen Fällen ein entscheidendes Kriterium der vertebragenen Dysphonie, sie erlaubt darüber hinaus eine Dokumentation und Objektivierung des Therapieerfolges.

11.7.4 Therapie

Die vertebragene Dysphonie wird durch eine fKGS hervorgerufen. Dies bedeutet, dass mit der Manualtherapie eine kausale Behandlung durchgeführt werden kann. Bei akuten vertebragenen Dysphonien führt eine einmalige Manualtherapie zu einer anhaltenden Besserung oder Normalisierung des phoniatrischen Befundes. Dies kann durch die Videostroboskopie, die Sonagraphie und das Stimmfeld objektiviert werden. Leider finden Patienten mit einer vertebragenen Dysphonie oft erst nach Monaten den Weg zum Arzt, wenn die Dysphonie zu erheblichen Stimmproblemen geführt hat. Dies bedeutet, dass dann eine Kopfgelenksstörung seit vielen Monaten besteht, so dass eine längere intensive Manualtherapie erfolgen muss. In diesen Fällen muss dann die vertebragene Dysphonie einer kombinierten manualtherapeutischen **und** phoniatrischen Behandlung zugeführt werden. Wird dies beachtet, kann die Therapie der vertebragenen Dysphonie sehr erfolgreich sein. In allen Fällen einer funktionellen Dysphonie kann aber die vertebragene Störung die pathologische Stimmsymptomatik deutlich verstärken, so dass auch in diesen Fällen die logopädische Behandlung erst durch die Wirbelsäulenbehandlung erfolgreich sein kann.

Literatur

Abe S, Karita K, Izumi H, Tamai M (1995) Increased and decreased choroidal blood flow elicited by cervical sympathetic nerve stimulation in the cat. Jpn J Physiol 45: 347–353

Albertus S (1984) Cervical vertebral problems as a cause of variations in the nystagmographic R-factor. Acta Otolaryngol (Stockh) 97: 27–32

Alcantara J, Plaugher G, Klemp DD, Salem C (2002) Chiropractic care of a patient with temporomandibular disorder and atlas subluxation. J Manipul Physiol Ther 25(1): 63–70

Alix ME, Bates DK (1999) A proposed etiology of cervicogenic headache: the neurophysiologic basis and anatomic relationship between the dura mater and the rectus posterior capitis minor muscle. J Manipul Physiol Ther 22: 534–539

Allum JH, Honegger F, Acuna H (1995) Differential control of leg and trunk muscle activity by vestibulo-spinal and proprioceptive signals during human balance corrections. Acta Otolaryngol (Stockh) 115: 124–129

Alund M, Larsson SE, Ledin T, Ödkvist L, Möller C (1991) Dynamic posturography in cervical vertigo. Acta Otolaryngol (Stockh) [suppl] 481: 601–602

Arvidsson J, Pfaller K (1990) Central projection of C4–C8 dorsal root ganglia in the rat. J Comp Neurol 292: 349–362

Beck C (1983) Otalgie. HNO (Berlin) 31: 45–49

Benedetti-Valentini F, Gossetti B, Irace L (1985) Isolated symptomatic lesions of the vertebral artery. Ital J Sci 15: 299–304

Biesinger E (1992) Der chronische Tinnitus im Zusammenhang mit funktionellen Störungen der HWS. In: Göbel G (Hrsg) Ohrgeräusche. Psychosomatische Aspekte des komplexen, chronischen Tinnitus. Quintessenz, München

Biesinger E, Heiden C (1994) Ohrschmerz und Funktionsstörungen der Halswirbelsäule. HNO 42: 207–213

Biondi DM (2001) Cervicogenic headache: diagnostic evaluation and treatment strategies. Curr Pain Headache Rep 5: 361–368

Bjorne A, Berven A, Agerberg G (1998) Cervical signs and symptoms in patients with Meniere's disease: a controlled study. Cranio 16(3): 194–202

Boenninghaus HG (1959) Ungewöhnliche Form der Hörstörung nach Lärmeinwirkung und Fehlbelastung der Halswirbelsäule. Z Laryngol Rhinol 38: 585–592

Bogduk N (2001) Cervicogenic headache: anatomic basis and pathophysiologic mechanisms. Curr Pain Headache Rep 5: 382–386

Boyle R (2001) Vestibulospinal control of reflex and voluntary head movement. Ann N Y Acad Sci 942: 364–80

Bracher ES, Almeida CI, Almeida RR, Duprat AC, Bracher CB (2000) A combined approach for the treatment of cervical vertigo. J Manipul Physiol Ther 23(2): 96–100

Brandt T, Bronstein AM (2001) Nosological entities? Cervical vertigo. J Neurol Neurosurg Psychiatry 71: 8–12

Brügel FJ, Schorn K (1991) Zervikaler Tinnitus nach HWS-Behandlung. Laryngorhinootologie 70: 321–325

Brusis T (1978) Die Lärmschwerhörigkeit und ihre Begutachtung. Demeter, Gräfelfing

Catcheva J, Boykikev N, Damyanova J, Marinkev M (1986) Der vertebrale Faktor in der Pathogenese eines erhöhten Augendruckes und dessen Beeinflussung durch physikalische und manuelle Therapie. Man Med 24: 105–108

Chole RA, Parker WS (1992) Tinnitus and vertigo in patients with temporomandibular disorder. Arch Otolaryngol Head Neck Surg 118: 817–821

Chou P, Lu DW, Chen JT (2000) Bilateral superior cervical ganglionectomy increases choroidal blood flow in the rabbit. Ophthalmologica 214: 421–425

Conte A, Caruso G, Mora R (1997) Static and dynamic posturography in prevalent laterally directed whiplash injuries. Eur Arch Otorhinolaryngol 254: 186–192

Cooper BC, Cooper DL (1999) Das Erkennen von otolaryngologischen Symptomen bei Patienten mit temporomandibulären Erkrankungen. Internat Coll Cranio Mandib Orthop 6: 40–47

Decher H (1969) Die zervikalen Syndrome in der Hals-, Nasen-Ohren-Heilkunde. Thieme, Stuttgart

Decher H (1975) Hörstörungen bei vertebrobasilärer Insuffizienz. Laryngorhinootologie 54: 728–734

De la Sayette V, Leproux F, Letellier P (1999) Cervical cord and dorsal medullary infarction presenting with retro-orbital pain. Neurology 53: 632–634

Dietrich M, Pöllmann W, Pfaffenrath V (1993) Cervicogenic headache: electronystagmography, perception of verticality and posturography in patients before and after C2-blockade. Cephalgia 13: 285–288

Dix MR (1983) Positional nystagmus of central type and its neural mechanism. Acta Otolaryng 95: 585–589

Domnick L (1956) Die zervikale Extensionsmassage. Neuralmedizin 1: 14–21

Domnick L (1965) Über die Beziehung der Halswirbelsäule zu HNO-Erkrankungen. Erfahrungsheilk 14: 585–592

Dutia MB (1991) The muscles and joints of the neck: their specialization and role in head movement. Progr Neurobiol 37: 165–178

Dvořák J, v. Orelli F (1982) Das Verhältnis von Komplikationen zu durchgeführten Manipulationen in der Schweiz. Schweiz Rdsch Med Prax 71: 64–69

Dvorak J, Wachli B (1997) Kopfschmerz bei zervikalen Syndromen. Ther Umsch 54: 94–97

Ellis BD, Kosmorsky GS (1995) Referred ocular pain relieved by suboccipital injection. Headache 35: 101–103

Elsas T, Edvinsson L, Sundler F, Uddman R (1994) Neuronal pathways to the rat conjunctiva revealed by retrograde tracing and immunocytochemistry. Exp Eye Res 58: 117–126

Endo K, Ichimaru K, Shimura H, Imakiire A (2000) Cervical vertigo after hair shampoo treatment at a hairdressing salon: a case report. Spine 25(5): 632–634

Euzière J (1952) Le syndrome sympathique cervical postérieur. Rev Oto Neuro Opthal 24: 22–27

Feldmann H (1994) Das Gutachten des HNO-Arztes, 3. Aufl. Thieme, Stuttgart

Foye PM, Najar MP, Camme AA jr, Stitik TP, DePrince ML, Nadler SF, Chen B (2002) Pain, dizziness, and central nervous system blood flow in cervical extension: vascular correlations to beauty parlor stroke syndrome and salon sink radiculopathy Am J Phys Med Rehabil 81: 395–399

Franz B, Altidis P, Altidis B, Collis-Brown G (1999) The cervicogenic otoocular syndrome: a suspected forerunner of Meniere's disease. Int Tinnitus J 5: 125–130

Fredriksen TA, Salvesen R, Stolt-Nielsen A, Sjaastad O (1999) Cervicogenic headache: long-term postoperative follow-up. Cephalgia 19: 897–900

Friedrich G, Wolf G (1984) Prognostisch relevante Faktoren beim Hörsturz. HNO 32: 74–80

Gallar J, Liu JH (1993) Stimulation of the cervical sympathetic nerves increases intraocular pressure. Invest Ophthalmol Vis Sci 34: 596–605

Galm R, Rittmeister M, Schmitt E (1998) Vertigo in patients with cervical spine dysfunction. Eur Spine J 7: 55–58

Gibbons PF, Gosling CM, Holmes M (2000) Short-term effects of cervical manipulation on edge light pupil cycle time: a pilot study. J Manipul Physiol Ther 23: 465–469

Gil-Loyzaga P, Vicente-Torres MA, Arce A, Cardinali DP, Esquifino A (1998) Effect of superior cervical ganglionectomy on catecholamine concentration in rat cochlea. Brain Res 779: 53–57

Goldmann R, Bornscheuer A, Schultze-Florey T, Kriebel-Goldmann C, Holtje M (2002) The early axial traction of the cervical spine after anesthesia with intubation and extreme reclination of the head. Anaestesiol Intensivmed Notfallmed Schmerzther 37: 94–98

Gordon SJ, Trott P, Grimmer KA (2002) Waking cervical pain and stiffness, headache, scapular or arm pain: gender and age effects. Aust J Physiother 48: 9–15

Gorman RF (1995) The treatment of presumptive optic nerve ischemia by spinal manipulation. J Manipul Physiol Ther 18: 172–177

Gundermann H (1982)Einführung in die Praxis der Logopädie. Springer, Berlin Heidelberg New York

Gutmann G (1968) Halswirbelsäule und Hals-, Nasen- und Ohrenkrankheiten. HNO 16: 289–294

Gutmann G (1987) Das Atlas-Blockierungs-Syndrom des Säuglings und Kleinkindes. Man Med 25: 5–10

Gutmann G (1982) Die funktionelle Pathologie und Klinik der Wirbelsäule, Bd 1/2: Die Halswirbelsäule. G Fischer, Stuttgart

Gutmann R, Wollenberg B, Krampert B, Mees K (1993) Incidence of Doppler ultrasound detectable stenoses of cervical arteries in patients with cochlear-vestibular symptoms. Laryngorhinootologie 72: 502–505

Habermann G (1986) Stimme und Sprache, 2.Aufl. Thieme, Stuttgart

Hamann KF (2000) Der gutartige Lagerungsschwindel. HNO aktuell 8: 311–316

Hammill JM, Cook TM, Rosecrance JC (1996) Effectiveness of a physical therapy regimen in the treatment of tension-type headache. Headache 36: 149–153

Hansson T, Honée W, Hesse J (1990) Funktionsstörungen im Kausystem, 2. Aufl. Hüthig, Heidelberg

Hayakawa T, Itoh M, Miki T, Kaneto T, Tomiyama H, Takeuchi Y (2000) Sympathetic fibers innervating the extraocular muscles:cells of origin in the cat superior cervical ganglion. Okajimas Folia Anat Jpn 77: 119–124

Hédon E (1896) zit. bei Luchsinger u. Arnold 1970, S 429

Heikkila HV, Wenngren BI (1998) Cervicocephalic kinesthetic sensibility, active range of cervical motion, and oculomotor function in patients with whiplash injury. Arch Phys Med Rehabil 79: 1089–1094

Heikkila H, Johansson M, Wenngren BI (2000) Effects of acupuncture, cervical manipulation and NSAID therapy on dizziness and impaired head repositioning of suspected cervical origin: a pilot study. Man Ther 5: 151–157

Hildebrandt J, Jansen J (1984) Vascular compression of the C2 and C3 roots – yet another cause of chronic intermittent hemicrania? Cephalgia 4: 167–170

Hildesheimer M, Henkin Y, Pye A, Heled S, Sahartov E, Shabtai EL, Muchnik C (2002) Bilateral superior cervical sympathectomy and noise-induced, permanent threshold shift in guinea pigs. Hear Res 163: 46–52

Holtmann S, Reimann V (1989) Zervikale Afferenzen und ihre Einbindung in die Gleichgewichtsregulierung. Laryngorhinootologie 69: 72–77

Holtmann S, Reimann V, Beinert U (1988) Quantifizierung der Reizparameter beim Halsdrehtest. Laryngorhinootologie 68: 460–464

Hölz M, Hülse M (2002) Die Effektivität der Manuellen Medizin in der HNO – eine retrospektive Langzeituntersuchung. Vortrag auf dem 73. Dtsch. HNO-Kongress Baden-Baden (Abstract: HNO-Informationen 27: 134)

Hörmann K, Weh L, Fritz W, Borner U (1989) Hörsturz und craniocervicaler Übergang. Laryngorhinootologie 68: 456–461

Horner KC, Giraudet F, Lucciano M, Cazals Y (2001) Sympathectomy improves the ear's resistance to acoustic trauma – could stress render the ear more sensitive? Eur J Neurosci 13: 405–408

Hülse M (1983) Die zervikale Gleichgewichtsstörung. Springer, Berlin Heidelberg New York

Hülse M (1988) Zervikale Gleichgewichtsstörungen. In: Wolff HD (Hrsg) Die Sonderstellung des Kopfgelenksbereiches. Springer, Berlin Heidelberg New York, S 108–129

Hülse M (1990) Objektivierung einer durch Halsstorsion provozierten Sehstörung. Man Med 28: 17–23

Hülse M (1992) Die zervikale Dysphonie. Folia Phoniatrica 43: 181–196

Hülse M (1994) Die zervikogene Hörstörung. HNO 42: 604–613

Hülse M (1998) Der physiologische Einfluss der Halswirbelsäule auf das Richtungsgehör. HNO 46: 418

Hülse M, Hölzl M (2000) Vestibulospinale Reaktionen bei der zervikogenen Gleichgewichtsstörung. HNO 48: 295–301

Hülse M, Hölzl M (2004) Die Effektivität der Manuellen Medizin bei verschiedenen Krankheitsbildern in der HNO. HNO 52: 227-234

Hülse M, Losert-Bruggner B (2002)Der Einfluß der Kopfgelenke und/oder der Kiefergelenke auf die Hüftabduktion. Man Med Osteopath Med 40: 97–100

Hülse M, Losert-Bruggner B, Kuksen J (2001) Schwindel und Kiefergelenkprobleme nach HWS-Trauma. Man Med Osteopath Med 39: 20–24

Huggare JA, Laine-Alava MT (1997) Nasorespiratory function and head posture. Am J Orthod Dentofacial Orthop 112: 507–511

Inan N, Ceyhan A, Inan L, Kavaklioglu O, Alptekin A, Unal N (2001) C2/3 nerve blocks and greater occipital nerve block in cervicogenic headache treatment. Funct Neurol 16: 239–243

Ito K, Kamiya H, Mitani A, Yasui Y (1987) Direct projections from the dorsal column nuclei and the spinal trigeminal nuclei to the cochlear nuclei in the cat. Brain Res 400: 145–150

Ito S, Taketomi M, Hirano M (1995) Effects of tonic neck reflex on optokinetic nystagmus in rabbits. Acta Otolaryngol 115: 134–136

Jäckel M (1992) Funkitionelle cervicogene Dysphonien. Fol Phoniat 44: 33–38

Jansen J (1993) Symptomatik nach Verletzungen der oberen HWS. Nervenheilkunde 12: 230–232

Jansen J (2000) Surgical treatment of non-responsive cervicogenic headache. Clin Exp Rheumatol 19 [suppl]: 67–70

Jansen J, Markakis E, Rama B, Hildebrandt J (1989a) Hemicranial attacks or permanent hemicrania – a sequela of upper cervical root compression. Cephalgia 9: 123–130

Jansen J, Bardosi A, Hildebrandt J, Lucke A (1989b) Cervicogenic hemicranial attacks associated with vascular irritation of compression of the cervical nerve root. Pain 39: 203–212

Jumper JM, Horton JC (1996) Central retinal artery occlusion after manipulation of the neck by a chiropractor. Am J Ophthalmol 121: 321–322

Kaeser HE, Ettlin T (1999) Little known sequelae of sprains of the cervical spine. Schweiz Rundsch Med Prax 88: 2021–2024

Kanold PO, Young ED (2001) Proprioceptive information from the pinna provides somatosensory input to cat dorsal cochlear nucleus. J Neurosci 21: 7848–7858

Kares H, Schindler H, Schöttl R (2001) Der etwas andere Kopf- und Gesichtsschmerz. ICCMO Greiser, Rastatt

Karlberg M, Johansson R, Magnusson M, Fransson PA (1996a) Dizziness of suspected cervical origin distinguished by posturographic assessment of human postural dynamics. J Vestib Res 6: 37–47

Karlberg M, Magnusson M, Malmstrom EM, Melander A, Moritz U (1996b) Postural and symptomatic improvement after physiotherapy in patients with dizziness of suspected cervical origin. Arch Phys Med Rehabil 77: 872–882

Karppinen K, Eklund S, Suoninen E, Eskelin M, Kirveskari P (1999) Adjustment of dental occlusion in treatment of chronic cervicobrachial pain and headache. J Oral Rehabil 26: 715–721

Kaute BB (1998) The influence of atlas therapy on tinnitus. Int Tinnitus J 4: 165–167

Kawari M, Koss MC (2001) Sympathetic control of nasal blood flow in the rat mediateted by alpha(1)-adrenoceptors. Eur J Pharmacol 413: 255–262

Keersmaekers K, De Boever JA, Van Den Berghe L (1996) Otalgia in patients with temporomandibular joint disorders. J Prosthet Dent 754: 72–76

Kehr P (1985) Die Chirurgie der A. vertebralis bei unkarthrotischen und posttraumatischen Zervikalsyndromen. In: Gutmann G (Hrsg) A. vertebralis. Springer, Berlin Heidelberg New York, S 257–271

Keidel M, Di Stefano G, Kischka U, Radanov BP, Schäfer-Krajewski C (1998) Neurophysiologische Aspekte der Beschleunigungsverletzung der HWS. In: Hülse M, Neuhuber WL, Wolff HD (Hrsg) Der kranio-zervikale Übergang. Springer, Berlin Heidelberg New York, S 99–127

Kiml J (1965) Recherches expérimentales de la dysphonie spastique. Folia Phoniat 17: 241–301

Kittel G (1969) Die Kehlkopfdystonie bei verstärkter Schilddrüsenaktivität. Folia Phoniat 21: 39–45

Kittel G (1986) Vegetative Kehlkopfdystonie. Sprache Stimme Gehör 14: 1–3

Kobayashi Y, Yagi T, Kamio T (1986) Cervico-vestibular interaction in eye movements. Auris Nasus Larynx 13 [suppl 2]: 87–95

Kopp S, Sebald WG, Plato G (2000) Erkennen und bewerten von Dysfunktionen und Schmerzphänomenen im kraniomandibulären System. Man Med 38: 329–334

Kraft CN, Conrad R, Vahlensieck M, Perlick L, Schmitt O, Diedrich O (2001) Non-cerebrovascular complication in chirotherapy manipulation of the cervical vertebrae. Z Orthop Ihre Grenzgeb 139: 8–11

Krausová K, Novotný J (1968) Otoneurologische Symptomatologie bei dem Cervikalsyndrom vor und nach Manipulationstherapie. Man Med 6: 25–31

Kruse E (1989) Differentialdiagnostik funktioneller Stimmstörungen. Fol Phoniat 41: 1–9

Kruse W (2000) Leitsymptom Schwindel als interdisziplinäre Aufgabe. Dtsch Ärztebl 97: 2793–2794

Kushner BJ (2000) The usefulness of the cervical range of motion device in the ocular motility examination. Arch Ophthalmol 118: 946–950

Lacroix JS, Ulman LG, Potter EK (1994) Sympathetic and parasympathetic interaction in vascular control of the nasal mucosa in anaesthetized cats. J Physiol 480: 325–331

Landeau (1954) zit. bei Luchsinger u. Arnold 1970, S 429

Leone M, D'Amico D, Grazzi L, Attanasio A, Bussone G (1998) Cervicogenic headache: a critical review of the current diagnostic criteria. Pain 78: 1–5

Lenarz T (1992) HWS-Syndrom – Kann das zu einem Hörsturz führen. Med Trib 18/30.4: 14

Levine RA (1999) Somatic (craniocervical) tinnitus and the dorsal cochlear nucleus hypothesis. Am J Otolaryngol 20: 351–362

Lewit K (1977) Pathomechanismen des zervikalen Kopfschmerzes. Psychiatr Neurol Med Psychiol (Leipzig) 29: 261–269

Lewit K (1992) Manuelle Medizin. Barth, Leipzig Heidelberg

Lohse-Busch H (2002) Manuelle Medizin bei kindlichen muskuloskelettalen Schmerzen. Man Med 40: 32–40

Luchsinger R, Arnold G (1970) Handbuch der Stimm- und Sprach-Heilkunde, 3. Aufl, Bd 1. Springer, Berlin Heidelberg New York

Magnus R (1924) Körperstellung. Springer, Berlin Heidelberg New York

Marx G (2000) Über die Zusammenarbeit mit der Kieferorthopädie und Zahnheilkunde in der Manuellen Medizin. Man Med 38: 342–345

McCann JD, Gauthier M, Morschbacher R, Goldberg RA, Anderson RL, Fine PG, Digre KB (1999) A novel mechanism for benign essential blepharospasm. Ophthal Plast Reconstr Surg 15: 384–389

McCrea RA, Gdowski GT, Boyle R, Belton T (1999) Firing behavior of vestibular neurons during active and passive head movements. J Neurophysiol 82: 416–428

Minor RH, Kearns TP, Millikan CH, Siekert RG, Sayre GP (1989) Ocular manifesta-tions of occlusive disease of the basilar arterial system. Arch Ophthal 62: 112–119

Moser M (1985) Objektivierung von HWS-Schwindel durch Zervikalnystagmus. Arch Ohr Nase Kehlkopf Heilkd [suppl II]: 124–125

Nagahama M, Kairada K, Oono S (1993) Distribution of the innervating neurons of pupillary dilator and tarsal muscles in the superior cervical ganglion. Jpn J Ophthalmol 37: 393–399

Nagahara M, Tamaki Y, Araie M, Umeyama T (2001) The acute effects of stellate ganglion block on circulation in human ocular fundus. Acta Ophthalmol Scand 79: 45–48

Neuhuber WL (1998) Der kraniozervikale Übergang: Entwicklung, Gelenke, Muskulatur und Innervation. In: Hülse M,

Neuhuber WL, Wolff HD (Hrsg) Der kranio-zervikale Übergang. Springer, Berlin Heidelberg New York, S 11–31

Neuhuber WL, Bankoul S (1992) Der Halsteil des Gleichgewichtsapparates. Man Med 30: 35–39

Neundörfer B (1988) Vertebrobasiläre Insuffizienz versus Syndrom der Kopfgelenke. In: Hohmann D, Kügelgen B, Liebig K (Hrsg) Neuroorthopädie, 4. Aufl. Springer, Berlin Heidelberg New York, S 118–125

Niere K, Robinson P (1997) Determination of manipulative physiotherapy treatment outcome in headache patients. Man Ther 2: 199–205

O'Halloran KD, Curran AK, Bradford A (1998) Influence of cervical sympathetic nerves on ventilationb and upper airway resistance in the rat. Eur Respir J 12: 177–184

Pahn J, Friemert K (1988) Differentialdiagnostische und terminologische Erwägungen bei sog. funktionellen Störungen im neuropsychiatrischen und phoniatrischen Fachgebiet. Folia phoniat 40: 162–167

Peroz I (2001) Otalgie und Tinnitus bei Patienten mit CMD. HNO 49: 713–718

Peroz I, Kirchner K, Lange KP (2000) Kraniomandibuläre Dysfunktionen bei Tinnituspatienten. Dtsch Zahnärztl Z 55: 694–699

Pfaffenrath V (2001) Zervikogener Kopfschmerz. Man Med 39: 294–300

Pfaller K, Arvidsson J (1988) Central distribution of trigeminal and upper cervical primary afferents in the rat. J Comp Neurol 268: 91–108

Pilgramm M, Rychlik R, Lebisch H, Siekdentop H, Goebel G, Kirchhoff D (1999) Tinnitus in der Bundesrepublik Deutschland. HNO aktuell 7: 261–265

Plato G (2001) Gesichtsschmerz aus manualmedizinischer und kieferothopädischer Sicht. Man Med 39: 254–258

Plato G, Kopp S (1999) Kiefergelenk und Schmerzsyndrome. Man Med 37: 143–151

Rossberg G (1966) Halswirbelsäule und Vestibularisstörungen. In: Berendes J, Link R, Zöllner F (Hrsg) Hals-Nasen-Ohren-Heilkunde, Bd III/Teil 3. Thieme, Stuttgart, S 1699–1709

Samoilof AN (1998) Microcirculatory bed of bulbar conjunctiva and fundus oculi vessels in cervical osteochondrosis. Vestn Oftalmol 114: 37–39

Satoda T, Matsumoto H, Zou L, Rose PK, Richmond FJ (2002) Mesencephalic projections to the first cervical segment in the cat. Exp Brain Res 144: 397–413

Sauer H (1988) Halsbedingte myoneuralgische Irritationsbeschwerden. Laryngorhinootologie 67: 96–101

Sauer H (1994) Das Postmassagesyndrom. Eur Ororhinolaryngol [suppl II]: 221–222

Schellhas KP, Garvey TA, Johnson BA, Rothbart PJ, Pollei SR (2000) Cervical discography: analysis of provoked responses at C2-C3, C3-C4 and C4-C5. Am J Neuroradiol 21: 269–275

Schimeck JJ (1988) Obere HWS und Ophthalmologie. In: Wolff HD (Hrsg) Die Sonderstellung des Kopfgelenkbereiches. Springer, Berlin Heidelberg New York, S 110–116

Schirmer (1998) D. In: Hülse M, Neuhuber WL, Wolff HD (Hrsg) Der kranio-zervikale Übergang. Springer Berlin Heidelberg New York

Scholtz JH, Buchmann J, Sievert U (1988) Erweiterte Fahndung nach Zervikalnystagmus. HNO Prax 13: 3–8

Schorr-Tschudnowski M (2001) Dogmatisches vertiefen und Undogmatisches diskutieren. Man Med Osteopath Med 39: 137–143

Schupp W (1993) Funktionslehre in der Kieferorthopädie. FDK, Bergisch-Gladbach

Schupp W (2001) Gesichtsschmerz aus Sicht der Kieferorthopädie. Man Med 39: 327–336

Seidner W, Wendler J (1997) Die Sängerstimme. Henschel, Berlin

Seifert K (1982) Zur Bedeutung der manuellen Medizin für die Hals-, Nasen-, Ohren-Heilkunde. HNO 30: 431–436

Seifert, K (1988) Obere HWS und Globus-Gefühl. In: Wolff HD (Hrsg) Die Sonderstellung des Kopfgelenkbereiches. Springer, Berlin Heidelberg New York, S 103–110

Shatz A, Arensburg B, Hiss J, Ostfeld E (1994) Cervical posture and nasal breathing in infancy. Acta Anat (Basel) 149: 141–145

Sjaastad O, Fredriksen TA, Pfaffenrath V (1990) Cervicogenic headache: diagnostic criteria. Headache 30: 725–726

Sonninen AA (1956) The role of the external laryngeal muscles in length-adjustment of the vocal cords in singing. Acta Otolaryng (Stockh) [suppl]: 130

Soto Varela A, Santos Perez S, Vaamonde Lago P, Labella Caballero T (2001) The usefulness of craniocorpography in the diagnosis of patients with dizziness and increasing muscle tension in the neck. Acta Otorrinolaringol Esp 52: 398–403

Steinle JJ, Krizsan-Agbas D, Smith PG (2000) Regional regulation of choroidal blood flow by autonomic innervation in the rat. Am J Physiol Regul Integr Comp Physiol 279: R202–209

Strupp M (2001) Diagnostik und Therapie von Schwindelsyndromen. <url>http://www.derneurologe-psychiater.de.4:18–27</url>

Strupp M, Arbusow V, Dietrich M (1988) Perception and oculomotor effects of neck muscle vibration in vestibular neuritis. Brain 12: 677–685

Sundberg J (1994) Die Akustik der Singstimme. Symposium des Nordkollegs Rendsburg, 30.09.–02.10.1994

Thoden U, Doerr M, Leopold HC (1983) Motion perception of head or trunk modulates cervico-ocular reflex. Arcta Otolaryngol (Stockh) 96: 9–14

Thost A (1925) Die Erkrankungen der HWS. Z Hals Nasen Ohrenheilk 12: 293–298

Travell JG, Simons DG (1982) Myofascial pain and dysfunction. Williams & Wilkins, Baltimore

Türp JC (1998) Zum Zusammenhang zwischen Myoarthropathien des Kausystems und Ohrenbeschwerden. HNO 46: 303–310

Van der Werf F, Baljet B, Prins M, Ruskell GL, Otto JA (1996) Innervation of the palpebral conjunctiva and the superior tarsal muscle in the cynomolgous monkey: a retrograde fluorescent tracing study. J Anat 189: 285–292

Van Suijlekom JA, Weber WE, van Kleef M (2000) Cervicogenic headache: techniques of diagnostic nerve blocks. Clin Exp Rheumatol 18 [suppl 19]: 39–44

Vargo CP, Hickman DM (1997) Cluster-like signs and symptoms respond to myofascial/craniomandibular treatment. Cranio 15: 89–93

Vernon J, Griest S, Press L (1992) Attributes of tinnitus, associated with the temporomandibulayr joint syndrome. Eur Arch Otorhinolaryngol 249: 93–94

Vetter C (2000) Schwindel: Psychogene Natur wird unterschätzt. Dtsch Ärztebl 97: 568

Vilkman E, Karma P (1989) Vertical hyoid bone displacement and fundamental frequency of phoniation. Acta Otolaryngol (Stockh) 108: 142–151

Vincent MB, Luna RA (1999) Cervicogenic headac he: comparison with migraine and tension-type headache. Cephalgia 19 [suppl 25]: 11–16

Wada T, Takahashi K, Ito Z, Hara A, Takahashi H, Kasakari J (1999) The protective effect of the sympathetic nervous system against acoustic trauma. Auris Nasus Larynx 26: 375–82

Wappner S, Werner H, Chandler KA (1951) Experiments on sensory-tonic field theory of perception. J Exp Psychol 42: 341–345

Wenngren BI, Toolanen G, Hildingsson C (1998) Oculomotor dysfunction in rheumatoid patients with upper cervical dislocation. Acta Otolaryngol 118: 609–612

Whittet HB, Fisher EW (1988) Nasal obstruction after cervical sympathectomy: Horner's syndrome revisited. ORL J Otorhinolaryngol Relat Spec 50: 246–250

Wilson H, Yates MS (1978) Bilateral nasal vascular responses to unilateral sympathetic stimulation. Acta Otolaryngol 85: 105–110

Wissen-Siegert I, Welkoborsky HJ (1990) Aussagekraft und Stellenwert neurologischer, serologischer, internistischer und orthopädischer Untersuchungen in der Routinediagnostik des Hörsturzes. Laryngorhinootologie 69: 140–144

Wrisley DM, Sparto PJ, Whitney SL, Furman JM (2000) Cervicogenic dizziness: a review of diagnosis and treatment. J Orthop Sports Phys Ther 30: 755–766

Wustrow F (1963) Kehlkopf, vergleichende Anatomie. In: Berendes J, Link R, Zöllner F (Hrsg) Hals-Nasen-Ohren-Heilkunde, Bd II. Thieme, Stuttgart, S 753

Zenker W (1958) Anatomische Probleme zum Spannmechanismus der Stimmlippen. Mschr Ohrenheilk 92: 801–807

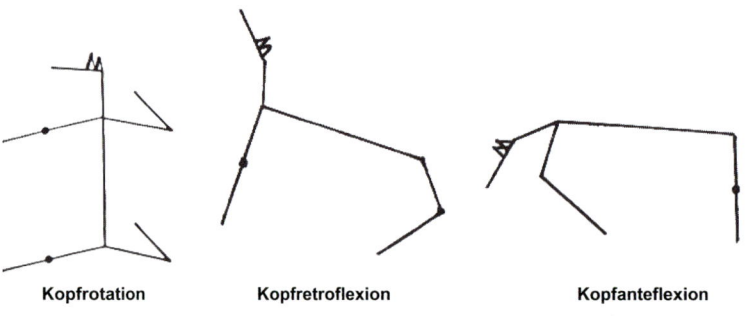

Kopfrotation   **Kopfretroflexion**   **Kopfanteflexion**

◘ **Abb. 11.1** Stellreflexe bei Kopfrotation, Kopfretroflexion und Kopfanteflexion

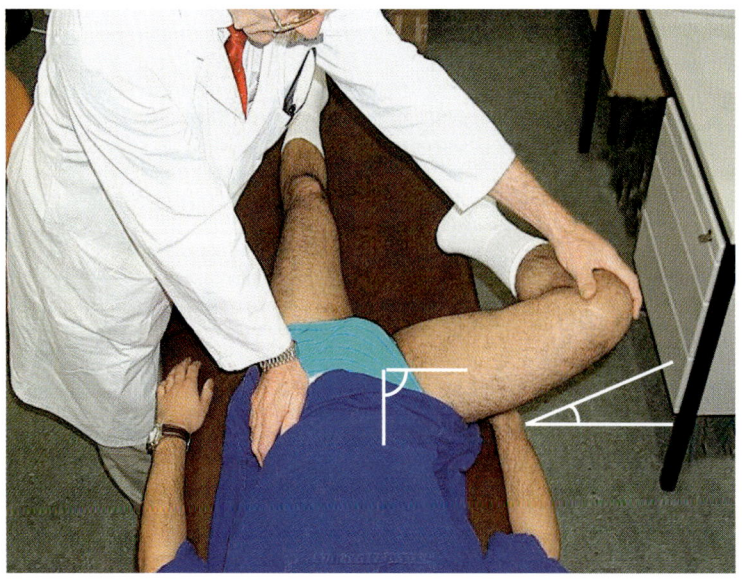

◘ **Abb. 11.2** Priener Abduktionstest nach Marx: Bei dem modifizierten Hüftabduktionstest nach Patrick-Kubis wird die Hüftabduktion mit dem in der Hüfte um 90° angewinkelten Bein durchgeführt

Stehen mit geschlossenen Augen mit T = 20

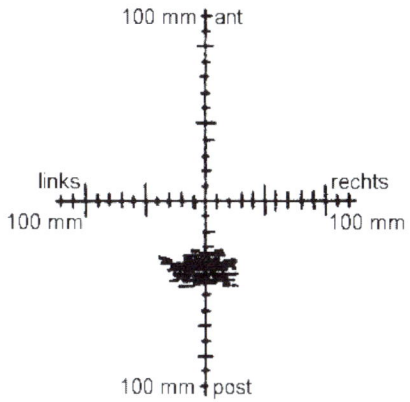

Weg: 5,82 cm/s   Area: 10,33cm²/s

**Nach Lösen eines funktionellen Defizites
von Okziput / C1 re und C2/3 bds**

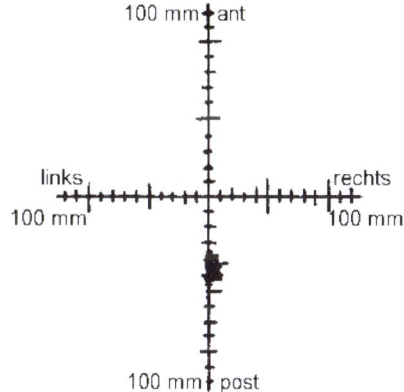

Weg: 2,77 cm/s   Area: 4,34 cm²/s

◘ **Abb. 11.3** Posturographie mit der Platte von Tönnies. oben
vor, unten nach manualtherapeutischer Lösung der Kopfgelenke

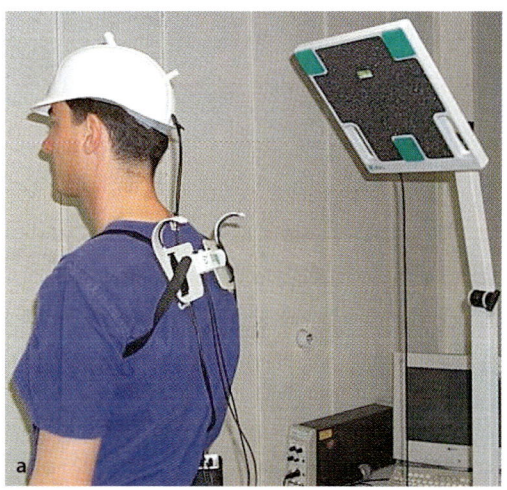

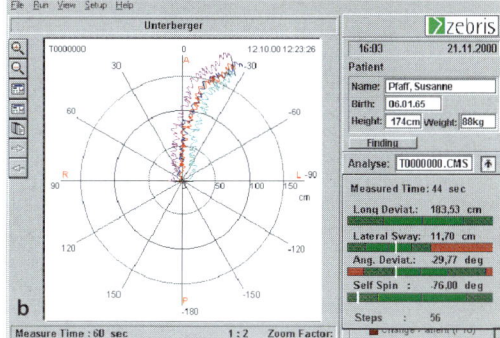

◘ **Abb. 11.4** Kraniokorpographie- (CCG-)Anlage: Auf dem
Helm und an den Schultern sind die Sensoren angebracht. Die
Bewegung wird über den Schirm im Hintergrund mit Infrarot
registriert und computermäßig aufgezeichnet

D.P.; m., geb. 02.03.51   Dat.: 18.10.01   Kontrolle am 26. 10.01 nach Manualtherapie
Schwindel seit 6 Monaten: fKGS

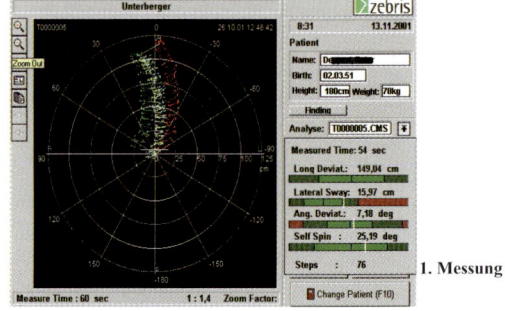

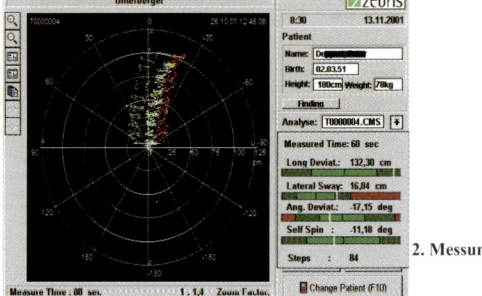

◻ **Abb. 11.5** Statisches und dynamisches CCG (Romberg und Unterberg), registriert bei einer 40-jährigen Patientin mit verte-
bragener Gleichgewichtsstörung vor und nach Manualtherapie: Beim statischen CCG haben sich deutlich Longitudinal- und
Lateralschwankung, die »Head-Area« und der Torsionswinkel Kopf/Schulter gebessert. Im dynamischen CCG ist vor allem die
Normalisierung der Körperdrehung (»Self Spin«) zu beobachten

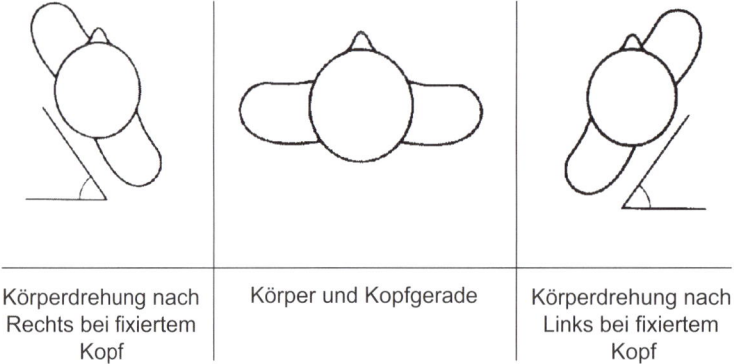

Körperdrehung nach   Körper und Kopfgerade   Körperdrehung nach
Rechts bei fixiertem   Links bei fixiertem
Kopf   Kopf

◻ **Abb. 11.6** Bei der Untersuchung auf einen Zervikalnystagmus (CN) wird bei manuell
fixiertem Kopf der Rumpf mit
dem Untersuchungsstuhl soweit
wie möglich rotiert

H.U. weibl., 52 J   Dat. 24.10.01

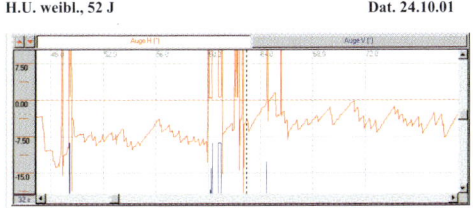

Kopf in Neutralstellung mit subj. die geringsten Schwindelbeschwerden

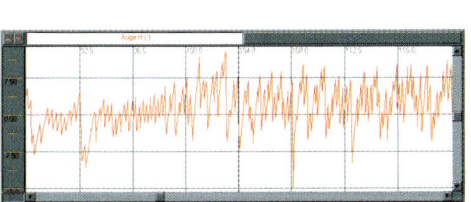

Kopf um 30° nach rechts geneigt

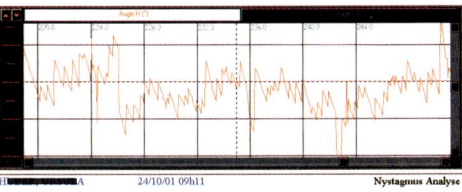

a   Kopf um 40° nach links geneigt

H.U. weibl., 52 J   Dat. 29.10.01

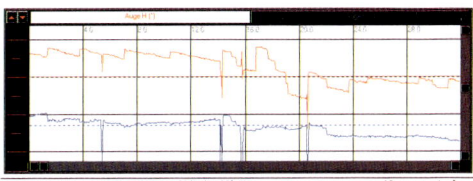

Kopf in Neutralstellung; subjektiv kein Schwindel mehr

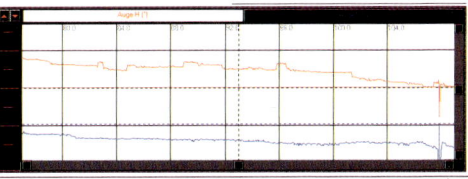

Kopf um 40° nach rechts geneigt

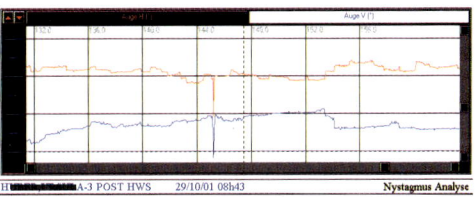

c   Kopf um 40° nach links geneigt

H.U. weibl., 52 J   Dat. 26.10.01

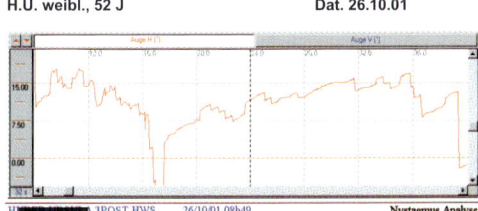

Kopf in Neutralstellung; Schwindel leicht gebessert

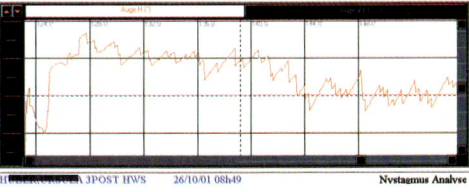

Kopf um 40° nach rechts geneigt

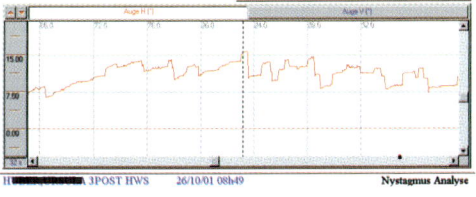

b   Kopf um 40° nach links geneigt

◘ **Abb. 11.7a–c** H.U., 52-jährige Patientin mit massiven Schwindelbeschwerden, Untersuchung am 24.10.01. **a** Oben in Kopfneutralstellung mit geringen Schwindelbescherden deutlicher Nystagmus nach links. Bei Kopfrotation nach rechts um nur 30° massive Verstärkung des Schwindels und des Nystagmus nach links. Kopfrotation nach links um 40° Umschlag des Nystagmus nach rechts, ebenfalls mit verstärktem Schwindel im Vergleich zur Kopfneutralposition. **b** Nach Manualbehandlung der Kopfgelenke Schwindel gebessert, aber noch deutlich vorhanden. VNG-Kontrolle zeigt eine deutliche Reduktion des CN. **c** Nach 6 Tagen ist Patientin nahezu beschwerdefrei, es ist nunmehr in Kopfneutralposition ein schwacher Nystagmus nach rechts zu registrieren

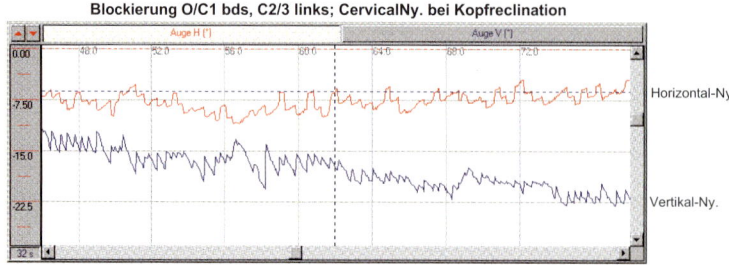

Blockierung O/C1 bds, C2/3 links; CervicalNy. bei Kopfreclination

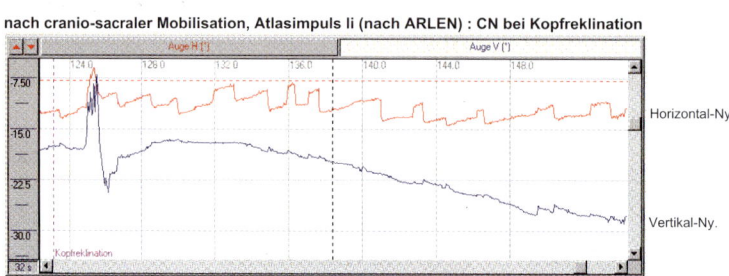

nach cranio-sacraler Mobilisation, Atlasimpuls li (nach ARLEN) : CN bei Kopfreklination

Abb. 11.8 Mit der Video-nystagmographie kann auch ein vertikaler CN (*unten, blaue Kurve*) objektiviert werden

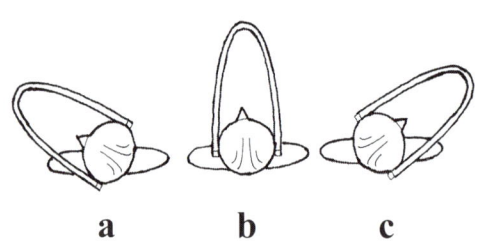

a   b   c

Abb. 11.9 Untersuchung des Richtungsgehörs mit dem Hör-schlauch. Bei der Untersuchung wird der Schlauch nach hinten gehalten, so dass der Proband nicht kontrollieren kann, wo der Schalleindruck zu lokalisieren ist

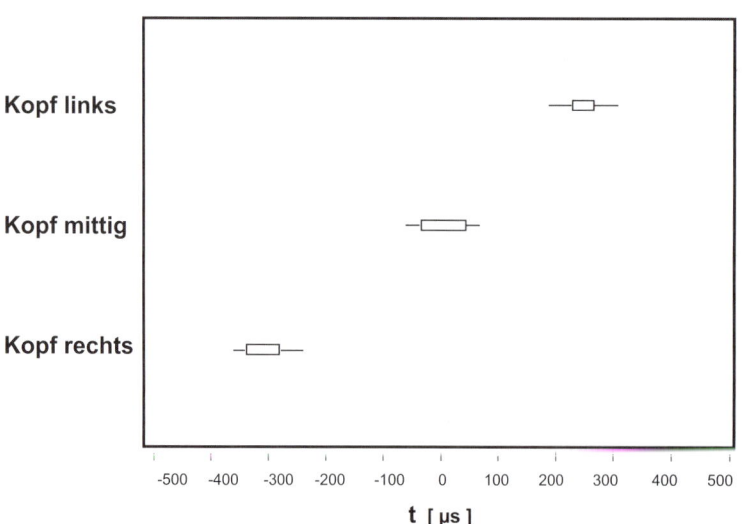

Hörschlauch 400 Hz

Abb. 11.10 Der statistisch ermittelte »Mitteneindruck« von 50 normalhörigen, HWS-gesunden Probanden in Kopfneutral-position (Mitteneindruck von +80 bis –380 μs). Bei Kopfrota-tion nach rechts verschiebt sich der Mitteneindruck nach links (–270 bis –380 μs). Bei Kopfro-tation nach links verschiebt sich der Mitteneindruck nach rechts auf +220 bis +280 μs

B.A., w., geb. 25. 11. 54	Unters.Dat. 25.11.00

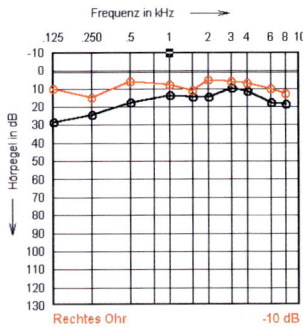
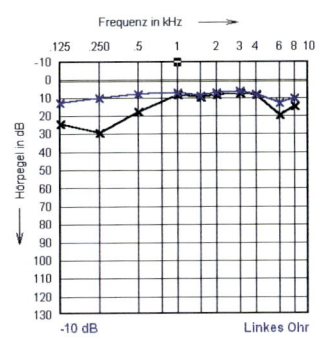

—— Ausgangsbefund   ══ nach Manualtherapie

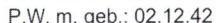

■ **Abb. 11.11** Typisches Hörschwellenaudiogramm einer vertebragenen Hörminderung mit nur angedeuteter Hörminderung im Tieftonbereich (*schwarz*) und Besserung des Hörbefundes nach Manualtherapie (*rot* rechts, *blau* links)

P.W. m. geb.: 02.12.42	Untersuchungsdat. 03.07.00

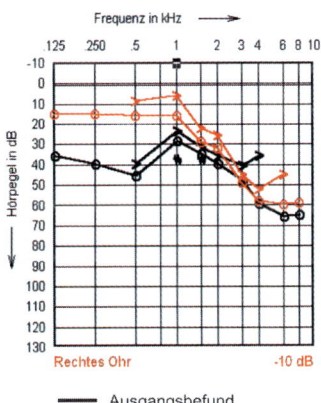
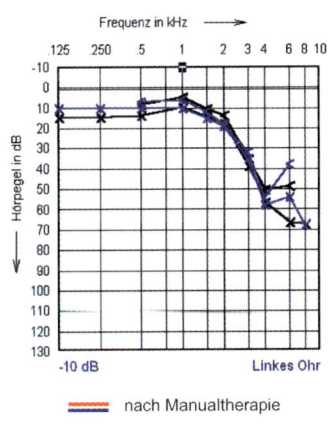

—— Ausgangsbefund   ══ nach Manualtherapie

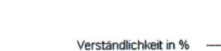

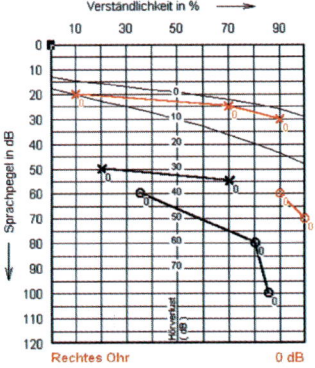
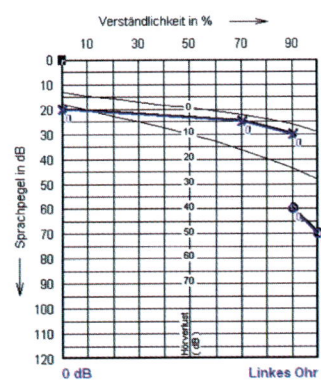

■ **Abb. 11.12** Ausgeprägte Tieftonschwerhörigkeit rechts bei Kopfgelenkblockierung rechts. Am Sprachaudiogramm ist erkennbar, dass das Sprachverständnis deutlich eingeschränkt ist (*schwarz* Ausgangsbefund; Befund nach Manualtherapie *rot* rechts und *blau* links)

Mariotte'scher Versuch

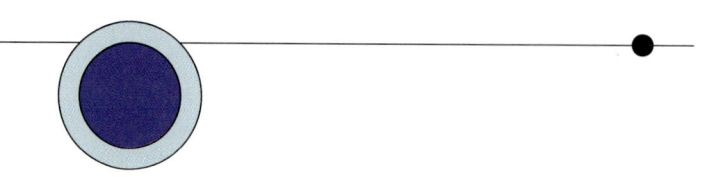

Blinder Fleck   **Fixier-Punkt**

☐ **Abb. 11.13** Mariotte'scher Versuch: in fester Entfernung (z. B. 50 cm Abstand Auge-Papier) hält man den Untersuchungsbogen in Augenhöhe und lässt den Probanden den schwarzen Punkt fixieren. Mit einem Stift geht man ca. 1° unter der horizontalen Linie nach temporal. Der Proband kann recht sicher und reproduzierbar angeben, in welchem Bereich die Stiftspitze nicht wahrgenommen wird

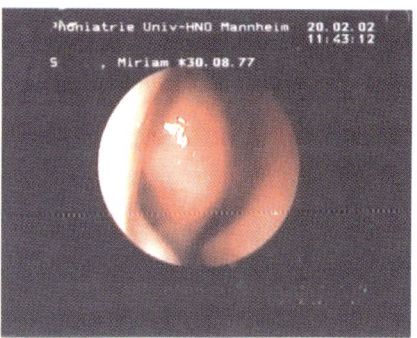

a.)

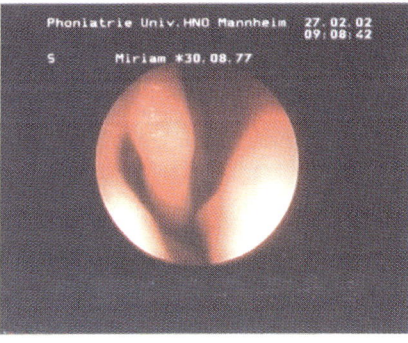

c.)

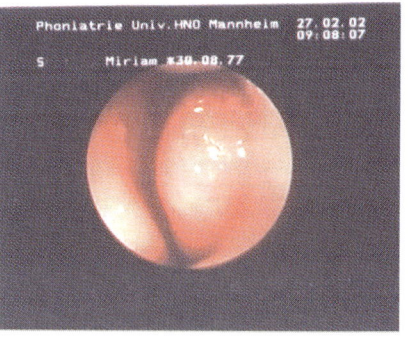

b.)

d.)

☐ **Abb. 11.14a–d** Nasenendoskopischer Ausgangsbefund. **a** Rechte, **b** linke untere Nasenmuschel. In der unteren Reihe finden sich die Kontrollbefunde nach Manualtherapie: **c** rechts und **d** links

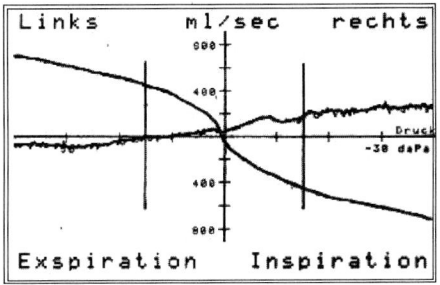

☐ **Abb. 11.15** Rhinogramm (R.J., geb. 11.06.42): die *obere Kurve* stellt den Ausgangsbefund dar, die *untere Kurve* nach Manualtherapie

Inspiration Exspiration
(bei 150 Pa in ml/s)

	Inspiration	Exspiration
rechts	171	5
links	461	445

Inspiration Exspiration
(bei 150 Pa in ml/s)

	Inspiration	Exspiration
rechts	419	424
links	396	391

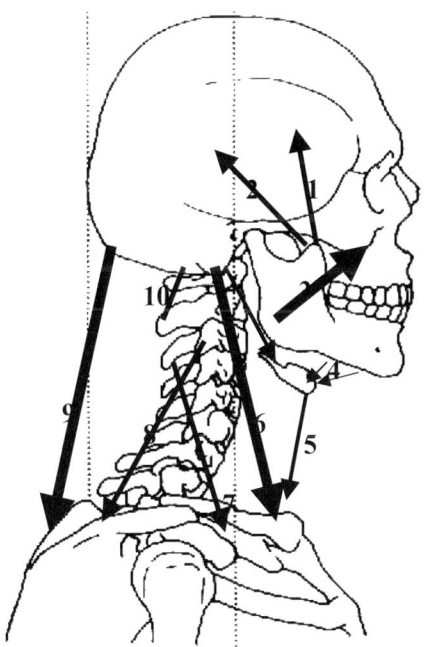

☐ **Abb. 11.16** Zusammenspiel von Nacken-, Kau- und Zungenbeinmuskulatur: *1* M. temporalis, pars ant.; *2* M. temporalis, pars post.; *3* M. masseter; *4* suprahyale Muskulatur; *5* infrahyale Muskulatur; *6* M. sternocleidomastoideus; *7* Mm. scaleni; *8* M. levator scapulae; *9* M. trapezius; *10* Kopfgelenkmuskulatur

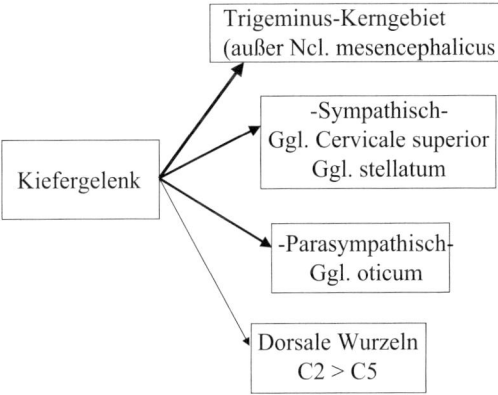

☐ **Abb. 11.17** Afferente Verbindungen vom Kiefergelenk

EMG der Kaumuskulatur vor Manualtherapie

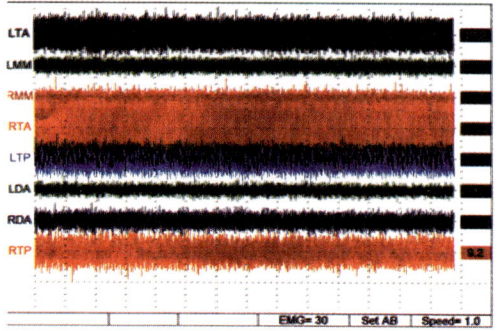

EMG der Kaumuskulatur nach Manualtherapie

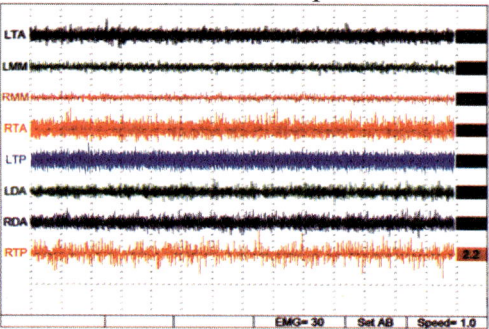

■ **Abb. 11.18** EMG der Kaumuskulatur vor (*oben*) und nach (*unten*) Manualtherapie der Kopfgelenke. Die Zahlen in Klammern geben die gemittelten Potentiale in µV vor/nach Therapie an: LTA linker M. temporalis anterior 10,2/2,8; LMM linker M. masseter 4,5/1,5; RMM rechter M. masseter 3,2/1,2; RTA rechter M. temporalis anterior 22,7/4,1; LTP linker M. temporalis posterior 9,6/4,9; LDA linker M. digastricus anterior 3,6/2,4; RDA rechter M. digastricus anterior 5,4/3,1; RTP rechter M. temporalis posterior 9,2/2,2

B.U., w. geb. 25.11.54   Unters.Datum: 20.11.2000

Ausgangsbefund nach 4-wöchiger Schienenbehandlung

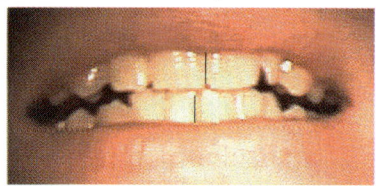

Blockierung Occiput/C1 links, C2/3 links gelöst. Befund-Kontrolle 15 Minuten nach Manualtherapie

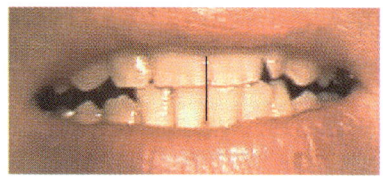

■ **Abb. 11.19** Allein durch Lösung der Kopfgelenkblockierung Veränderung der Unterkieferposition, an der Mittellinie zwischen beiden Incisivi erkennbar

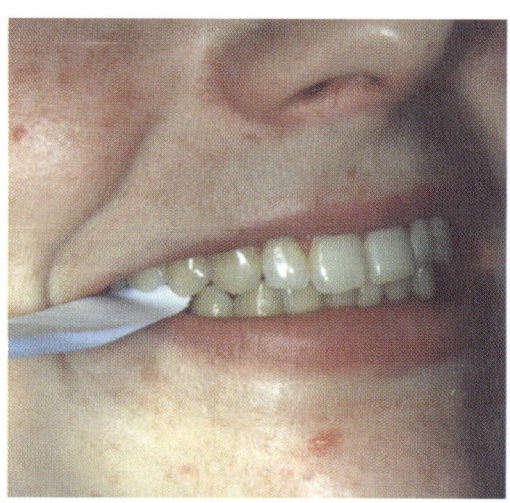

■ **Abb. 11.20** Meersseman-Test

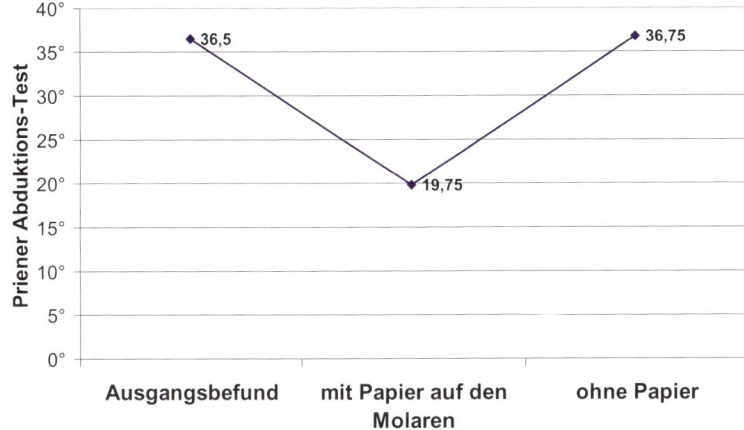

Abb. 11.21 Die Auswirkung des Meersseman-Tests auf den Priener-Abduktionstest: Nach Aufbiss auf 4 Streifen Papier in Höhe des 2. Prämolaren verbessert sich die Hüftabduktion von 36,5 auf 19,75°. Nach Entfernen der Papierstreifen tritt der Ausgangsbefund sofort wieder ein

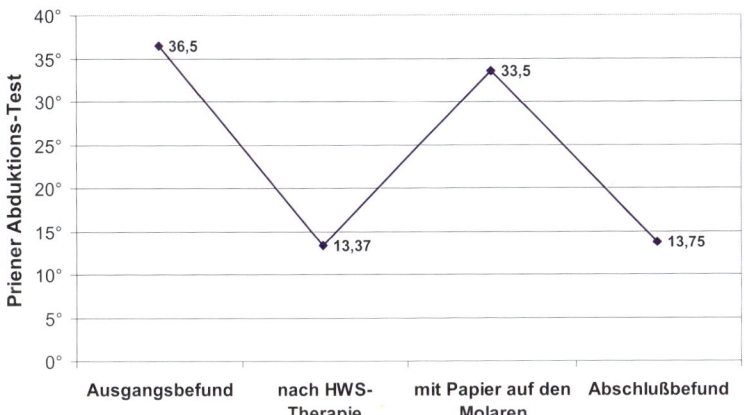

◼ **Abb. 11.22** Allein durch die Lösung der Kopfgelenkblockierung normalisiert sich noch deutlicher als durch den Meersseman-Test die Hüftabduktion. Da durch die HWS-Behandlung auch der Unterkiefer in eine Normalstellung gelangt, führt nun der Aufbiss auf 4 Streifen Papier zu einer Verschiebung des Unterkiefers und damit zu einer Verschlechterung der Hüftabduktion

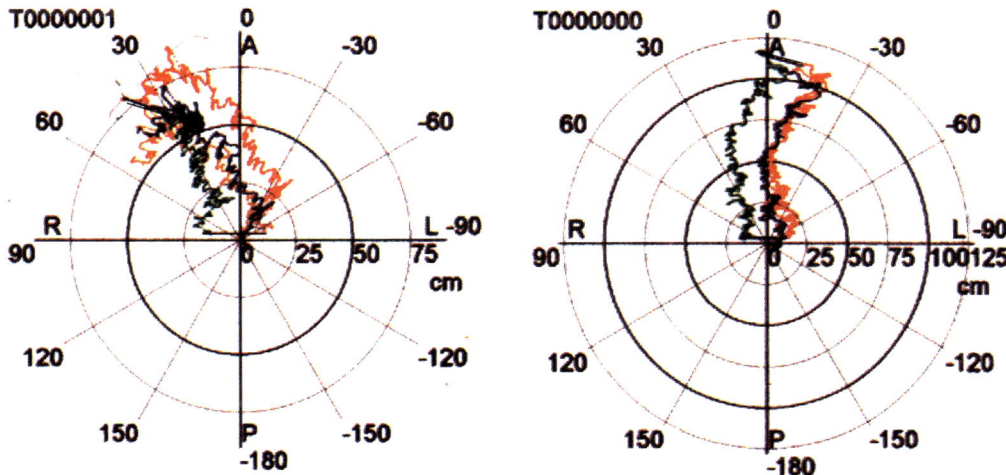

◼ **Abb. 11.23** Dynamische Kraniokorpographie. *Oben* pathologischer Befund mit einer Abweichtendenz von 160° nach links; *unten* die Kontrolluntersuchung nach Einsetzen der korrekt angepassten Aufbissschiene. Die Abweichtendenz liegt mit 15° nach links weit im Normbereich

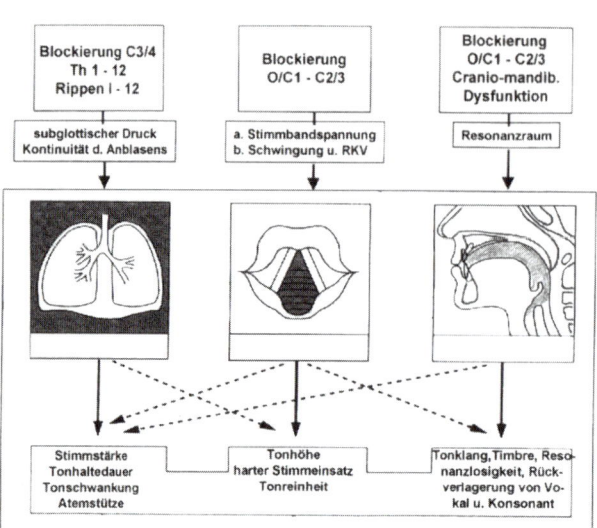

◼ **Abb. 11.24** Der Einfluss funktioneller Wirbelsäulenbeschwerden auf den Phonationsapparat und auf die Stimme

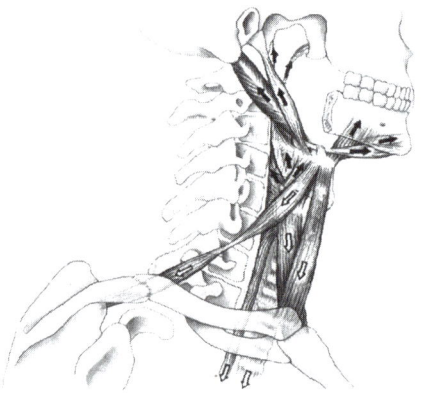

◼ **Abb. 11.25** Die prälaryngeale Muskulatur: ▮ Kehlkopf hebende Kräft e; ⇒ Kehlkopf senkende Kräfte. (Nach Wustrow 1963)

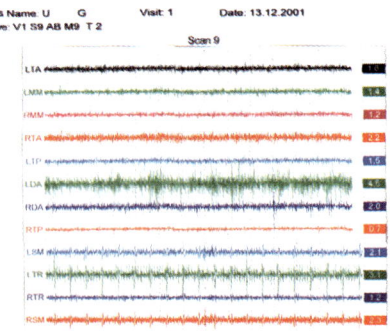

◼ **Abb. 11.26** EMG vor und direkt nach Manualtherapie der Kopfgelenke (Average in µV vor/nach MT): Temporalis anterior links: LTA (3,3/1,7), Masseter links: LMM (2,2/1,7), Masseter rechts: RMM (1,8/1,3), Temporalis anterior rechts: RTA (2,8/1,9), Sternocleidomastoideus links: LSM (4,4/2,1), Trapezius links: LTR (7,3/3,1), Trapezius rechts: RTR (9,7/1,2), Sternocleidomastoideus rechts: RSM (1,9/2,3) Temporalis posterior links: LTP (1,6/1,5), Digastricus anterior links: LDA (9,6/4,5), Digastricus anterior rechts: RDA (8,2/2,0), Temporalis posterior rechts: RTP (0,8/0,7)

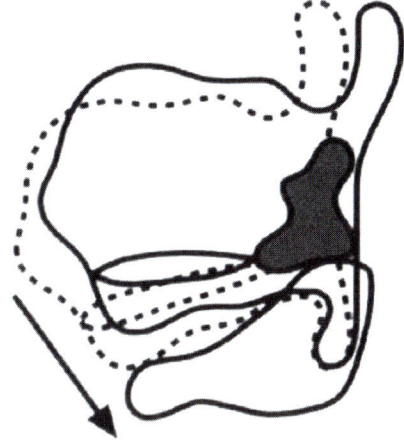

◨ **Abb. 11.27** Dehnung der Stimmlippen durch Kippung des Schildknorpels gegenüber dem Ringknorpel

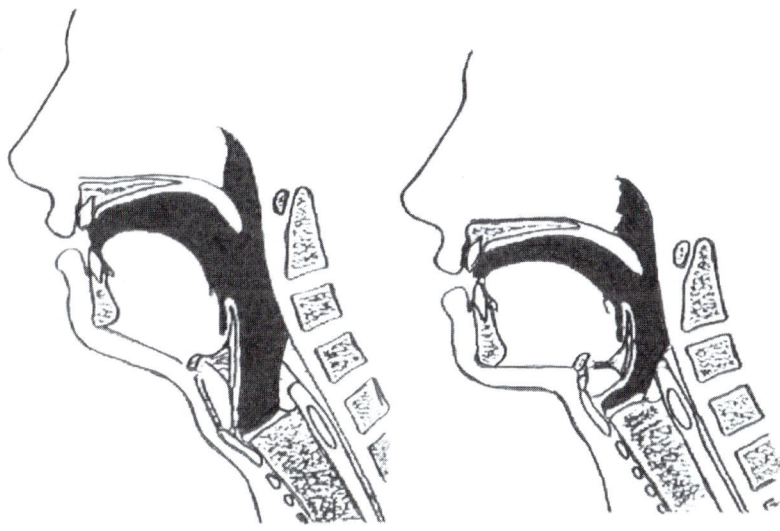

◨ **Abb. 11.28** Resonanzraum: links weit ▮ volle, klangvolle Stimme; rechts eng ▮ Stimme nicht tragend, eng, gepresst. (Nach Habermann 1986)

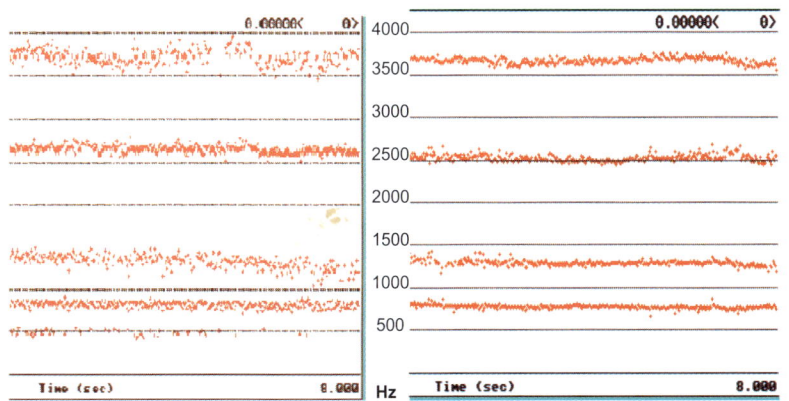

Phonation »a« vor Manualtherapie
B.K., weibl., geb. 27.08.79

Phonation »a« nach Manualtherapie
Untersuchungs- und Behandlungsdatum 13.04.99

◨ **Abb. 11.29** Formantanalyse des Vokals »a«

H.E., D. *f.* * 07.09.43

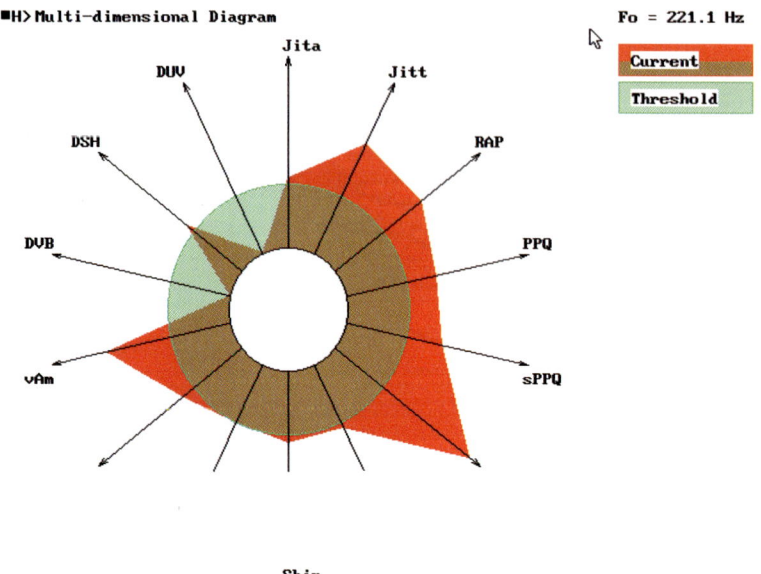

Occipital base release, Atlals-Impuls rechts

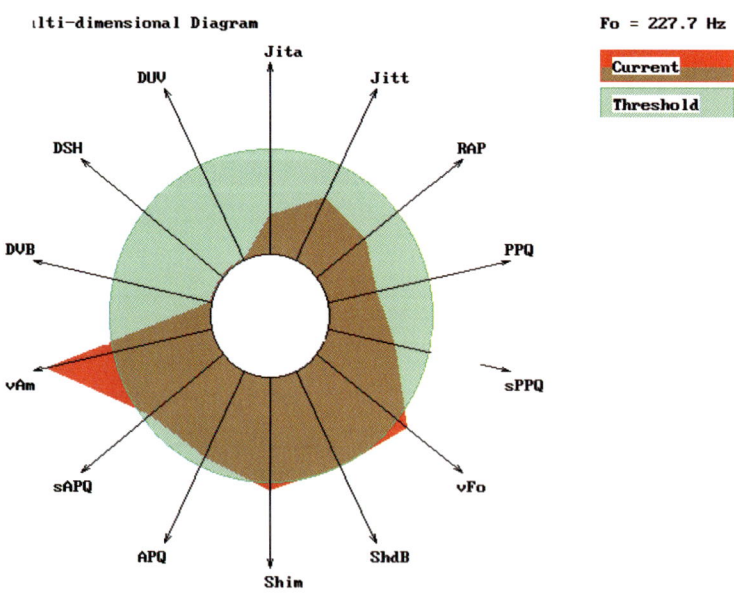

◻ Abb. 11.30 Multifunktionsdiagramm der Stimme (*Jita* absolute Jitter, *Jitt* Jitter %, *RAP* relative average pertubation, *PPQ* pitch period pertubation, *sPPQ* smoothed PPQ, *vFo* fundamental frequency variation, *ShdB* shimmer in dB, *Shim* shimmer percent, *APQ* amplitude perturbation quotient, *sAPQ* smoothed APQ, *vAm* peak amplitude variation, *DVB* degree of voice breaks, *DSH* degree of subharmonics, *DUV* degree of voiceless)

NAME: G. R. ♀, * 23.11.68

Hyperfunktionelle Dysphonie; Funktionelles Defizit Okziput/C1 und C2/3 rechts

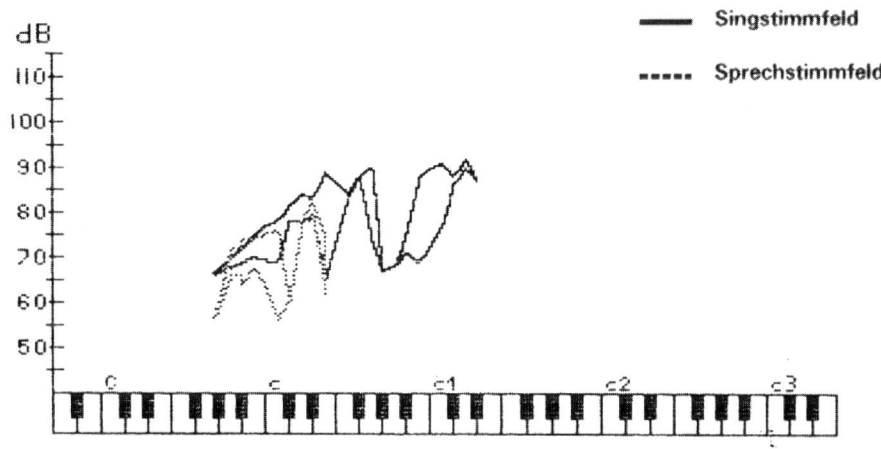

nach Manualtherapie

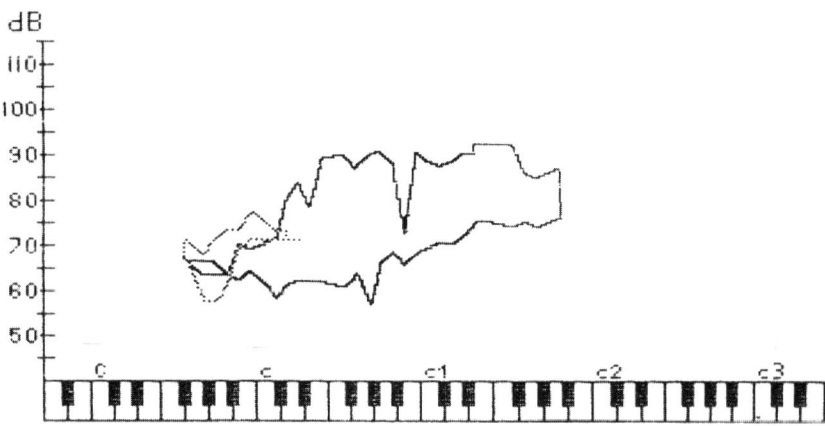

◧ Abb. 11.31 Sing- und Sprechstimmfeld (Phonetogramm)

Neuropsychologische Untersuchung

G. di Stefano

Das posttraumatische zervikoenzephale Syndrom, welches typischerweise durch eine plötzliche Beschleunigung oder Abbremsung des Kopfes relativ zum Körper, wie z. B. bei Auffahrkollisionen im Straßenverkehr, ausgelöst wird, ist neben somatischen auch durch neuropsychologische Beschwerden gekennzeichnet. Unter neuropsychologischen Funktionen werden mentale Prozesse verstanden, die das Denken, das Verhalten, das Empfinden und die Wahrnehmung betreffen und die oft auch als kognitive Funktionen bezeichnet werden. Die beim zervikoenzephalen Syndrom auftretenden neuropsychologischen Beeinträchtigungen betreffen insbesondere die kognitiven Bereiche der Aufmerksamkeit und der Konzentration sowie des Gedächtnisses. Bei chronischem Beschwerdeverlauf leiden mehr als die Hälfte der betroffenen Patienten unter derartigen Beeinträchtigungen (Di Stefano 1999). Diese kognitiven Beeinträchtigungen sind mittels geeigneter Untersuchungsverfahren im Rahmen einer neuropsychologischen Untersuchung objektivierbar. In diesem Kapitel sollen das neuropsychologische Untersuchungsprozedere sowie die Interpretation der erhobenen Befunde beim zervikozephalem Syndrom vorgestellt werden.

12.1 Gegenstand und Methoden der Neuropsychologie

Die Neuropsychologie ist eine wissenschaftliche Methode, die sich mit den zentralnervösen Grundlagen des menschlichen Denkens, Verhaltens, Empfindens und der Wahrnehmung beschäftigt (Hartje u. Poeck 1997). Die methodischen Grundlagen der Neuropsychologie entstammen einerseits der Psychologie und andererseits den medizinischen Fachgebieten der Neurologie, der Neuroanatomie und der Neurophysiologie. Die Neuropsychologie zielt darauf ab, den Zusammenhang zwischen beobachtbarem Verhalten und dessen neuroanatomischen, physiologischen und biochemischen zerebralen Grundlagen zu erforschen. Die klinische Neuropsychologie verwendet die gewonnenen Erkenntnisse bei der Diagnostik und Therapie von Patienten mit Hirnfunktionsstörungen. Sie befasst sich also damit, die verschiedenen mentalen bzw. kognitiven Funktionen differenziert zu untersuchen und zu behandeln. Bei den neuropsychologischen Untersuchungsme-

thoden handelt es sich um sog. funktionelle Messverfahren, welche darauf abzielen, die verschiedenen kognitiven Funktionen zu erfassen. Im Rahmen neuropsychologischer Tests werden ausgehend von einem beobachtbaren Verhalten Rückschlüsse auf kognitive Funktionsstörungen gezogen. Dies geschieht insbesondere durch eine statistische Analyse des Leistungsvergleichs zwischen verschiedenen Patientengruppen mit unterschiedlichen zerebralen Funktionsausfällen und zwischen Personen mit und ohne Funktionsausfälle. Durch die Anwendung neuropsychologischer Tests bei Patienten mit vermuteten zerebralen Funktionsausfällen und den Vergleich der erhobenen Testleistungen mit den Testleistungen gesunder Normalprobanden ist es möglich, Aussagen über das allgemeine kognitive Funktionsniveau sowie über das Vorliegen spezifischer kognitiver Funktionsbeeinträchtigungen zu machen. Zu den häufigsten kognitiven Hirnfunktionsstörungen gehören Störungen der Aufmerksamkeit und der Konzentration, des Gedächtnisses (Amnesien), der sprachlichen Leistungen (Aphasien), der Ausführung von Bewegungen (Apraxien), der Objekterkennung und der visuell-räumlichen Wahrnehmung (Agnosien und Störungen der Raumorientierung), der Handlungsplanung und –kontrolle (exekutive bzw. »frontale« Störungen) sowie des Antriebs, des Verhaltens und der Affektivität (Sturm et al. 2000).

❶ **Wichtig**
Die neuropsychologische Untersuchung zielt darauf ab, Beeinträchtigungen des Denkens, der Verhaltens, des Erlebens und der Wahrnehmung zu objektivieren.

12.2 Neuropsychologische Befunde beim zervikoenzephalen Syndrom

Bis vor wenigen Jahren waren das Ausmaß und die Ursachen neuropsychologischer Störungen beim zervikoenzephalen Syndrom noch weitgehend ungeklärt. Erste retrospektive Untersuchungen in den 70er, 80er und 90er Jahren des letzten Jahrhunderts hatten heterogene und schwer zu interpretierende neuropsychologische Beeinträchtigungen zutage gefördert. Aufgrund erheblicher methodischer Mängel ist der Erkenntnisgewinn dieser retrospektiven Untersuchungen als gering einzustufen. In den 90er Jahren wurden dann aber mehrere prospektive und

❏ Tabelle 12.1 Prospektive neuropsychologische Untersuchungen an Patienten mit posttraumatischem zerviko-enzephalem Syndrom

	Aufmerksamkeit	Lernen und Gedächtnis	Visuell-räumliche Funktionen	Exekutive Funktionen	Zahlen-verarbeitung
Ettlin et al. 1992 (n=21)	Beeinträchtigte Leistungen	Normal	Normal	Normal	Normal
Keidel et al. 1992 (n=30)	Initiale, reversible Störungen	Initiale, reversible Störungen	Normal	Normal	Normal
Radanov et al. 1995 (n=117)	Beeinträchtigte Leistungen	Normal	Nicht getestet	Nicht getestet	Nicht getestet
Smed 1997 (n=29)	Normal	Normal	Normal	Normal	Nicht getestet

methodisch angemessenere neuropsychologische Verlaufsuntersuchungen an frisch verletzten Patienten durchgeführt, welche weitaus homogenere Resultate gezeigt haben. Diese Untersuchungen haben dazu beigetragen, die Auftretenshäufigkeit, die Art und den Schweregrad neuropsychologischer Beeinträchtigungen beim zervikoenzephalen Syndrom bekannt zu machen. Betrachtet man die prospektiven Untersuchungen näher (❏ Tabelle 12.1), stellt man fest, dass die gemessenen kognitiven Beeinträchtigungen schwerpunktmäßig den Bereich der Aufmerksamkeit und der Konzentration sowie in geringerem Ausmaß auch des Gedächtnisses betreffen. Andere kognitive Störungen, wie sie beispielsweise nach Hirnverletzung vorkommen können, wurden nicht festgestellt.

Insofern ist davon auszugehen, dass beim *traumatischen* zervikoenzephalen Syndrom im Rahmen einer neuropsychologischen Untersuchung tatsächlich objektivierbare Beeinträchtigungen festgestellt werden können. Das Vorliegen neuropsychologischer Defizite sagt jedoch nichts über deren Ursachen aus. Die Ätiologie der neuropsychologischen Beeinträchtigungen ist bis heute nicht restlos geklärt (Alexander 1998). Grundsätzlich muss zunächst die Möglichkeit einer zerebralen Schädigung anlässlich des Unfalls in Betracht gezogen werden. Allerdings existiert bis heute keine Studie, in welcher zerebrale Läsionen bei dieser Patientengruppe nachgewiesen werden konnten, und auch mit modernen funktionellen Verfahren wie PET und SPECT konnten keine überzeugenden Argumente für die Hypothese einer Hirnverletzung festgestellt werden (Bicik et al. 1998; Radanov et al. 1999). Neuropsychologische Beeinträchtigungen nach zervikoenzephalem Syndrom könnten vielmehr auch durch andere Faktoren, wie z. B. persistierende schmerzbedingte Schlafstörungen mit konsekutiver chronischer Schlafdeprivation, affektive Störungen (z. B. Depressionen), zentralnervös wirksame Medikamente (z. B. bestimmte Arten von Analgetika und Psychopharmaka, Muskelrelaxantien) sowie durch sog. Schmerzinterferenzen bedingt sein (Kessels et al. 2000). Besondere Beachtung gebührt in diesem Zusammenhang der Hypothese von Schmerzinterferenzen. Es kann nämlich postuliert werden, dass die chronische nozizeptive Reizung zu einem zentralnervösen Kapazitätsengpass führt (Jamison et al. 1988). Dies könnte sekundär die Kapazität des Zentralnervensystems für die Aufnahme und Verarbeitung von Informationen vermindern und zu den besagten Aufmerksamkeits; Konzentrations- und Gedächtnisstörungen führen. Gestützt wird diese Hypothese durch eine Studie, in der Patienten mit traumatischem zervikoenzephalem Syndrom ähnliche neuropsychologische Beeinträchtigungen aufwiesen wie Patienten mit chronischem, nicht traumatisch bedingtem Zervikalsyndrom (Di Stefano 1999).

❶ Wichtig

Beim zervikoenzephalen Syndrom können insbesondere Beeinträchtigungen der Aufmerksamkeit, der Konzentration und des Gedächtnisses festgestellt werden.

12.3 Die neuropsychologische Untersuchung beim zerviko-enzephalen Syndrom

Die Anwendung neuropsychologischer Untersuchungsverfahren beim zervikoenzephalen Syndrom unterscheidet sich nicht grundsätzlich vom Untersuchungsprozedere bei hirnverletzten Menschen. Die Untersuchung setzt sich zusammen aus einer ausführlichen Exploration des Patienten, der detaillierten Durchführung spezifischer neuropsychologischer Tests sowie der klinischen Beurteilung des Patienten. Eine Untersuchung dauert stets mehrere Stunden. Bei erhöhter Ermüdbarkeit des Patienten empfiehlt es sich, die Untersuchung auf 2 verschiedene Termine zu verteilen. Nach der Untersuchung ist weitere Zeit erforderlich, um die Tests auszuwerten, die Unterlagen mit den übrigen medizinischen Befunden zu studieren und den Bericht zu erstellen.

12.3.1 Exploration

Die Exploration ist ein wesentlicher Bestandteil der neuropsychologischen Untersuchung und gibt dem Untersucher Hinweise darüber, welche neuropsychologischen Funktionen beeinträchtigt sein könnten, wie der Verlauf der Beschwerden seit dem Unfall gewesen ist und wie die Beeinträchtigungen vom Patienten subjektiv erlebt und verarbeitet werden. Folgende Aspekte sollen im Rahmen der Exploration erfasst werden:

- Wie wird der Unfallmechanismus vom Patienten erinnert?
- Hat der Patient beim Unfall das Bewusstsein verloren? Können die Ereignisse in den letzten Minuten vor und nach dem Unfall erinnert werden oder besteht eine retrograde oder posttraumatische Amnesie? Hatte der Patient nach dem Unfall Prellungen insbesondere im Bereich des Kopfes? Hat er beim Unfall den Kopf angeschlagen? Diese Fragen beziehen sich insbesondere auf die Abgrenzung des klassischen zervikoenzephalen Syndroms von einem allfälligen Schädel-Hirn-Trauma.

- Wann sind die somatischen und neuropsychologischen Beeinträchtigungen erstmals nach dem Unfall aufgetreten? Wie war der Verlauf der somatischen und neuropsychologischen Beeinträchtigungen seit dem Unfall? Haben sie zugenommen oder abgenommen? Sind mit der Zeit neue Beschwerden hinzugekommen?
- Welches sind die aktuellen Beschwerden des Patienten?
- Wie wirken sich die neuropsychologischen Beeinträchtigungen auf die Aktivitäten des täglichen Lebens des Patienten aus? Was kann er im Alltag noch machen, was kann er nur noch mit Mühe oder gar nicht mehr machen?
- Leidet der Patient unter affektiven Beeinträchtigungen, d. h. hat er nach dem Unfall Symptome einer reaktiven depressiven Störung entwickelt (z. B. Müdigkeit, Lustlosigkeit, Antriebsstörungen, Traurigkeit)?
- Nimmt der Patient zum Zeitpunkt der Untersuchung zentralnervös wirksame Medikamente, welche seine kognitiven Fähigkeiten beeinträchtigen könnten (z. B. Psychopharmaka, Muskelrelaxantien oder bestimmte Typen von Analgetika)?
- Leidet der Patient unter Schlafstörungen?
- Welches ist die aktuelle psychosoziale Situation des Patienten (Familie, Beruf, Freizeit)? Sind in diesem Bereich erhebliche Schwierigkeiten, wie z. B. der Verlust des Arbeitsplatzes, finanzielle und Versicherungsprobleme, sozialer Rückzug, erhöhtes Schon- und Ruheverhalten, Paar- oder familiäre Probleme aufgetreten?
- Welche Schul- und Berufsbildung hat der Patient? Dies dient v. a. der Schätzung des prätraumatischen Intelligenzniveaus.
- Händigkeit des Patienten?
- Liegen vorbestehende Erkrankungen oder Unfälle vor, die ebenfalls zu neuropsychologischen Beeinträchtigungen führen könnten (z. B. ein vorbestehendes Schädel-Hirn-Trauma, frühkindliche Entwicklungsstörungen)?

12.3.2 Neuropsychologische Testuntersuchung

Bei der neuropsychologischen Testuntersuchung werden dem Patienten standardisierte und normierte Aufgaben gestellt, welche spezifische kognitive Aspekte erfassen. Da wir aus der oben zitierten Literatur wissen, dass bei diesem Patientengut insbesondere Störungen der Aufmerksamkeit, der Konzentration und des Gedächtnisses zu erwarten sind, empfiehlt es sich, diese kognitiven Funktionen besonders ausführlich zu testen. Weil aber weitere Beeinträchtigungen in anderen kognitiven Bereichen nicht a priori ausgeschlossen werden können, umfasst eine neuropsychologische Untersuchung bei diesen Patienten auch die Durchführung von Testverfahren zur Erfassung weiterer kognitiver Funktionen.

Es existiert eine Vielzahl neuropsychologischer Tests zur Erfassung spezifischer kognitiver Funktionen. Eine mögliche Auswahl neuropsychologischer Testverfahren bei zervikoenzephalem Syndrom ist nachfolgend dargestellt. Betreffend der ausführlichen Testbeschreibungen und der Originalreferenzen der aufgeführten Tests sei auf die Zusammenstellung bei von Cramon et al. (1995) verwiesen:

1. Erfassung der zeitlichen, örtlichen und situativen *Orientierung*.
2. *Prüfung der Aufmerksamkeit und Konzentration*. Im deutschsprachigen Raum gehört die computergestützte Testbatterie zur Aufmerksamkeitsprüfung (TAP) zum Standard. Diese Testbatterie bietet die Möglichkeit, verschiedene Aufmerksamkeitsaspekte gezielt zu überprüfen. Beim zervikoenzephalen Syndrom empfiehlt sich die Durchführung der Subtests »Alertness«, »Geteilte Aufmerksamkeit« und »Go/Nogo«. Weitere Subtests, wie z. B. »Arbeitsgedächtnis«, können bei Hinweisen auf diesbezügliche Störungen durchgeführt werden. Die TAP soll durch mindestens ein Papier-und-Bleistift Verfahren ergänzt werden, beispielsweise den »Zahlenverbindungstest« oder den »Test D2«. Oft wird der Test D2 ganz am Ende der neuropsychologischen Untersuchung verabreicht, um zu überprüfen, ob der Patient übermäßig ermüdbar ist.
3. *Prüfung des Lernens und des Gedächtnisses*. Dazu gehört zunächst die Erfassung der verbalen (Digit Span) und der räumlich-visuellen Erfassungsspannen (Corsi Block Tapping Test), welche das Kurzzeitgedächtnis abdecken. Schwerpunktmäßig ist dann die Fähigkeit des Patienten zu überprüfen, verbale Information aufzunehmen, über einen längeren Zeitraum zu behalten und zeitverzögert abzurufen. Hierzu empfiehlt sich insbesondere die deutschsprachige Version des »California Verbal Learning Tests« (CVLT) oder die Subtests »Textgedächtnis« und »Wortpaar-Assoziationslernen« aus der Wechsler Memory Scale. Die Wechsler Memory Scale hat den Vorteil, dass die Durchführung und Auswertung des Tests weniger Zeit in Anspruch nimmt als beim CVLT. Zur Prüfung des Lernens und Gedächtnisses in der nicht-sprachlichen, d. h. der räumlich-visuellen Modalität kann der zeitverzögerte Abruf der »Komplexen Figur nach Rey« durchgeführt werden.
4. Die *visuell-räumlichen und räumlich-konstruktiven Funktionen* können mit dem HAWIE-Subtest »Mosaik-Test« sowie mit der unmittelbaren Kopie der »Komplexen Figur nach Rey« geprüft werden.
5. Die *exekutiven Funktionen* betreffen die Handlungsplanung und Handlungskontrolle. In diesem Bereich kann der HAWIE-Subtest »Bilder Ordnen«, der »Stroop-Test«, der »5-Punkte Test« nach Regard und die »Prüfung der Wortflüssigkeit« eingesetzt werden.
6. Mit einer klinischen Prüfung werden die *Praxien* getestet.
7. Eine *Aphasie* ist bei Patienten mit zervikoenzephalem Syndrom nicht zu erwarten. Betreffend der sprachlichen Fähigkeiten des Patienten (z. B. Wortfindungsstörungen, gesprochene Spontansprache, Sprachverständnis im Gespräch) reicht in der Regel der klinische Eindruck des Untersuchers.
8. Die *Zahlenverarbeitung* des Patienten kann mit dem HAWIE-Subtest »Rechnerisches Denken« überprüft werden.

9. Es empfiehlt sich dringend, zusätzlich zu den neuropsychologischen Testverfahren auch die *Affektivität* des Patienten mittels standardisierter Selbsteinschätzungsskala zu erfassen. Im deutschsprachigen Raum ist das »Beck Depressionsinventar« weit verbreitet.

12.3.3   Klinische Beurteilung der neuro- psychologischen Funktionen

Die klinische neuropsychologische Beurteilung erfolgt in der Regel während der Testuntersuchung und des Gesprächs mit dem Patienten und stellt eine Verhaltensbeobachtung des Patienten in der Testsituation dar. Folgende Aspekte sind für die klinische Beurteilung von Belang:

- Vermag der Patient die gestellten Fragen angemessen zu beantworten?
- Schweift der Patient im Gespräch immer wieder vom Thema ab oder sind gar Gedankensprünge zu beobachten?
- Ist im Rahmen der Untersuchung eine erhöhte Ermüdbarkeit festzustellen?
- Wie ist der subjektive Verlauf der Schmerzintensität im Rahmen der Untersuchung? Nehmen die Schmerzen während der Untersuchung zu? Lässt sich sichtbares Schmerzverhalten feststellen?
- Ist die Beschwerdeschilderung adäquat und nachvollziehbar?
- Lassen sich sprachliche Dysfunktionen feststellen (beispielsweise ein häufiges Auftreten von Wortfindungsstörungen)?
- Vermag der Patient Namen und Daten aus seiner prä- und posttraumatischen Anamnese zu erinnern?
- Wie ist die Kooperation des Patienten in der neuropsychologischen Untersuchung? Ist davon auszugehen, dass der Patient die Tests bestmöglich zu lösen versucht, oder zeigen sich in den Tests Anhaltspunkte für Aggravation oder für eine suboptimale Kooperation des Patienten?

Zusammenfassung

Patienten mit zervikoenzephalem Syndrom können Beeinträchtigungen der Aufmerksamkeit, der Konzentration und des Gedächtnisses aufweisen, die mit einer neuropsychologischen Untersuchung objektiviert werden können. Die Ätiologie dieser Beeinträchtigungen ist ungeklärt, und das Vorliegen neuropsychologischer Dysfunktionen sagt allerdings nichts über deren Ursachen aus. Verschiedene Ursachen sind möglich, wobei empirische Evidenz dafür besteht, dass es sich bei den neuropsychologischen Beeinträchtigungen um sekundäre, schmerzassoziierte Dysfunktionen im Sinne von Schmerzinterferenzen handelt. Zu berücksichtigen ist aber, dass auch andere Faktoren zu den besagten Beeinträchtigungen führen können. Dazu gehören beispielsweise affektive Störungen, zentralnervös wirksame Medikamente sowie eine chronische schmerzbedingte Schlafdeprivation. Diese Faktoren müssen in einer neuropsychologischen Untersuchung gezielt erfasst und bei der Interpretation der erhobenen Befunde mitberücksichtigt werden. Obschon letztendlich im Rahmen einer klinischen neuropsychologischen Untersuchung die verschiedenen potentiellen Einflussfaktoren nicht mit Sicherheit voneinander abgegrenzt werden können ist es möglich, mit einer neuropsychologischen Untersuchung die kognitiven Beeinträchtigungen zu objektivieren. Dies ist im Hinblick auf die Behandlung des zervikoenzephalen Syndroms von großer Bedeutung, zumal neuropsychologische Beeinträchtigungen die Funktionsfähigkeit des Patienten im Alltag und seine Arbeitsfähigkeit beeinträchtigen können.

Die beim zervikoenzephalen Syndrom auftretenden Beeinträchtigungen der Aufmerksamkeit, der Konzentration und des Gedächtnisses lassen sich mit neuropsychologischen Untersuchungsinstrumenten objektivieren. Die Ätiologie dieser Beeinträchtigungen ist nicht abschließend geklärt. Als mögliche Ursachen kommen insbesondere Schmerzinterferenzen, chronische schmerzbedingte Schlafdeprivation, zentralnervös wirksame Medikamente und affektive Störungen in Frage. Eine traumatische Hirnverletzung kann ausgehend vom heutigen Wissensstand mit großer Wahrscheinlichkeit ausgeschlossen werden.

Literatur

Alexander MP (1998) In the pursuit of proof of brain damage after whiplash injury. Neurology 51: 336–340

Bicik I, Radanov BP, Schäfer N, Dvorak J, Blum B, Weber B, Burger C, von Schulthess GK, Buck A (1998) PET with 18-fluorodeoxyglucose and hexamethylpropylene amine oxime SPECT in late whiplash syndrome. Neurology 51:345–350

Di Stefano G (1999) Das sog. Schleudertrauma: Neuropsychologische Defizite nach Beschleunigungsmechanismus der HWS. Huber, Bern

Ettlin TM, Kischka U, Reichmann S, Radii EW, Heim S, Wengen D, Benson DF (1992) Cerebral symptoms after whiplash injury of the neck: a prospective clinical and neuropsychological study of whiplash injury. J Neurol Neurosurg Psychiatry 55: 943–948

Hartje W, Poeck K (1997) Klinische Neuropsychologie. Thieme, Stuttgart

Jamison RN, Sbrocco T, Parris WCV (1988) The influence of problems with concentration and memory on emotional distress and daily activities in chronic pain patients. Int J Psychiatry Med 18: 183–191

Keidel M, Yagüez L, Wilhelm H, Diener HC (1992) Prospektiver Verlauf neuropsychologischer Defizite nach zervikozephalem Akzelerationstrauma. Nervenarzt 63: 731–740

Kessels RPC, Aleman A, Verhagen WIM, van Luijtelaar ELJM (2000) Cognitive functioning after whiplash injury: a meta-analysis. J Int Neuropsychol Soc 6: 271–278

Radanov BP, Sturzenegger M, di Stefano G (1995) Long-term outcome after whiplash injury – a two years follow-up considering features of accident mechanism, somatic, radiologic and psychosocial findings. Medicine 74: 281–297

Radanov BP, Bicik I, Dvorak J, Antinnes J, von Schulthess GK, Buck A (1999) Relation between neuropsychological and neuroimaging findings in patients with late whiplash syndrome. J Neurol Neurosurg Psychiatry 66: 485–489

Smed A (1997) Cognitive function and distress after common whiplash injury. Acta Neurol Scand 95: 73–80

Sturm W, Herrmann M, Wallesch C-W (2000) Lehrbuch der klinischen Neuropsychologie. Swets & Zeitlinger, Lisse

Von Cramon DY, Mai N, Ziegler W (1995) Neuropsychologische Diagnostik. Chapman & Hall, London

Funktionelle Störungen der Wirbelsäule vom Säuglings- bis zum Kindesalter, das »Tonus-Asymmetrie-Syndrom«

M. Hülse, W. Coenen

Eine erste Beschreibung der sog. »Säuglingsskoliose« stammt von Gutmann 1953. Später berichtete Buchmann (1983, 1988) über die Zusammenhänge zwischen motorischer Entwicklung und Wirbelsäulenfunktionsstörungen und funktionellen Kopfgelenkstörungen. Biedermann führte die Arbeiten seines Lehrers Gutmann weiter und berichtete über Symmetriestörungen bei Kleinkindern, wobei er den Begriff der »Kopfgelenksinduzierten Symmetriestörung (»KISS«) prägte. Mit verschiedenen Publikationen auch in der Laienpresse und im Internet lenkte Biedermann (2004) die Aufmerksamkeit von betroffenen Eltern, Physiotherapeuten aber auch von Ärzten auf die Problematik dieser Störung. Der Begriff »KISS« hat sich weitgehend eingebürgert, wenn auch dieser Begriff das Krankheitsbild zu sehr auf die Kopfgelenke eingrenzt und so der Therapeut Gefahr läuft, die Störungen aus dem unteren Wirbelsäulenbereich aber auch aus den Kiefergelenken als Ursache der Symmetriestörungen nicht zu erkennen. Besonders Coenen (2001) hat darauf hingewiesen, dass die Symmetriestörungen nicht nur »Kopfgelenksinduziert« sind sondern auch die weiteren »sensorischen Schlüsselregionen« zervikothorakaler Übergang, Übergang vom oberen zum mittleren BWS-Drittel, dorsolumbaler Übergang und Iliosakralgelenke und vor allem auch die Kiefergelenksregion einen erheblichen pathogenetischen Faktor darstellen. Das sog. *Schräglagesyndrom* beim Säugling wird daher heute korrekter als »**Tonus-Asymmetrie-Syndrom**« (**TAS**) bezeichnet.

13.1 Physiologie

Das Gehirn des neugeborenen Babys ist noch nicht ausgereift. Viele Hirnfunktionen müssen erst »gebahnt« werden. Der Reiz für diese Hirnreifung stellen die Wahrnehmungen aus der Umgebung,

der Körperoberfläche und dem Körper selbst dar (◘ Abb. 13.1).

Das unausgereifte neuromotorische System des Säuglings wird geprägt von Bewegungssynergien und kinetischen Schablonen, die einer ontogenetischen Hierarchie gehorchen. Die motorische Entwicklung des Neugeborenen und Kleinkindes erfolgt durch einen zeitlich und in der Aufeinanderfolge gesetzmäßigen Abbau dieser phylogenetisch alten, frühkindlichen Reflexe bei in gleicher Weise gesetzmäßigem Aufbau komplizierter Reflexabläufe. Die Hemmung dieser phylogenetisch alten Reflexfolgen bedeutet nicht deren Verschwinden sondern ihre Integration in höhere, ontogenetische Bewegungsmuster (Buchmann 1983, 1988). Für diese Entwicklung sind die tonischen Halsreflexe von zentraler Bedeutung. Die Stellreflexe werden durch die Propriozeptoren im Kopfgelenksbereich ausgelöst. Hier seien v. a. der *asymmetrisch-tonische Nackenreflex (ARNR)* und der *symmetrisch-tonische Nackenreflex (STNR)* genannt (◘ Abb. 13.1).

Der asymmetrisch-tonische Nackenreflex ist immer physiologisch bis Ende des 2. Monats (in einigen Fällen bis zum Ende 4. Monat) wirksam: bei Kopfrotation sind die Gesichts abgewandten Extremitäten mehr in Beugung, es wird eine lockere Faust gebildet. Auf der Seite, zu der das Gesicht hingewandt ist, sind die Extremitäten mehr in Streckung und die Hand leicht offen.

Der symmetrisch-tonische Nackenreflex ist immer bis zum 3. Monat physiologisch. Bei Beugung des Kopfes sind die Arme im Ellenbogengelenk flektiert und die Beine in Extension. Bei Streckung des Kopfes werden die Arme getreckt und die Beine gebeugt.

Beim tonischen Labyrinthreflex (TLR) erfolgt bei Extension der HWS eine Extension des gesamten Körpers, bei Flexion eine Flexion des gesamten Körpers.

Die Stellreaktionen lösen im allgemeinen die tonischen Reflexe ab, mit ihrer Hilfe wird das Kind befähigt, Lage und Bewegungen des Kopfes, des Rumpfes und der Extremitäten einzustellen. Sie sind Voraussetzung für die Entwicklung der aufrechten Körperhaltung und der Fortbewegung. Die Labyrinth-Stellreaktion dient der Aufrichtung des Kopfes gegen die Schwerkraft, d. h. bei Veränderungen der Kopf- und Körperstellung im Raum wird reflekto-

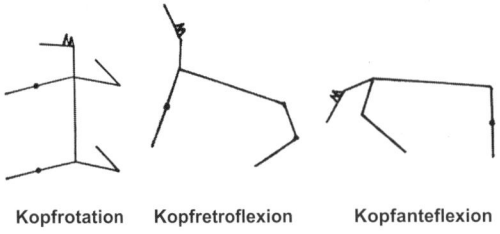

Kopfrotation   Kopfretroflexion   Kopfanteflexion

◘ Abb. 13.1 Stellreflexe

risch der Kopf in Normalstellung = Mittelstellung eingestellt, der Scheitel zeigt nach oben, Mundspalte und Augenachse stehen waagerecht. Die Hals-Stellreaktion bewirkt eine Ausrichtung des Rumpfes an der Kopfstellung oder eine Korrektur des Kopfes bei Rumpfdrehung. Dreht man den Kopf z. B. in Rückenlage zur Seite, folgt der gesamte Körper dieser Drehbewegung bis zur Seitlage. Dieser Reflex ergibt sich aus der propriozeptiven Stimulation der Nackenmuskulatur.

Das Aufrichten in den Stand wird mit der Kopfkontrolle eingeleitet. Mit zunehmender Kopfkontrolle kommt es dann zur Streckung und Aufrichtung des Rumpfes von kranial nach kaudal. Die Kopfgelenke bilden, wie die vorangehenden Kapitel über die Hör-, Gleichgewichts-, Augen-, Stimmstörungen erkennen lassen, ein sensorisches Organ. Eine Aufrichtung in den Stand und die Fortbewegung in aufrechter Haltung sind ohne funktionsfähiges Nackenrezeptorenfeld nicht möglich. Die motorische Entwicklung im 1. Lebensjahr ermöglicht nicht nur das aufrechte Sitzen und das Laufen sondern erlaubt auch, die Hände differenziert einzusetzen und den Kopf gegenüber dem Rumpf frei zu bewegen. Mit diesem Prozess sind nicht nur Bewegung und Körperbeherrschung sondern auch Raumorientierung und kognitive Prozesse wie auch die Entwicklung des sozialen und emotionalen Verhaltens und die Entfaltung der intellektuellen Fähigkeiten eng verknüpft (Coenen 1992, 1996 Biedermann 2004).

13.2   Pathophysiologie

Störungen im motorischen und myofaszialen System bedingen eine veränderte Propriozeption, und damit einen veränderten Afferenzeinstrom, der eine normale, körperliche und geistige Entwicklung behindern kann. Eine Störung im Kopfgelenksbereich wird also zu lokalen und zu HWS-entfernten Störungen führen müssen. Charakteristisch für alle funktionellen Wirbelsäulenstörungen ist eine Spannungserhöhung der segmental zugeordneten Muskeln. Solche nozireaktiven muskulären Spannungsänderungen beeinträchtigen die Propriozeption und damit die physiologische muskuläre Steuerung.

Funktionelle Störungen auf der spinalen Reflexebene beeinflussen beim Säugling über die

kortikalen und subkortikalen Verschaltungen stets auch die frühkindliche neuromotorische Entwicklung und bedingen eine sensomotorische Integrationsstörung. Um die Aufrichtung in die normale aufrechte Körperhaltung zu ermöglichen, werden vom ZNS auch pathologische Muster in Kauf genommen. Blockierungen im Kopfgelenksbereich führen besonders bei dem noch unausgereiften sensomotorischen System des Säuglings zu einer »sensomotorischen Integrationsstörung« (Coenen 1996). Bleibt die Kopfgelenksblockierung unbehandelt, verläuft die Wahrnehmungsverarbeitung fehlerhaft. Die gestörte Sensorik kann kein normales motorisches Muster programmieren. Solche Kinder erreichen zwar auch eine Körperkontrolle, wenn auch verlangsamt (»es wächst sich aus«), die volle Leistungsfähigkeit kommt jedoch nicht zur Entfaltung. Dies wird erst später im Kindergarten oder in der Schule beim Vergleich mit Gleichaltrigen auffallen.

13.3   Symptomatik

Besteht seit der Geburt eine funktionelle Störung im Bereich der Kopfgelenke oder der anderen »sensorischen Schlüsselregionen« (Kiefergelenk, zervikothorakaler Übergang, Iliosakralgelenke) und wird diese nicht rechtzeitig behandelt, zeigt sich in allen Entwicklungsphasen des Neugeborenen bis ins Schulalter eine richtungsweisende Symptomatik, die den Arzt an eine solche Störung denken lassen müssen:

Symptomatik in den ersten 3 Monaten
- Atemstörung,
- Trinkschwäche,
- Verdauungsstörungen,
- Schlafstörungen,
- Stimmungsstörungen,
- »Schreikinder«, Dreimonatskoliken (Gutmann),
- Schiefhals,
- C-Skoliose (funktionell),
- Gedeihstörungen.

Symptomatik zwischen 4. und 12. Monat

- Motorische Entwicklungsstörung:
  - vor allem Krabbeln schlecht (da hierbei Kopfretroflexion erforderlich ist),
  - verzögertes Aufrichten;
- verminderte Infektresistenz bes. im HNO-Bereich,
- Sprachentwicklungsverzögerung.

Symptomatik im 1. bis 2. Lebensjahr

- Allgemeine Entwicklungsverzögerung:
  - motorisch,
  - vegetativ,
  - emotional;
- unregelmäßiges Gangbild:
  - unsicher,
  - stolpert viel,
  - Innenrotationsgang;
- infektanfällig,
- unkonzentriert,
- schläft schlecht,
- ängstlich.

Symptomatik im Vorschul- und Grundschulalter

- so genannte Teilleistungsstörungen,
- motorisch ungeschickt, hier sind auch die Angaben über Schwindelbeschwerden und »Gleichgewichtsstörungen« im Kindergarten einzuordnen,
- Störung der Grobmotorik beim Spielen und Turnen mit häufigen Verletzungen,
- Störung der Feinmotorik (Schreiben, Malen, Geschicklichkeit),
- Innenrotationsgang mit rascher Ermüdbarkeit beim Gehen,
- Kopfschmerzen, Schmerzen im HWS-, Rücken- und Beckenbereich,
- Infektanfälligkeit im HNO-Bereich,
- Nervosität, Reizbarkeit, Aggressivität (destruktives Spielen, Handeln),
- fehlendes Selbstvertrauen,

- Konzentrationsstörungen, Vergesslichkeit,
- schneller Leistungsabfall, mangelnde Ausdauer,
- soziale Verträglichkeit.

Gutmann (1987) wies auf die Neigung zu rezidivierenden Otitiden, Tonsillitiden, Sinusitiden und anhaltende Rhinitis hin. Lewit (1977) fand bei Kindern mit einer chronischen Tonsillitis in 92% eine Blockierung zwischen Okziput und Atlas. Diese Blockierung kann aber auch durch die erste Tonsillitis ausgelöst werden und unterhält dann ihrerseits die Rezidivneigung der Tonsillitis.

Phoniatrischerseits muss bei den Kindern mit einer Kopfgelenksblockierung besonders auch auf die **Sprachentwicklungsverzögerung** (SEV) hingewiesen werden (Hülse 1999, 2001). Verschiedene oben bereits aufgeführte Symptome verdeutlichen und erklären diese SEV:

1. Die »normalen« oralen Reflexe des Säuglings wie Saugreflex, Schluckreflex, Rooting-Reflex (Suchreflex: Streichen der Wange führt zur Kopfdrehung zur berührten Seite und zum Mundöffnen), Beißreflex sowie der Würgereflex persistieren und werden nur verzögert in den späteren Schluckablauf beim Essen umgewandelt. Es entsteht eine orofaciale Dysfunktion mit der Entwicklung einer Dyslalie (Stammelfehler).

2. Das Körperschema wird erst deutlich verzögert erkannt. Es fehlt die motorische Kompetenz für die verbale Artikulation, so dass sehr lange eine Dyslalie zu beobachten ist.

3. Die Konzentrationsstörung erschwert die Sprachentwicklung. Eine besondere Rolle spielt vor allem auch die Störung des Ultrakurzzeit- und des Kurzzeitgedächtnisses für auditive und visuelle Informationen. Auffällig ist dann ein leichter Dysgrammatismus, der noch lange in die Grundschulzeit hineinreicht.

Bei kritischer Betrachtung dieser aufgeführten »Symptome« wird deutlich, dass, die Übergänge der Störungen in den verschiedenen kindlichen Entwicklungsphasen sehr fließend sind. Die gesamte Symptomatik weist zwar häufig auf eine TAS hin, ist aber nicht unbedingt charakteristisch oder gar pathognomonisch. Alle Symptome können ebenso auch im Zusammenhang mit anderen Krankheitsbildern auftreten.

Koch u. Graumann-Brunt (1999) haben versucht, verschiedene Symptome einer bestimmten röntgenologischen Kopfgelenkstellung zuzuordnen. Sie vermuteten bei einer Atlas-Rechtsstellung vermehrt eine Muskelverkrampfung mit Asymmetrie, Überstreckungsreaktion, aber auch »Drei-Monats-koliken«, Schlafstörungen. Bei Atlas-Linksstellung wurde gehäuft ein Tortikollis beschrieben. Bei Rechtsstellung des Axis in Relation zu den Okzipital-Kondylen fanden sich vermehrt ein Sabbern, aber auch häufiger Infekte der oberen Luftwege und Legasthenie, bei Linksstellung X-Beinstellung und Hüftreifungsstörung. Auch die Sprache sei bei diesen Kindern auffällig gewesen. Waren Atlas und Axis nach rechts bzw. nach links verlagert zeigten sich deutlich vermehrt Gleichgewichtsstörungen grob- und feinmotorische Störungen und Enuresis. Sicher ist eine solche detaillierte Zuordnung überzogen. Hierauf wies Coenen (1999) direkt im Anschluss an den Artikel von Koch hin. Hülse hatte schon 1983 versucht, bestimmten Kopfgelenksstörungen ein spezifisches Krankheitsbild zu zuordnen. In einer Studie mit 120 Patienten gelang es jedoch nicht, einem bestimmten Blockierungsbild im Kopfgelenksbereich ein charakteristisches Krankheitsbild zu zuordnen, so dass in späteren Arbeiten nur noch von »Kopfgelenksstörungen« gesprochen wurde. Die Arbeit von Koch dokumentiert aber erneut die große Symptomvielfalt der Kinder mit einer Symmetriestörung, wobei es nicht vorhersehbar ist, welche Symptomatik sich bei welcher Kopfgelenksstörung entwickeln wird.

13.4 Pathogenese

Biedermann (1993) führt als häufigste Erklärung für die Entstehung des Schräglage-Syndroms den Geburtsvorgang beim Menschen an. Bei den auf 4 Beinen laufenden Säugetieren dient das Becken nur der Aufhängung der hinteren Extremitäten, so dass der Geburtsweg ohne Krümmung frei bleibt. Je mehr sich der ehemalige Vierbeiner von seiner alten Fortbewegungsweise in Richtung aufrechten Gang entfernte, desto schwieriger wurde die Beckenkonstruktion. Das Becken muss auf den Beinen balan-

ciert werden, der Rumpf hängt nicht mehr an der Wirbelsäule, sondern muss von ihr getragen werden. Hinzu führte die enorme Entwicklung des Gehirns zu einer starken Vergrößerung des Schädels. Bei der Geburt muss das Neugeborene den großen Kopf durch den gekrümmten Geburtskanal zwängen, wobei der Kopf zur Seite gedreht und nach vorne gebeugt wird. Bei diesem Vorgang wird zunächst über einen längeren Zeitraum der Kopf in der Zwangshaltung gegen den Beckenboden gepresst, und nach dem Austritt des Kopfes der Rumpf mit dem Kopf herausgezogen. Die Belastung der HWS ist bei diesem Vorgang sehr hoch, besonders wenn noch eine Saugglocke oder die Zange eingesetzt werden müssen. Biedermann (1993) sieht in ca. 55% die geburtstraumatische Schädigung als Ursache einer Symmetriestörung, nur in ca. 30% wird von ihm eine intrauterine Fehllage angenommen.

Nur 15% der Symmetriestörungen entstehen erst postpartal (Biedermann u. Koch 1996). Wie weit hier Traumen angeführt werden können, ist nur schwer abzuschätzen. Die große Beweglichkeit stellt für den Säugling einen guten Schutz dar, so dass eine traumatische Genese eher in den Hintergrund rückt. Vor allem muss als Ursache für erst postpartal auftretende Kopfgelenksblockierungen an Infekte im Kopfbereich gedacht werden und hier vor allem an die einfache Mandelentzündung, aber auch an die Rhinitis und Siebbeinzellentzündung wie auch an die Mittelohrentzündungen.

13.4.1 Kraniomandibuläre Dysfunktion

Für das Vorschul- und Grundschulalter wird in den letzten Jahren zunehmend die Bedeutung einer craniomandibulären Dysfunktion erkannt. Schorr-Tschudnowski (2001) spricht in Anlehnung an den Begriff des von Biedermann geprägten Ausdruck des KISS (»Kopfgelenkinduzierte Symmetrie-Störung«) von einer »Kiefergelenk induzierte Symmetriestörung« (KGISS). Schon 1980 hat Prager beschrieben, dass bei Kindern mit Skoliose Zahn-Kiefer-Deformitäten auffällig häufiger festzustellen sein als bei Kindern ohne Skoliose. 33% der 3- bis 5-jährigen Kinder weisen occlusonale Funktionsstörungen auf, bei 11% finden sich asymmetrische Kondylusbewegungen, bei 5,6% Kiefergelenksknacken und bei 32% Kiefergelenksschmerzen. In einer niederländischen Studie hatten bei 4- bis 13-jährigen Kindern

37,6% Kiefergelenkknacken (Peroz 2001). Eine vom Kiefergelenk ausgehende Hyperaktivität der Kaumuskulatur baut eine ganze Dysfunktionskette auf und ist erst durch eine richtige Aufbissschiene beherrschbar. Andererseits kann auch die Kopfgelenksstörung allein zu einer kraniomandibulären Dysfunktion führen.

13.5   Epidemiologie

Sicher wird die Diagnose eines Schräglagesyndroms auch heute sehr häufig nicht gestellt. Eine zahlenmäßige Erfassung von Symmetriestörungen steht noch aus, ist wohl auch nur sehr schwer möglich, vor allem wenn von großen Kliniken Symmetriestörungen nur als Fiktion (Stücker 2000) der Manualmedizin dargestellt werden.

Seifert (1975) fand unter 1093 Neugeborenen 298 Kinder mit Blockierungen der Kopfgelenke und beschrieb einen »signifikanten Zusammenhang mit der Entstehung einer C-Skoliose«. Fryman (1966) berichtet über 1250 unausgewählte Neugeborene, unter denen sich 5 Tage post partum 211 Kinder mit Nervosität, Erbrechen, Tremor, Schlaflosigkeit und muskulärem Hypertonus fanden. Das Patientengut von Biedermann umfasste bereits 1993 1500 Kinder, Koch u. Graumann-Brunt (1999) berichteten in ihrer Studie über 117 Kinder. Zak (1995) geht von einer Incidenz von 20% HWS-Blockierungen bei Säuglingen aus. Bredner (2001) untersuchte im Rahmen einer Hebammen-Nachsorge 100 Kinder in den ersten 6–8 Lebenswochen. Bei 46 von ihnen wurde durch Orthopäden eine »Blockierung im HWS-Bereich« diagnostiziert (■ Abb. 13.2).

13.6   Diagnostik

Kennzeichnend für das Bild der Tonusasymmetrie beim Säugling sind neuromotorische und orthopädische Symptome:
1. Rumpfskoliose,
2. Rippenbuckel/Lendenwulst,
3. Beckenasymmetrie,
4. Hüftabspreizhemmung,
5. Schiefhaltung des Kopfes bis zur Zwangshaltung,

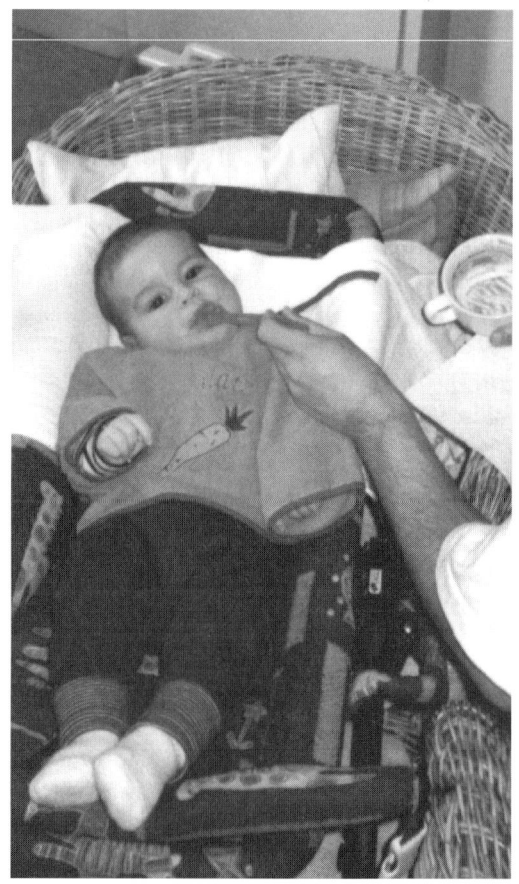

■ Abb. 13.2 Foto vom Säugling

6. Schädelasymmetrie und Gesichtsskoliose, nicht selten mit einer kahlen Stelle im Bereich, wo der Kopf aufliegt (Haarabrieb, »KISS-Fleck«, Biedermann u. Koch 1996),
7. verzögerte Kopfkontrolle,
8. Fußfehlhaltung, Sichelfußstellung,
9. Opisthotonusäquivalente,
10. Haltungs- und Bewegungsasymmetrien,
11. hohe Tastempfindlichkeit des Nackens.

13.6.1   Rotationstest

Hierzu s. Coenen 1996 (■ Abb. 13.3). Die passive Rotation in Rückenlage führt beim gesunden Säugling etwa ab dem 3., spätestens 4. Lebensmonat zu einer gesichtsseitigen Rumpfkonvexität ohne Mitrotation des Rumpfes. Hüfte und Knie werden leicht gebeugt.

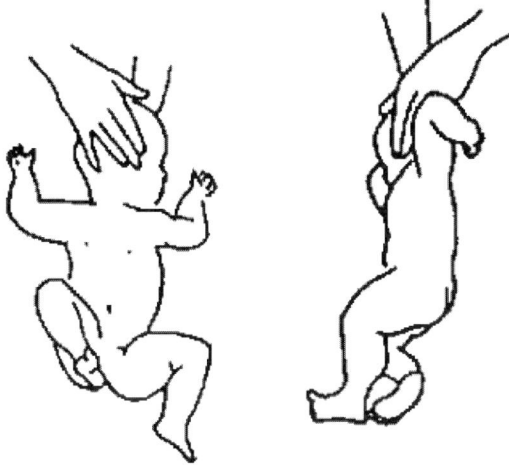

◼ **Abb. 13.3** Rotationstest: *links* normale Reaktion, *rechts* pathologische Reaktion, der Rumpf dreht sich bei passiver Kopfrotation mit

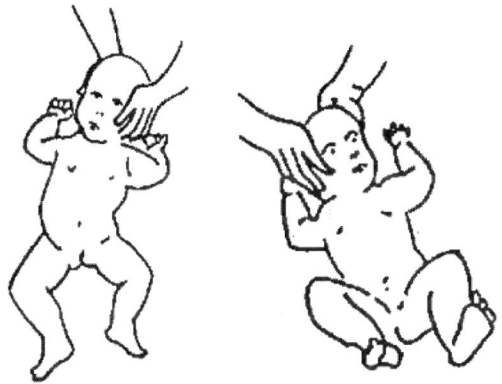

◼ **Abb. 13.4** Seitneigetest: *links* normale Reaktion, *rechts* pathologische Reaktion mit »En-bloc-Bewegung« von Kopf und Rumpf

Bei Blockierung dreht sich der Rumpf zusammen mit dem Kopf und meist bei älteren ist eine Streckung von Rumpf, Hüft- und Kniegelenk zu beobachten.

13.6.2 Seitneigetest

Hierzu s. Coenen 1996 (◼ Abb. 13.4). Das passive Seitneigen des Kopfes in Rückenlage bewirkt beim gesunden Säugling eine Rumpfkonvexität zur Gegenseite mit Schwenkung des Beckens zur Neigeseite. Bei einer Blockierung im Kopfgelenksbereich zeigt sich neben der Schmerzreaktion eine »En-bloc-Bewegung« von Kopf und Rumpf um eine sagitale, in Nabelhöhe verlaufende Achse.

13.6.3 Frontale Seitkippreaktion

Hierzu s. Coenen 1996 (◼ Abb. 13.5). Wird das am Becken vertikal gehaltene Kind in einer langsamen Bewegung zur Seite gekippt, wird es ab dem 3. Lebensmonat versuchen, durch eine kompensatorische Aufrichtbewegung den Kopf in die Vertikale zu bringen, so dass der Kopf aufrecht gehalten wird und der Mund horizontal steht. Diese Kopfaufrichtung gelingt durch das Zusammenspiel von Labyrinth- und Nackenreflexen sowie iliosakralen Reflexen. Bei der HWS-Blockierung bleibt der Kopf in der Rumpfachse und wird nicht aufgerichtet.

13.6.4 Hüftabduktionstest (PAT)

(▶ s. auch S. 121) Bei der Untersuchung der Hüftgelenke zeigt sich bei Kindern mit TAS regelmäßig eine Abduktionshemmung. Eine solche eingeschränkte

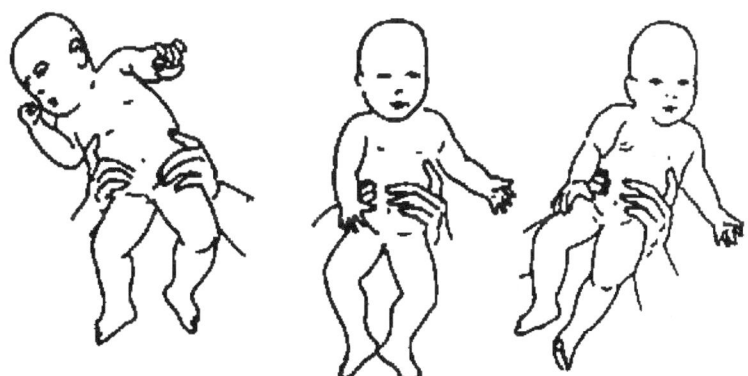

◼ **Abb. 13.5** Kippreaktion: *rechts* gesunde Reaktion mit Aufrichten des Kopfes, *links* bleibt die Kopfachse in der Rumpfachse

Außenrotation im Hüftgelenksbereich findet sich nicht nur bei einer ISG-Blockierung sondern auch regelmäßig bei einer funktionellen Störung im Kopfgelenksbereich. Diese Abduktionshemmung ist sofort nach erfolgreicher Manualtherapie verschwunden.

13.6.5 Palpatorische Untersuchung der Kopfgelenke

1. Bei den oben aufgeführten Tests sind deutliche Schmerzreaktionen des Säuglings zu beobachten. Bewegungen im Kopfgelenksbereich lösen bei Erreichen der Blockierungsbarriere zumindest endgradig einen Schmerz aus.
2. Auch ist für den Säugling die Palpation der dolenten Muskelbereiche sehr schmerzhaft. Im Bereich des Hinterkopfes finden sich deutlich dolente Irritationszonen (❏ Abb. 13.6). Bei der segmentalen Untersuchung sind deutliche, sulzige Gewebsverdickungen palpabel.

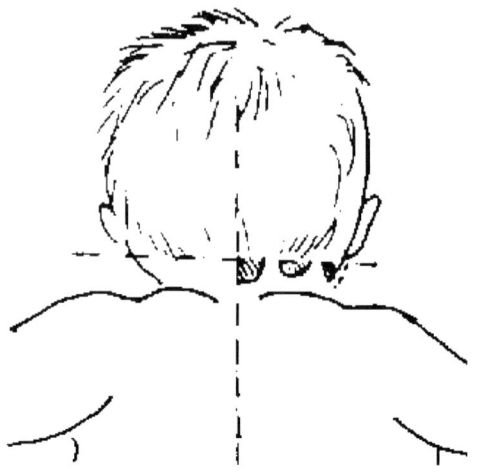

❏ **Abb. 13.6** Irritationspunkte im Bereich der Okzipitalschuppe. (Nach Coenen 1996)

Standarduntersuchungen bei bewegungsgestörten Säuglingen. (Nach Coenen 1992, 1996, 2002)
1. Prüfung der frühkindlichen Reaktionen (ca. 1.–8. Woche)
2. Die Beurteilung der Kopf- und Körperhaltung in Rücken- und Bauchlage
3. Labyrinth-Stellreaktion (LSR, ❏ Abb. 13.1c)
4. Halsstellreaktion (HSR)
5. Seitneigetest
6. Manualmedizinische Exploration: palpatorisches Aufsuchen von Nozireaktionen an den Wirbelsäulenstrukturen und am Okziput und segmentale Bewegungsprüfung
7. Neurokinesiologische Untersuchung (Traktion, Axillarhang, Landau, Vojta, Collis vertikal und horizontal)
8. Neurologische Untersuchung (Eigenreflexe, Fremdreflexe, Pyrramidenzeichen, tonische und phasische Streckreaktionen)

13.7 Differenzialdiagnose

Durch verschiedene Pressemitteilungen und Internet-Seiten ist das »KISS«-Syndrom fast eine »Mo-

deerkrankung« geworden. Dies birgt die Gefahr in sich, dass die unbedingt erforderliche differentialdiagnostische Abklärung bei den betroffenen Kindern nicht durchgeführt wird. Die bildgebenden Verfahren sind unverzichtbar. Ausgeschlossen werden müssen Schädelasymmetrieen (Craniosynostose), Übergangsmissbildungen, knöcherne Fehlbildungen der HWS. Differentialdiagnostisch müssen spezifische und unspezifische Entzündungen der HWS und im Halsbereich ausgeschlossen sein. Eine neuropädiatrische Untersuchung darf nicht unterlassen werden, um nicht Dysplasien, Entzündungen oder Tumoren in der hinteren Schädelgrube oder im Rückenmarksbereich zu übersehen.

13.8 Therapie

Über die Notwendigkeit einer Behandlung des »schiefen Säuglings« gehen die Ansichten weit auseinander. Diejenigen, die dieses Krankheitsbild nicht kennen, argumentieren mit der hohen Spontanheilungsquote, die sie unterstellen (Stücker 2000). Doch für jeden, der die verblüffenden Erfolge der Manualtherapie bei dem Tonus-Asymmetrie-Syndrom selbst beobachten konnte, ist die ablehnende Haltung gegenüber dem TAS und seiner Behandlung nicht mehr verständlich. Die Wirbelsäulenbeweglichkeit wird wesentlich verbessert, es werden harmonische und symmetrische Bewegungen möglich. Arme und Beine können seitengleich eingesetzt werden. Die Haltung wird entspannt und weich. Durch weniger Muskelanspannung können Bewegungen besser feinabgestimmt werden. Das Heruntersetzen des Muskeltonus verbessert die Durchblutung, die Reaktionsfähigkeit und beruhigt die vorher irritierten vegetativen Zentren. Die positive Gesamtentwicklung des Kindes mit einem TAS ist nach erfolgreicher Behandlung auch für die Umgebung offensichtlich.

Darüber hinaus kann auch die Manualtherapie sehr erfolgreich bei den muskulären und vegetativen Funktionsstörungen bei der infantilen Zerebralparese eingesetzt werden. In einer 1. Studie mit 23 Kindern und in einer 2. Studie mit 150 Kindern konnten Lohse-Busch et al. (1996) frappierende Therapieerfolge bei ICP-Kindern beschreiben. Aus derselben Abteilung stammt der Bericht von Riedel et al. (2001) über die Behandlungserfolge von weiteren 80 Kindern.

Die Manuelle Medizin bei Kindern mit einem TAS umfasst osteopathische Techniken und Techniken mit Impuls. Die Darstellung dieser Techniken würden den Rahmen dieses Buches sprengen. Von der Ärztegesellschaft für Atlastherapie und manuelle Kindertherapie (ÄGAMK) werden Kurse angeboten, in denen die Behandlungsmöglichkeiten des TAS erlernt werden können. Von der ÄGAMK kann man auch eine Liste der in der manuellen Kindertherapie ausgebildeten Ärzte erhalten.

Literatur

Biedermann H (1993) Das KISS-Syndrom der Neugeborenen und Kleinkinder. Man Med 31: 97–107
Biedermann H (1996) KISS-Kinder. Enke, Stuttgart
Biedermann H (1999) Manualtherapie bei Kindern. Enke, Stuttgart
Biedermann H (1996) KISS-Kinder. Enke, Stuttgart

Biedermann H, Manual therapy in children Churchil Livingston Edingburgh 2004
Bredner B (2001) KISS-Kinder. Eine Studie zur Häufigkeit von Blockaden im HWS-Bereich bei Säuglingen. Diplom-Arbeit Statistik, Uni Dortmund. <url>http://www.bredner@statistik.uni-dortmund.de</url>
Buchmann J (1983) Funktionelle Kopfgelenksstörungen bei Neugeborenen. Man Med 18: 59–62
Buchmann J (1988) Motorische Entwicklung und Wirbelsäulenfunktionsstörungen. Man Med 23: 37–39
Buchmann J, Bülow B (1983) Funktionelle Kopfgelenksstörungen bei Neugeborenen im Zusammenhang mit Lage-

reaktionsverhalten und Tonusasymmetrien. Man Med 18: 37–39
Coenen W (1992) Die Behandlung der sensomotorischen Dyskybernese bei Säuglingen und Kindern durch Atlastherapie nach Arlen. Orthop Praxis 6: 386–392
Coenen W (1996) Manualmedizinische Diagnostik und Therapie bei Säuglingen. Man Med 34: 108–113
Coenen W (1996) Die sensomotorische Integrationsstörung. Man Med 34: 141–145
Coenen W (1999) Kommentar zum Artikel von Koch u. Graumann-Brunt. Man Med 37: 77–78
Coenen W (2001) Manuelle Medizin bei bewegungsgestörten Säuglingen. In: Lohse-Busch H, Riedel M, Graf-Baumann T (Hrsg) Das therapeutische Angebot für bewegungsgestörte Kinder. Springer, Berlin Heidelberg New York
Coenen W (2001) Besonderheiten der manuellen Medizin bei Kindern. Man Med Osteopath Med 39: 25–26
Coenen W (2001) Manuelle Medizin bei Kindern – eine entwicklungsneurologische Indikation. Man Med Osteopath Med 39:195–201
Coenen W (2002) Tonusasymmetrie – klinische Bilder. ÄGAMK-Symposium Hannover, 24.-25.05.2002
Coenen W, Milbradt S (1998) Röntgenologische Stellungsdiagnostik des atlanto-okzipitalen Übergangs beim Säugling. Man Med 36: 116–120
Fryman V (1966) Relation of disturbances of craniosacral mechanisms to symptomatology of the newborn. JAOA 65: 1059–1064
Gutmann G (1953) Die obere HWS im Krankheitsgeschehen. Neuralmedizin I.
Gutmann G (1987) Das Atlas-Blockierungs-Syndrom des Säuglings und Kleinkindes. Man Med 25: 5–10
Hülse M (1999) Gibt es einen Einfluss einer funktionellen Kopfgelenksstörung auf die Sprachentwicklung. In: Biedermann H (Hrsg) Manualtherapie bei Kindern. Enke, Stuttgart
Hülse M (2001) Logopädie. In: Lohse-Busch H, Riedel M, Graf-Baumann T (Hrsg) Das therapeutische Angebot für bewegungsgestörte Kinder. Springer, Berlin Heidelberg New York
Knöpfli L (1997) Schiefhals, Schreihals und andere kinderärztliche Probleme. Man Med 35: 141–142
Koch LE, Graumann-Brunt (1999) Kopfgelenk-induzierte Symmetriestörungen und deren Folgepathologien. Man Med 37: 67–78
Lewit K (1977) Manuelle Medizin. Urban u. Schwarzenberg, München
Lohse-Busch H, Kraemer M (1996) Die Behandlung kindlicher neuromuskulärer Erkrankungen mit den Mitteln der manuellen Medizin. Man Med 34: 171–176
Lohse-Busch H, Kraemer M, Reime U (1996) Möglichkeiten der Rehabilitation von zerebralparetisch bedingten Bewegungsstörungen bei Kindern mit den Mitteln der Manuellen Medizin. Man Med 34: 116–126
McCouch GP, Deering JD, Ling TH (1951) Location of receptors for tonic neck reflexes. J Neurophysiol 14: 191–198
Peroz I (2001):Bericht über die 78. Jahrestagung der Internationalen Association of Dental Research. Zahn Prax 4: 58–60

Prager A (1980) Vergleichende Untersuchungen über die Häufigkeit von Zahnstellungs- und Kieferanomalien bei Patienten mit Deformitäten der Wirbelsäule. Fortschr Kieferorthop 41: 163–168

Riedel M, Falland R, Sailer-Kramer B, Lohse-Busch H (2001) Komplexbehandlung mit manueller Medizin und Physiotherapie bei zerebral bewegungsgestörten Kindern. Man Med Osteopath Med 39: 72–78

Schorr-Tschudnowski M (2001) Dogmatisches vertiefen und Undogmatisches diskutieren. Man Med Osteopath Med 39: 137–143

Seifert I (1975) Kopfgelenksblockierung bei Neugeborenen. Rehabilitácia 8 [suppl 10/11]: 53–57

Seifert I (1996) Praktische Bemerkungen zur manuellen Behandlung der Schräglagedeformitäten der Säuglinge. Man Med 34: 114–115

Stücker R (2000) Das KISS-Syndrom – Fakt oder Fiktion. Pädiatr hautnah 12: 523–524

Tosnerova V (2002) Kopfschmerz bei Kindern verursacht durch Dysfunktion des Bewegungsapparates. Man Med 40: 10–12

Zak K (1995) Funktionelle Störungen der Wirbelsäule vom Säuglings-, Kleinkind- bis Kindesalter. Man Med 33: 147–149

Bildgebende Verfahren und ihre Wertigkeit

H. Friedburg

Die erste detaillierte Darstellung der Röntgen-Anatomie und -Pathologie dieser Übergangsregion stammt von J. Broscher aus dem Jahr 1955. Im Kapitel 10 seiner Monographie »Die Verletzungen und Frakturen in der Occipito-Cervical-Gegend« weist Broscher ausdrücklich daraufhin, dass nach klinischer Erfahrung oft posttraumatische Beschwerden im Nacken oder überhaupt Schädigungen der Halswirbelsäule auftreten, welche einen vielgestaltigen Symptomenkomplex auslösen können, und stellt in diesem Buch Röntgenaufnahmen mehrerer Patienten mit einem zervikoenzephalen Syndrom vor. Von Torklus u. Gehle (1987) haben das Wissen um diesen Körperabschnitt in ihrem Lehrbuch: »Die obere Halswirbelsäule« weiter ergänzt. Unter funktionellen Gesichtspunkten interessierten sich verschiedene Autoren wie Buetti-Bäuml (1954), Penning (1968), Arlen (1979, 1983), Gutmann u. Biedermann (1984) für die röntgenologische Darstellung segmentaler Funktionsstörungen der HWS einschließlich der Kopfhals-Gelenke. Bewährt hat sich die Dokumentation von Störungen in Form von Funktionsdiagrammen. Zusätzliche Erkenntnisse zur Beurteilung segmentaler Funktionsstörungen der HWS und der Kopf-Halsgelenke mittels konventioneller Röntgenuntersuchungen hat Kamieth mit seinen beiden Monographien (1983, 1990) beigesteuert. Ursprünglich zum Nachweis einer rotatorischen Hypermobilität als indirekter Nachweis einer Ruptur eines Lig. alare wurde von Dvorak et al. (1987) die funktionelle Computertomographie in die radiologische Diagnostik eingeführt. Über erste größere Studien mit kernspintomographischer Darstellung der Ligg. alaria in Hochauflösungs-Technik hatten Friedburg u. Nagelmüller (1995) sowie Willauschus et al. (1995) berichtet.

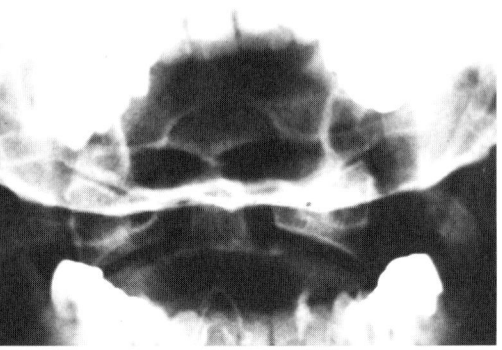

▫ Abb. 14.1 Transbukkale Zielaufnahme bei einem Patienten mit zervikoenzephalem Syndrom. Gute Einsehbarkeit der symmetrisch angelegten Atlantookzipitalgelenke, die Atlantoaxialgelenke sind kaum zu beurteilen. Keine Densfraktur. Rotationsfehlstellung in den Kopf-Hals-Gelenken als Hinweis auf eine fKGS

unzulänglich erfasst. Vor der CT-Ära waren früher im Einzelfall ergänzende Schichtaufnahmen ggf. in 2 Ebenen nötig, um die oberen Kopf-Halsgelenke umfassend beurteilen zu können.

Eine spezielle Einstelltechnik für manualtherapeutische Belange hatte Sandberg (1955) mit kopfwärts gerichteter Kippung des Zentralstrahls vorgeschlagen.

Konventionelle Röntgenaufnahmen der HWS (Basisdiagnostik) gehen jedoch mit einer möglichen Fehlerquote und übersehenen Frakturen gegenüber der CT in bis zu 60% einher. Ohne Schrägaufnahmen können auch Gelenksubluxationen bis hin zu Luxationen übersehen werden. Gelenkluxationen der unteren HWS-Segmente bzw. von C7/D1 werden vor allem durch Überlagerung nicht diagnostiziert.

Der relativ geringe Wert konventioneller Röntgenaufnahmen zum Nachweis unfallbedingter Schäden an der HWS wird auch durch die Publikation: »Hidden cervical spine injuries in traffic accident victims with skull fractures« der schwedischen Forschungsgruppe Jònsson et al. aus dem Jahr 1991 belegt.

In dieser Studie wurden einem ausgewiesenen Experten für Wirbelsäulenradiologie Röntgenaufnahmen von 22 Halswirbelsäulenpräparaten verstorbener Unfallopfer, die unter optimalen Laborbedingungen hergestellt worden waren, zur Beurteilung vorgelegt.

Anschließend wurden diese Präparate pathologisch anatomisch mittels Dünnschnitt-Technik

14.1 Konventionelle Röntgendiagnostik

Außer Standardaufnahmen der HWS in 2 Ebenen haben sich einige Spezialaufnahmen zur Darstellung der oberen HWS bewährt. So wies schon Broscher (1955) auf die Wertigkeit der transbukkalen Aufnahme (▫ Abb. 14.1) bei maximal geöffnetem Mund mit kurzer Film-Fokus-Distanz hin. Diese Aufnahmetechnik ist auch heute noch als Erstmaßnahme zur Diagnose und Beurteilung von Densfrakturen von Bedeutung. Leider werden bei dieser Aufnahme die Atlanto-Okzipitalgelenke meist nur

untersucht, die so nachgewiesenen Verletzungen als die tatsächlich vorhandenen Verletzungen definiert. Der Vergleich der Expertenbefunde, die anhand optimierter Röntgenbilder erhoben worden waren, mit den autoptisch gefundenen Verletzungen führte zu dem Ergebnis, dass insgesamt 245 klinisch relevante Band- und/oder Knochenverletzungen nicht erkannt worden waren, d. h. im Durchschnitt 10 gravierende Verletzungen je Halswirbelsäule. Daraufhin wurden die Röntgenaufnahmen in Kenntnis der tatsächlich

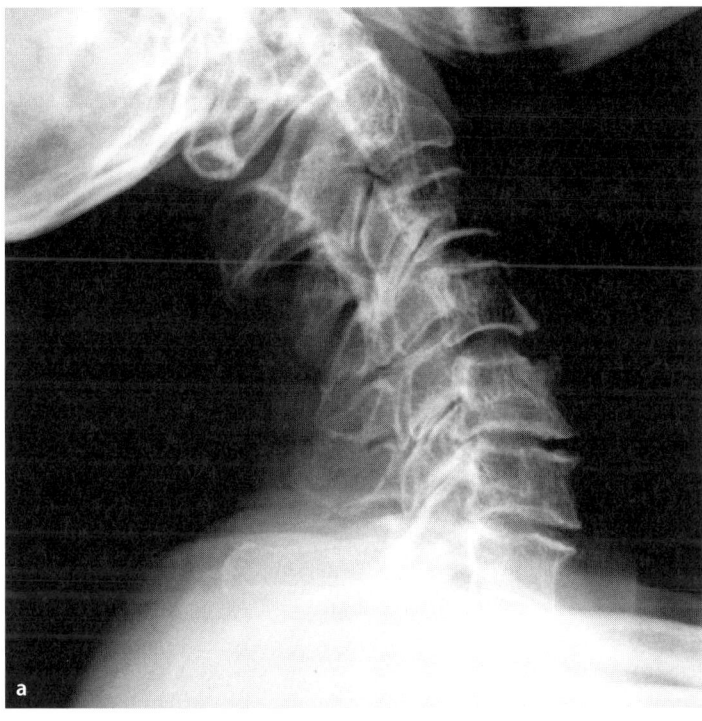

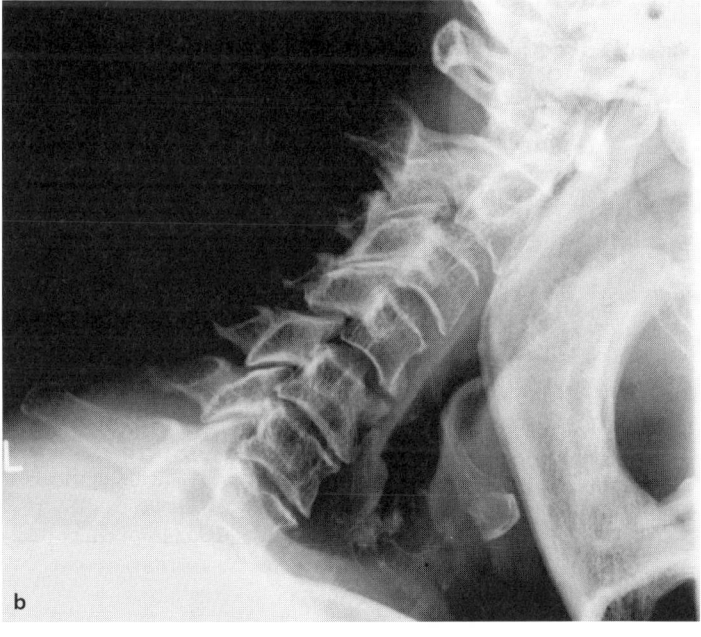

☐ **Abb. 14.2** Primär digitale Röntgenaufnahmen der HWS (sagittale Funktionsaufnahmen mit eingeschränkter segmentaler Kippmobilität bei Re- und Inklination)

vorhandenen Verletzungen einer erneuten radiologischen Beurteilung unterzogen. Fazit: Auch unter diesen optimalen Bedingungen waren noch 241 von 245 Verletzungen nicht zu erkennen.

Diese Resultate belegen nachdrücklich den begrenzten Aussagewert konventioneller Röntgenaufnahmen, auf die dennoch derzeit nicht generell verzichtet werden kann.

Bei der inzwischen weiten Verbreitung der Computertomographie ist diese Technik im Rahmen einer weiterführenden Diagnostik der knöchernen Strukturen der HWS Methode der Wahl, da dieses bildgebende Verfahren, insbesondere wenn Sekundär-Rekonstruktionen und 3D-Rekonstruktionen eingesetzt werden, wesentlich umfangreichere Informationen liefert (▶ Kap. 14.2, »Computertomographie«).

Konventionelle Aufnahmen erlauben zwar eine gewisse Aussage über die Winkelstellung der Wirbelgelenke (◘ Abb. 14.1) und über Rotationswinkel, insbesondere in den Kopf-Hals-Gelenken, außerdem können Anlagevarianten und arthrotische Veränderungen einschließlich möglicher subchondraler Sklerosierungen beurteilt werden, einschränkend muss festgestellt werden, dass pathologische Befunde bei 0, C1 und C2 in Basisaufnahmen in den abgegebenen Beurteilungen häufig nicht erwähnt und/oder nicht berücksichtigt werden.

Nach Abschluss der biologischen Heildauer einer HWS-Verletzung können in Einzelfällen konventionelle Röntgenaufnahmen in Funktionstechnik, am besten als sog. gehaltene oder gedrückte Funktionsaufnahmen Hinweise zu möglichen Unfallfolgen geben. Die Auswertung konventioneller Funktionsaufnahmen in ap- (anterior-posterior) oder Seit-Projektion ist jedoch relativ aufwendig und erfordert Erfahrung insbesondere was Subluxationsstellungen bzw. segmentaler Funktionsstörungen anbelangt.

Die Auswertung sagittaler Funktonsaufnahmen hat standardisiert am besten in Form von Diagrammen zu erfolgen. Eine ausgezeichnete Diskussion zum Thema ob diese Untersuchung mit aktiver oder passiver Flexion und Extension erfolgen sollte, findet sich in der Zeitschrift »Spine« in der von Dvorak et al. 1988 publizierten Arbeit.

Für die Fälle, in denen zufällig Funktionsaufnahmen aus der Zeit vor einem HWS-Beschleunigungstrauma existieren, kann bei einer Wiederholung der Funktionsaufnahmen in der Regel eine Verschlechterung der HWS-Funktion als Traumafolge dokumentiert werden (Kraemer et al. 1998).

Ursprünglich hatten Rompe u. Fraunhofer (1988) die Anfertigung serieller HWS-Funktionsaufnahmen nach einem HWS-Beschleunigungstrauma empfohlen. Leider lehrt die Erfahrung, dass in den wenigen Fällen, in denen eine Verlaufsserie mit entsprechenden Befunden vorliegt, mögliche diagnostische Rückschlüsse zur haftungsausfüllenden Kausalität so gut wie nie gezogen bzw. diese Befunde gutachterlich nicht entsprechend gewürdigt werden. Unter anderem werden unphysiologisch rasch fortschreitende degenerative Veränderungen, obwohl Kamieth (1983) auf die Bedeutung solcher Veränderungen hingewiesen hat, in aller Regel nicht beschrieben oder nicht mit dem Unfallgeschehen kausal in Zusammenhang gebracht, sondern fälschlicherweise als normaler Verlauf einer Spondylose abgetan. Insofern ist der tatsächliche Stellenwert serieller Funktionsaufnahmen z. Z. als gering anzusehen. Dvorak et al. hatten 1995 ein interaktives PC-gestütztes Auswerteschema vorgestellt, das über die Erfassung segmentaler Kippmobilitäten in Form von reinen Winkelmessungen hinausgeht.

Wenn es gelingt, vollautomatisierte Funktions-Analysen zu programmieren, was bei der zunehmenden Verbreitung digitaler Röntgentechniken (◘ Abb. 14.2a, b) in greifbare Nähe rückt, könnten konventionelle Funktions-Aufnahmen doch noch die ihnen zukommende Bedeutung zur Erfassung segmentaler erlangen. Zu den Vorteilen der primär digitalen Aufnahmetechnik gehört auch, dass durch Nachverarbeitung der digitalen Bilddaten sowohl Belichtungsfehler wie eine überlagerungsbedingte schlechte Abgrenzbarkeit eines oder mehrer Wirbelsegmente korrigiert werden können.

❶ Wichtig

Eine allgemeine Empfehlung zur Anfertigung von Verlaufs-Röntgenaufnahmen, einschließlich Funktions-Aufnahmen, wie sie ursprünglich von Rompe u. Fraunhofer (1988) ausgesprochen worden war, kann derzeit nicht aufrecht erhalten werden. Wenn eine zervikoenzephale Symptomatik vorliegt und die Nativaufnahmen von der Norm abweichende Befunde in den Kopf-Hals-Gelenken zeigen, ist eine weiterführende Diagnostik mit CT oder MRT indiziert.

14.2   Computertomographie

Über die Wertigkeit der Computertomographie (CT) bei der primären Diagnostik von schweren, mit Frakturen einhergehender Verletzungen der Wirbelsäule und im besonderen der Kopf-Hals-Region besteht kein Zweifel. Abrissfrakturen der okzipitalen Kondylen, Dens-, Atlas- und Axis-Frakturen werden heute selbstverständlich computertomographisch abgeklärt (▶ Kap. 15, ◘ Abb. 15.1). Auch zur Beurteilung der Ausheilung von Frakturen dieser Region bis hin zu möglichen Fehlstellungen ist die CT-Technik Standard.

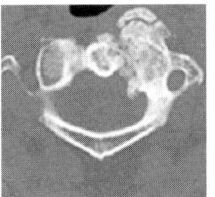

◘ **Abb. 14.4** CT-Untersuchung wegen zervikoenzephalem Syndrom. Überschießende Arthrose des linken C/3-Gelenks mit pseudotumoröser Auftreibung des Gelenks

Wie im Abschn. Röntgendiagnostik angedeutet ist die CT bevorzugtes Verfahren zur Abklärung der Atlanto-Okzipital- und Atlanto-Axialgelenke. Angeborene Asymmetrien (◘ Abb. 14.3a, b) oder Dysplasien sind durch Sekundärrekonstruktionen gut zu diagnostizieren. Ebenso sind degenerative Veränderungen, die in den Segmenten 0/C1 und C1/C2 selten sind, erkennbar. ◘ Abbildung 14.4 zeigt einen Fall mit einer zervikoenzephalen Symptomatik und einer stark ausgeprägten überschießenden arthrotischen Reaktion am C2/3-Gelenk.

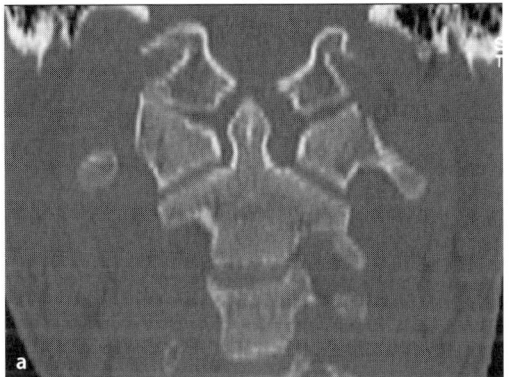

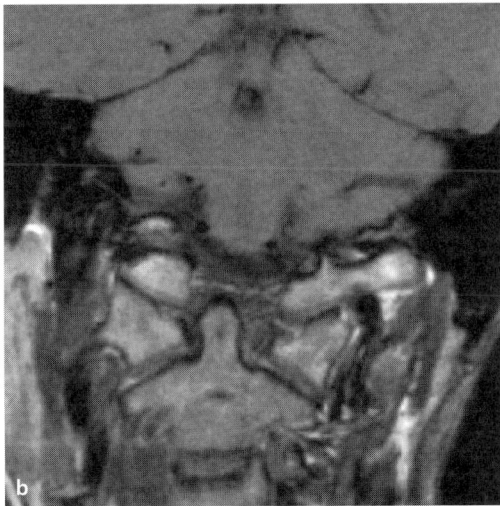

◘ **Abb. 14.3a,b** Elf Jahre alter Patient mit mehreren HWS-Distorsionen im Kleinkind- und Kindesalter. Zervikoenzephales Syndrom. **a** Koronare Rekonstruktion eines Spiral-CT-Datensatzes der oberen HWS. Asymmetrische Anlage der Atlantookzipitalgelenke. Rotationsfehlstellung in den axialen Schichten. **b** Korrespondierendes MRT-Bild

14.3   Magnetresonanztomographie

Schon mit den ersten Publikationen zum Einsatz der kraniellen MR-Tomographie in der Neuroradiologie, wie von Bydder et al. im Jahr 1983, war klar, dass diese Methode auch für den kraniozervikalen Übergang enorme Bedeutung erlangen wird. Neben der Akutdiagnostik zum Nachweis hochzervikaler Myelonverletzungen ist dieses bildgebende Verfahren ideal zur Darstellung der Weichteile dieser Übergangsregion, erlaubt aber auch die Beurteilung der Kortikalis und der Spongiosaräume der Halswirbel. Mit hochauflösenden Sequenzen bei 1 Tesla besser sogar 1,5 Tesla Feldstärke und mit </= 2 mm Schichtdicke können auch. die Ligg. alaria und das Lig. transversum dargestellt werden (◘ Abb.14.5a–d).

Unübertroffen ist die MRT zum Nachweis hochzervikaler Tumore wie Meningeome aber auch für Frühstadien entzündlicher Prozesse, wie z. B. bei Erkrankungen aus dem rheumatischen Formenkreis (◘ Abb. 14.6a, b; s. Fallbeispiel).

⟩ **Fallbeispiel**

In ◘ Abb. 14.6a, b wird der Fall eines 50 Jahre alten Patienten wiedergegeben, bei dem unmittelbar nach einem Kontakttrauma (erhebliche Kontusion des Schädels beim Aussteigen am Dachholm des

▼

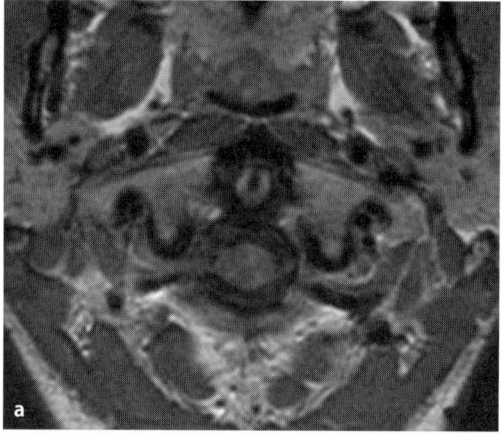
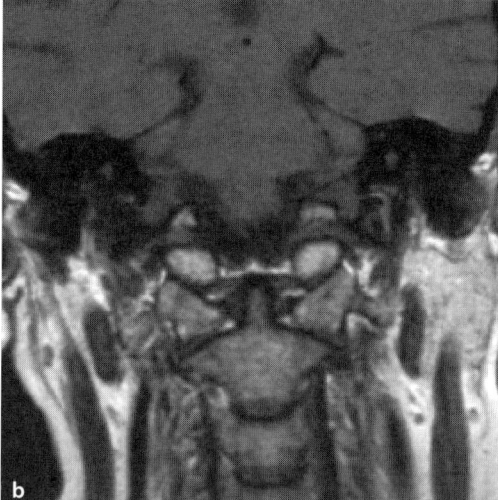
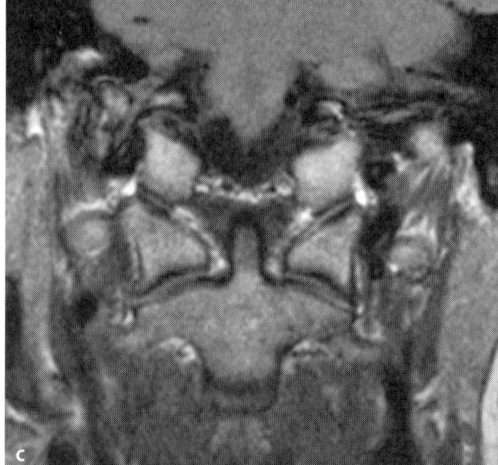
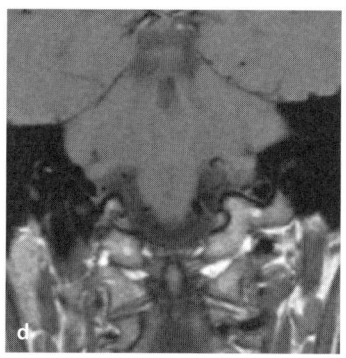

◼ Abb. 14.5a–d Normale Darstellung von Bändern der Kopf-Hals-Gelenke (**a, b**). **a** Axiale 2-mm-MRT-Schicht (Protonendichte aufgenommen mit TSE-Technik, FOV 16×16 cm). Gute Differenzierbarkeit des Lig. transversum. **b** Koronare 2-mm-Schicht (Protonendichte aufgenommen mit TSE-Technik, FOV 14×15 cm). Positionierung des Mittelpunkts des Schichtpaketes auf den dorsalen Abschnitt der Densspitze, Angulierung des Schichtpaketes auf die okzipitalen Kondylen in den Parasagittalschichten. Eindeutige Abgrenzbarkeit des linken und rechten Lig. alare mit nahezu horizontalem Verlauf. **c** Eindeutige Abgrenzbarkeit des linken und rechten Lig. alare mit nach kranial ansteigendem Verlauf. **d** Eindeutige Abgrenzbarkeit des linken und rechten Lig. alare mit inhomogener Signalgebung durch Fetteinlagerungen zwischen die Bandfaserbündel

Fahrzeugs) sich ein zervikoenzephales Syndroms entwickelte. MRT-Untersuchung einen Tag nach dem Unfallereignis. Zunächst Fehlinterpretation der nachzuweisenden Signalveränderungen im Dens und in der Massa lateralis des Atlas als Kontusionsödem. Nach weiterer Anamnese-Erhebung, die einen bekannten Morbus Bechterew erbrachte, wurden diese Signalanhebungen als entzündliche Infiltrate einer Spondylitis ankylopoetica zugeordnet. Diese Vorerkrankung dürfte die Entwicklung des zerviko-enzephalem Syndroms begünstigt haben.

Während bei einer Ruptur des vorderen Längsbandes Nativ-Röntgenaufnahmen durch Verlagerung des prävertebralen Fettstreifens diagnostische Hinweise geben, ist die MRT als einzige Methode in der Lage traumatisch bedingte spinale Kontusionsödeme, Blutungen in die dorsalen Weichteile (▶ vgl. Kap. 15, ◼ Abb. 15.2a, b) oder kontusionsbedingte Knochenmarksödeme in der frühen posttraumatischen Phase zu erfassen. Bei Symptomen einer spinalen Verletzung ist eine MRT-Untersuchung obligat. Eigentlich ergäbe sich auch eine zwingende Indikation zur

MRT-Untersuchung, wenn in der Frühphase einer HWS-Beschleunigungsverletzung Symptome eines zervikoenzephalen Syndroms wie Übelkeit, Erbrechen und Schwindel auftreten. Diese Forderung ist aus finanziellen Gründen nicht realisierbar und erscheint auch nicht sinnvoll, da selbst bei Nachweis einer abgelaufenen Weichteilblutung oder eines intraspongiösen Wirbelödems eine Chronifizierung der Beschwerden nicht immer eintritt.

In der Regel ist der Durchmesser der Kopfspulen (Empfangsantennen) derzeitiger MR-Tomographen mit aktueller Technologie selbst bei hohen Feldstärken so weit, dass auch Funktionsaufnahmen, z. B. in Lateralflexion oder Rotation möglich sind. Im Zwei-

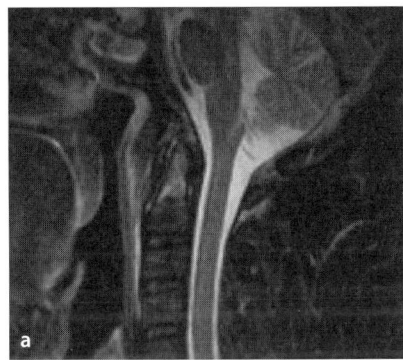

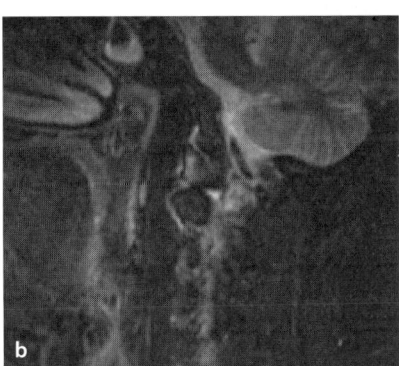

☐ **Abb. 14.6a,b** 51 Jahre alter Patient. Kontakttrauma der HWS. Beim Aussteigen aus dem Fahrzeug erhebliche Kontusion des Schädels am Dachholm des Fahrzeugs. Entwicklung eines zervikoenzephalen Syndroms unmittelbar nach dem Unfallereignis. Sagittale T2w-MRT-Aufnahmen mit Fettsuppression. **a** Medianer Sagittalschnitt: Signalanhebung in der Densspitze, **b** paramedianer Sagittalschnitt: Signalanhebung in der Massa lateralis des Atlas. Zunächst als Kontusionsödem gedeutet, nach entsprechender Anamneseerhebung mit bekannter Diagnose Spondylarthritis ankylopoetica als entzündliches Infiltrat klassifiziert

felsfall kann die Bedeutung von morphologischen Veränderungen an der oberen HWS bzw. den Kopf-Hals-Gelenken, wenn eine CT-Untersuchung zu keiner befriedigenden Diagnose geführt hat, mittels einer MR-Untersuchung weiter abgeklärt werden. Messungen der Rotationswinkel in den Kopf-Hals-Gelenken sind mit der MRT zwar prinzipiell möglich, im Vergleich zur Funktions-CT nach Dvorak aber deutlich schwieriger auszuwerten; u. a. weil knöcherne Landmarken weniger eindeutig zur Darstellung kommen. Diese Einschränkung gilt vor allem für die Beurteilung kleiner Rotationsausschläge im Segment 0/C1.

Pfirrmann et al. (2000) haben Rotationswinkel in den Kopf-Hals-Gelenken bei asymptomatischen Probanden mittels MRI gemessen. Diese Autoren kamen in ihrer Studie zu der Schlussfolgerung, dass rotatorische Funktionsstudien der Kopfhalsgelenke sinnlos seien, da die von ihnen ausgemessenen Rotationswinkel sich nicht von Winkelmessungen an symptomatischen Traumapatienten unterschieden.

Diese Aussage deckt sich weder mit den Erfahrungen von Antinnes et al. (1994) noch mit unseren Erfahrungen und wird in dem ► Kapitel »Radiologische Diagnostik« weiter kommentiert und diskutiert.

14.4 Nuklearmedizinische Techniken (PET und SPECT)

Am ausführlichsten hat sich die Arbeitsgruppe um A. Otte (stellvertretend für die Ergebnisse dieser Gruppe wird auf das Buch: Das Halswirbelsäulen-Schleudertrauma von A. Otte (2001) verwiesen) mit dieser Thematik auseinandergesetzt. Laut den Ergebnissen der Gruppe Otte sind bei Patienten mit einer chronifizierten HWS-Beschleunigungsverletzung typische Muster in SPECT- oder PET-Untersuchungen (☐ Abb. 14.7) zu finden, diese Ergebnisse sind nicht unumstritten, Bicik et al. (1998) bestreiten die Existenz spezifischer Muster bei SPECT- oder PET-Messungen von Patienten mit chronifiziertem HWS-Trauma. Eine umfangreichere Diskussion der Ergebnisse dieser Gruppen findet sich im ► Kap. 15, »Radiologische Diagnostik«. Eine abschließende, allgemein anerkannte Einschätzung dieses Problems liegt noch nicht vor, da bisher entsprechend umfangreiche Vergleichstudien noch nicht vorliegen.

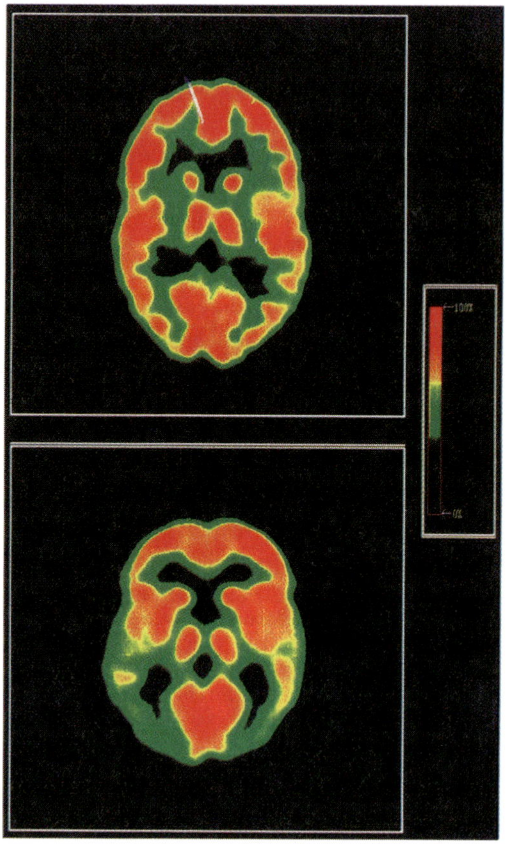

◘ Abb. 14.7 Bildausdruck eines transversalen Hirnschnitts (^{18}F-FDG-PET). In der oberen Bildhälfte ist der Hirnschnitt einer Kontrollperson und in der unteren der eines HWS-Schleudertrauma-Patienten abgebildet. Nachweis einer beidseitigen parietookzipitalen Stoffwechselminderung

Zusammenfassung

Der radiologische Befund unterstützt in Einzelfällen entsprechende klinisch, manualmedizinisch oder durch apparative objektive Messmethoden erhobene Befunde. Allein aus den radiologisch erhobenen Befunden kann eine klinische Relevanz der nachgewiesenen Veränderung nur vermutet werden. Sog. degenerative Veränderungen an der oberen HWS sind selten und führen auch nur selten zu einer klinisch relevanten Symptomatik und noch seltener zu einem zervikoenzephalen Syndrom.

Eine allgemeine Empfehlung zur Durchführung von SPECT- oder PET-Untersuchungen bei einem zervikoenzephalen Syndrom kann bisher nicht ausgesprochen werden.

Literatur

Antinnes JA, Dvorak J, Hayek J, Panjabi MM, Grob D (1994) The value of functional computed tomography in the evaluation of soft-tissue injury in the upper cervical spine. Eur Spine 3: 98–101

Arlen A (1979) Biometrische Röntgenfunktionsdiagnostik der Halswirbelsäule. Schriftenreihe Man Med, vol 5. Fischer, Stuttgart

Arlen A (1983) Röntgenologisch objektivierbare Funktionsdefizite der Kopfhalsgelenke beim posttraumatischen Zerviko-Zephalsyndrom. In: Hohmann D, Kügelgen B, Liebig K, Schirmer H (Hrsg) Neuroorthopädie 1, Halswirbelsäulenerkrankungen mit Beteiligung des Nervensystems. Springer, Berlin Heidelberg New York

Arlen A (1988) Aussagen der Röntgenfunktionsanalyse zu posttraumatischen Funktionsstörungen der oberen HWS. In: Wolff HD (Hrsg) Die Sonderstellung des Kopfgelenksbereichs. Springer, Berlin Heidelberg New York, S 155–164

Bicik I, Radanov BP, Schäfer N, Dvorak J, Blum B, Weber B, Burger C, von Schulthess GK, Buck A (1998) ^{18}flurodeoxyglucose and hexamethylpropylene amine SPECT in late whiplash syndrome. Neurology 51: 345–350

Broscher EW (1955) Die Occipito-Cervical-Gegend. Eine diagnostisch-pathogenetische Studie. Thieme, Stuttgart

Buetti-Bäuml C (1954) Funktionelle Diagnostik der Halswirbelsäule, Ergänzungsband 70. Thieme, Stuttgart

Bydder GM, Steiner RE, Young IR, Hall AS, Thomas DJ, Marshall J, Pallis CA, Legg NJ (1982) Clinical NMR imaging of the brain: 140 cases. AJR 139: 215–236

Dvorak J, Hayek J, Zehnder R (1987) CT-functional diagnostics of the rotary instability of the upper cervical spine. Spine 12: 726–731

Dvorak J, Froehlich D, Penning L, Baumgartner H, Panjabi MM (1988) Functional radiographic diagnosis of the cervical spine flexion/extension. Spine 13: 748–755

Dvorak J, Penning LH, Hayek J, Panjabi MM, Grob D, Zehnder R (1995) Functional diagnostics of the cervical spine using computer tomography. Neuroradiology 30: 132–137

Friedburg H, Nagelmüller TH (1997) Welchen Beitrag vermögen CT und MRT zur posttraumatischen Beurteilung der Kopf-Hals-Region zu liefern. In: Graf-Baumann T, Lohse-Busch H (Hrsg) Weichteildistorsionen der oberen Halswirbelsäule – Anatomie, Neurophysiologie, Diagnostik, Therapie und Begutachtung. Springer, Berlin Heidelberg New York, S 135–151

Gutmann O, Biedermann H (1984) Die Halswirbelsäule: Allgemeine funktionelle Pathologie und klinische Syndrome. In:

Gutmann O (Hrsg) Funktionelle Pathologie und Klinik der Wirbelsäule. Fischer, Stuttgart

Jönsson H, Bring G, Rauschning W, Sahlstedt B (1991) Hidden cervical spine injuries in traffic accident victims with skull fractures. J Spinal Disord 4: 251–263

Kamieth H (1983) Röntgenbefunde von normalen Bewegungen in den Kopfgelenken. Die Wirbelsäule in Forschung und Praxis, Bd 101. Hippokrates, Stuttgart

Kamieth H (1990) Das Schleudertrauma der HWS. Die Wirbelsäule in Forschung und Praxis, Bd 111. Hippokrates, Stuttgart

Kraemer M, Lohse-Busch H, Verin I, Riedel M (1998) Befundänderungen der Röntgenfunktionsanalyse nach Weichteildistorsionen der HWS. Man Med 36: 252–258

Otte A (2001) Das Halswirbelsäulen-Schleudertrauma. Springer, Berlin Heidelberg New York

Penning L (1968) Functional pathology of the cervical spine. Williams & Wilkins, Amsterdam

Pfirrmann CWA, Binkert CA, Zanetti M, Boos N, Hodler J (2000) Functional MR imaging of the craniocervical junction. Correlation with alar ligaments and occipito-atlantoaxial joint morphology: a study in 50 asymptomatic subjects. Schweiz Med Wochenschr 130: 645–651

Rompe G, Fraunhofer M (1988) Begutachtung von posttraumatischen Schäden an der oberen HWS – Minderung der Erwerbsfähigkeit und der Arbeitsfähigkeit. In: Wolff HD (Hrsg) Die Sonderstellung des Kopfgelenksbereichs. Springer, Berlin Heidelberg New York, S 173–184

Sandberg LB (1955) Atlas und Axis. Hippokrates, Stuttgart

Von Torklus D, Gehle W (1987) Die obere Halswirbelsäule, 3. Aufl. Thieme, Stuttgart

Willauschus WG, Kladny B, Beyer WF, Glückert K, Arnold H, Scheithauser R (1995) Lesions of the alar ligaments: in vivo and in vitro studies with magnetic resonance imaging. Spine 20: 2493–2498

Klinische Diagnostik

H. Friedburg

15.1   Radiologische Untersuchung

15.1.1   Akutdiagnostik

Fragestellungen/Indikationen

Welche Strukturen der oberen HWS müssen beurteilt werden?

Abgeklärt werden muss bei Unfallopfern mit Hinweisen auf ein unmittelbar posttraumatisch aufgetretenes zervikoenzephales Syndrom bzw. bei Verdacht auf eine hochzervikale Verletzung (◻ Abb. 15.1), ob eine Abrissfraktur der okzipitalen Kondylen, eine Fraktur der Gelenkfacetten von C0, C1 und C2, eine Atlasbogen- oder Axis-Fraktur bzw. eine Jefferson- oder hanged-man fracture vorliegt. In Einzelfällen ist eine Bandzerreißung oder ein Bandausriß auszuschließen.

Bei Leichtverletzten sollte die Anfertigung qualitativ guter Nativaufnahmen der oberen HWS einschließlich einer Zielaufnahme der Kopf-Hals-Gelenke bzw. der Densregion ausreichend sein. Liegt eine Diskrepanz zwischen röntgenologischem Befund und klinischer Symptomatik vor, ist jedoch eine CT des kranio-zervikalen Überganges indiziert. Konventionelle Funktionsaufnahmen sind frühestens nach 14 Tage wirklich sinnvoll. Zuvor sind durch den unfallbedingt gesteigerten nozizeptiven Input Dysfunktionen zu erwarten, die u. U. nach Abklingen der Akutphase spontan rückgebildet sind. Zum Wert konventioneller Funktionsaufnahmen ▶ Kap. 14, »Bildgebende Verfahren und

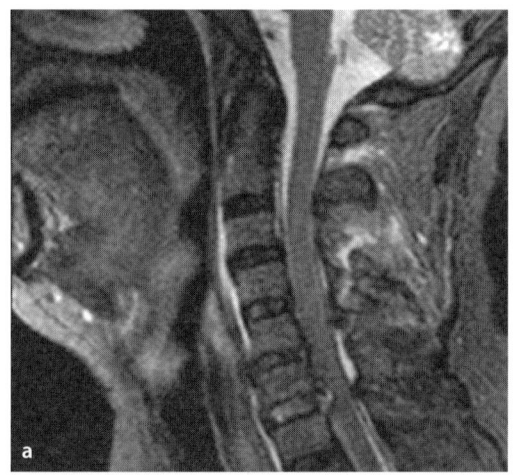

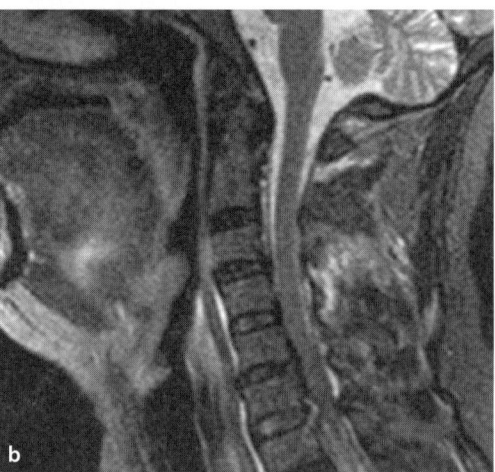

◻ **Abb. 15.2a,b** 70 Jahre alte Patientin mit sofortigem zervikoenzephalem Syndrom nach Treppensturz. MRT-Aufnahmen (sagittale fettsupprimierte T2g-Schichtung). **a** Medianer Sagittalschnitt: Nachweis einer Distorsion der Membrana atlantooccipitalis und atlantoaxialis mit Teilruptur und Einblutung. Teilruptur des vorderen Längsbandes in Höhe HWK1–HWK3 mit prävertebralem Hämatom. Verletzung des Lig. interspinosum bei C0–C3 mit Einblutungen. In Höhe HWK5 epidurale Einblutung bei Verletzung des hinteren Längsbandes. In der zusätzlich durchgeführten CT Nachweis einer beidseitigen Fraktur in der Gelenkportion des 5. HWK. **b** Paramedianer Sagittalschnitt: Nachweis einer schweren Distorsion der tiefen subokzipitalen Muskulatur mit Muskelfaserrissen und Einblutungen

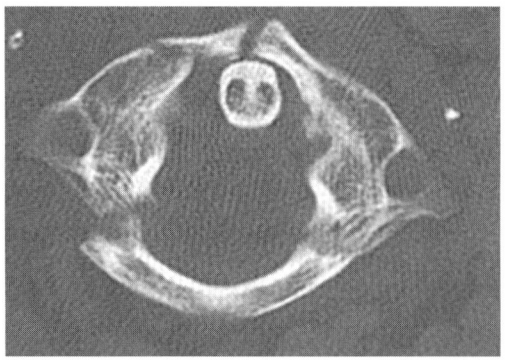

◻ **Abb. 15.1** 47 Jahre alter Patient mit zervikoenzephalem Syndrom bei einem Verkehrsunfall. CT-Schnitt in Höhe des Altlas mit Atlasberstungsfraktur

ihre Wertigkeit« (▶ S. 186). Weiterhin wird auf die Wertigkeit konventioneller Aufnahmen im nachfolgenden Unterkapitel "Radiologische Diagnostik im subakuten Stadium und in der Spätphase einer chronifizierten HWS-Beschleunigungsverletzung und bei zervik-enzephalem Syndrom ohne HWS-Beschleunigungsverletzung« eingegangen.

Bei Hinweisen auf eine cerebrale Durchblutungsstörung, insbesondere im vertebrobasilären Kreislauf ist eine Duplex-Sonographie der Halsarterien obligat, die ggf. durch eine röntgenologische DSA oder eine MRT oder eine Kontrast-MR-Angiographie, z. B. zum Ausschluss einer Dissektion, ergänzt werden muss.

Der Verdacht auf eine Myelon- und Spinalwurzelverletzung, Ruptur eines Längsbandes oder Gelenkkapselriss ist als zwingende Indikation zu einer MRT-Untersuchung anzusehen. Bei anderen Verletzungsmustern ergibt sich die Indikationsstellung zur MRT in der Regel aus der klinischen Symptomatik oder dem Röntgenbefund.

Im Einzelfall könnten zwar bei Nachweis einer Verletzung einer Weichteilstruktur wie z. B. bei einer Verletzung der Halsmuskulatur mit Einblutungen (■ Abb. 15.2a, b) Rückschlüsse auf die einwirkende Gewalt gezogen werden, diese Einzelfälle rechtfertigen es aber bisher nicht, MRT-Untersuchungen des kranio-zervikalen Übergangs zur Standarduntersuchung zu erklären.

Im Prinzip erlaubt die MRT mit geeigneten Sequenzen auch zusätzliche Aussagen zur Beschaffenheit des Gelenkknorpels, über das Vorliegen von Gelenkergüssen und z. b. über mögliche Kontusionsfolgen in oder an den Wirbelkörpern oder Gelenkfortsätzen. Allerdings ist der isolierte Nachweis eines Ergusses in den Kopfhals-Gelenken noch kein Beweis für eine Unfallgenese des dargestellten Ergusses.

15.1.2 Diagnostik im subakuten Stadium und in der Spätphase einer chronifizierten HWS-Beschleunigungsverletzung und bei zervikoenzephalem Syndrom ohne HWS-Beschleunigungsverletzung

Konventionelle Röntgentechniken

Röntgenaufnahmen der HWS einschließlich der Kopf-Hals-Gelenke in 2 Ebenen zeigen in aller Regel bei chronifizierten HWS-Beschleunigungsverletzungen lediglich eine unspezifische Steilstellung der HWS.

Nur in Einzelfällen sind Fehlstellungen in den Wirbelgelenken oder relevante rotatorische Fehlstellungen von Wirbelkörpern erkennbar (■ vgl. Abb. 15.1 in ▶ Kap. 15, »Bildgebende Verfahren und ihre Wertigkeit«). Generell sollte aber das Vorhandenoder Nicht-Vorhandensein eines regelrechten Alignement der Dornfortsätze auf a.p.-Aufnahmen sowie Asymmetrien in den Kopf-Hals-Gelenken beschrieben und gewürdigt werden. Der Verdacht auf eine segmentale Instabilität ist in jedem Fall durch eine Funktionsaufnahme weiter abzuklären. Eine rapide Zunahme einer Spondylose innerhalb eines Jahres ist als Unfallfolge zu bewerten (Kamieth 1983).

Segmentale Dysfunktionen sollten, wie oben angesprochen durch eine standardisierte und quantifizierte Auswertung unter Anfertigung eines Funktionsdiagramms abgeklärt bzw. beurteilt werden. Leider werden sagittale Funktionsaufnahmen immer wieder nur semiquantitativ beurteilt. Kraemer et al. (1998) hatten die Möglichkeit die Daten segmentaler Funktionsanalysen von 30 symptomatischen Patienten nach HWS-Beschleunigungstrauma mit Funktionskurven, die vor Eintritt des Traumas erstellt worden waren, zu vergleichen. Die Auswertung dieses Kollektivs ergab eindeutig eine Funktionsverschlechterung der sagittalen Kippmobilitäten nach erlittenem HWS-Beschleunigungstrauma sowohl in den Kopf-Hals-Gelenken C1/2 und C2/C3 wie in der unteren HWS (■ Tabelle 15.1). In den Atlantoaxialgelenken stehen Rotationsbewegungen aufgrund der Anatomie der Gelenkflächen im Vordergrund. Bei sagittalen Kippbewegungen spielen diese Gelenke eine weniger wichtige Rolle was auch durch das Balkendiagramm in ■ Abb. 15.3 wiedergegeben wird. Eine Alteration dieses Segments bei einem HWS-Beschleunigungstrauma wirkt sich daher in der Regel als rotatorische Funktionsstörung aus und ist somit besser mit einem Funktions-CT mit Links- und Rechtsrotation (Dvorak et al. 1987; Antinnes et al. 1994; Friedburg u. Nagelmüller 1995) zu erfassen, s. hierzu nächstes Unterkapitel. Ganz wichtig erscheint der Hinweis von Kraemer et al. (1998), dass simulierte Bewegungsstörungen anhand typischer Merkmale in den Funktions-Diagrammen in der Regel erkannt werden können. In diese Richtung weist auch die 2001 publizierte Arbeit von Dall'alba et al. Die Autoren führten Vergleichsmessungen bei 200 Versuchsteilnehmern (119 symptomatische Unfallopfer und 81 asymptomatische Probanden) durch.

◘ **Tabelle 15.1** Vergleich der HWS-Beweglichkeit bei 30 Patienten vor und nach Trauma, in Grad. (Aus Kraemer et al. 1998)

	Vorher		Nachher	
	Flexion	Extension	Flexion	Extension
McGregor	62,3+/--10,6	55,0+/--13,8	57,0+/--10,8	44,0+/--13,2
C0/C1	--2,5+/--5,4	15,1+/--5,1	--1,2+/--4,3	14,2+/--7,5
C1/C2	6,8+/--4,9	5,7+/--4,3	7,0+/--3,8	4,9+/--4,3
C2/C3	6,1+/--3,5	5,2 +/--2,5	5,5+/--3,8	4,1+/--2,4
C3/C4	7,8+/--3,5	7,6+/--4,3	8,0+/--4,2	5,5+/--4,3
C4/C5	8,3+/--7,8	11,5+/--7,2	7,0+/--4,2	8,4-+/--5,2
C5/C5	8,2+/--3,7	8,1+/--5,9	7,0+/--3,8	6,1+/--4,7
C6/C7	8,9+/--4,6	4,1+/--4,1	9,0+/--4,5	3,1+/--3,8

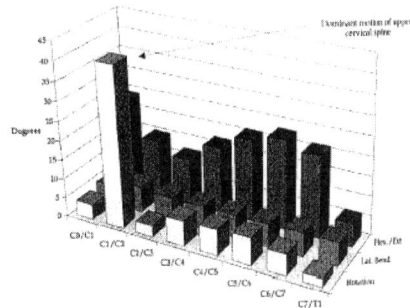

◘ **Abb. 15.3** Wiedergabe der Rotation, Lateralflexion sowie sagittaler Flexion bzw. Extension in Grad der einzelnen Bewegungssegmente der HWS in Form eines Balkendiagramms. Das größte Bewegungsausmaß wird im Segment C1/C2 bei Rotation erreicht. (Aus Antinnes et al. 1994)

Bei einer Sensitivität von 86,2% und Spezifität von 95,3% schlussfolgern sie, dass Bewegungsanalysen an der HWS sehrt wohl geeignet sind, um zwischen asymptomatischen Personen und solchen mit persistierenden Beschwerden nach einem HWS-Beschleunigungstrauma zu unterscheiden, wobei in dieser Studie die Bewegungseinschränkung in der Sagittalebene bei globaler Bewegungsanalyse der HWS am stärksten ausgeprägt war.

Auch in der Spätphase sind bei Nachweis von Asymmetrien der oberen HWS auf konventionellen Röntgenaufnahmen die Kopf-Hals-Gelenken

computertomographisch weiter zu untersuchen, insbesondere auch unter der Frage einer fixierten atlanto-axialen Rotation (Fielding et al. 1978; Ono et al. 1985) (s. auch nachfolgenden Abschnitt »Computertomographie«). Trotz Hinweisen in konventionellen Aufnahmen auf das Vorliegen einer solchen Subluxation oder Fehlfixierung wird ein solcher Befund häufig über Jahre nicht erkannt. Der aus einer solchen Subluxation resultierende Schiefhals wird ebenfalls aus Unkenntnis über Jahre hinweg einer falschen Ursache ggf. sogar neurotischen Fehlentwicklung angelastet (Foreman u. Croft 1995).

❶ **Wichtig**
Derzeit kommt sagittalen Funktionsaufnahmen nicht die gebührende Bedeutung zu. Mit zunehmender Verbreitung digitaler Röntgenaufnahmen und damit der Möglichkeit einer computerunterstützten, zumindest weitgehenden Automatisierung könnte sich die Wertigkeit dieser Aufnahmen in den nächsten Jahren noch ändern.

15.2 Computertomographie einschließlich Funktions-CT

Computertomographien des kraniozervikalen Überganges sind bei unklaren Befunden in konventionel-

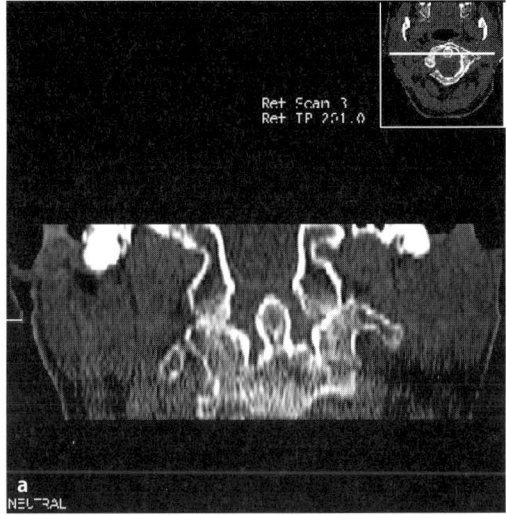

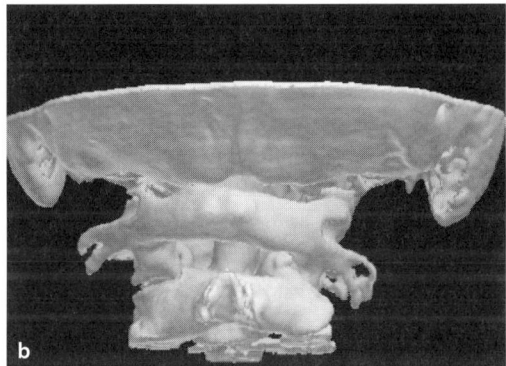

○ **Abb. 15.4a,b** 51 Jahre alter Patientin mit zervikoenzephalem Syndrom nach Verkehrsunfall mit Densbasisfraktur. **a** Koronare Rekonstruktion eines Spiral-CT-Datensatzes der oberen HWS. In Schrägstellung verheilte Densbasisfraktur. **b** Kipp- und Rotationsfehlstellung von Atlas und Axis in der 3D-Rekonstruktion

bildung der Kopfhals-Gelenke (○ vgl. Abb. 15.3 in ► Kap. 15) lassen sich mit der CT, insbesondere auch durch Verwendung von Sekundärrekonstruktionen und 3D-Reformatierungen ideal veranschaulichen, auf diesen Aspekt hatten v. Torklus u. Gehle bereits 1987 hingewiesen.

Bei chronifizierten Beschwerden deckt die CT ggf. eine fixierte atlantookzipitale Rotation (Fielding et al. 1978; Ono et al. 1985) auf, eine Diagnose, die

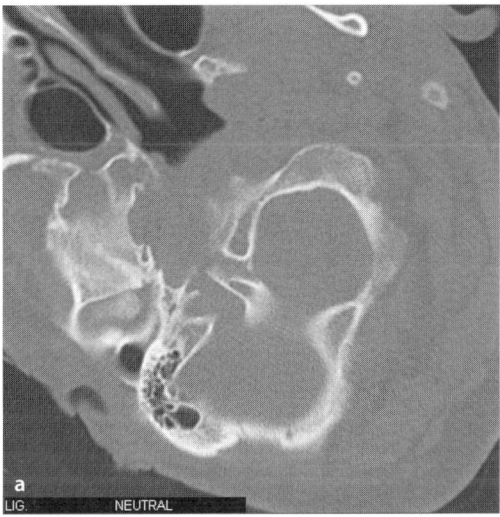

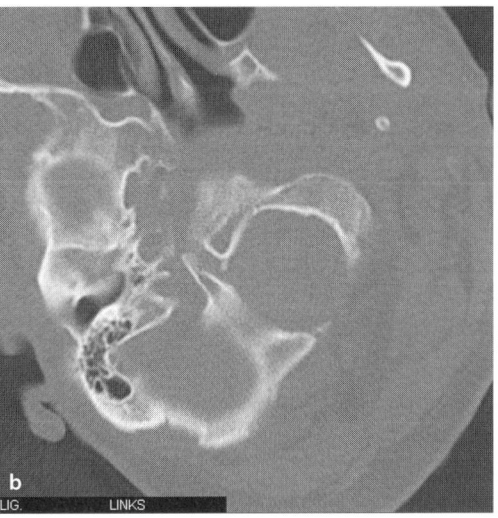

○ **Abb. 15.5 a** Funktions-CT-Aufnahme in für den Patienten subjektiv empfundener Neutralstellung mit Fehlrotation der Schädelbasis und der HWS bei fixierter atlantoaxialer Subluxation mit sekundärer Schiefhalsentwicklung. **b** Funktions-CT-Aufnahme bei Linksrotation. Die Schädelbasis rotiert maximal um 4,5° nach links

len Zielaufnahmen der Kopfhals-Gelenke und der Dens-Region in die Diagnostik mit einzubeziehen.

Hülse hat zwar zu Recht in seiner Arbeit von 1997 daraufhingewiesen, das Patienten mit einer Dens-, Atlas- oder Axis-Fraktur nur selten ein zerviko-enzephales Syndrom entwickeln, dennoch kommen solche Fälle vor, 2D- und 3D-Rekonstruktionen erleichtern die Diagnose (○ Abb. 15.4a, b).

Mit der CT-Technik sind außerdem in idealer Weise destruktive Prozesse an den Kopfhals-Gelenken, z. B. durch Knochenmetastasen, einer tuberkulösen Spondylitis oder rheumatoiden Arthritis aufzudecken. Auch angeborene Dysplasien mit Fehl-

◘ **Tabelle 15.2** Rotationsstellung der Segmente C0–C2 nach rechts bei fixierter atlantookzipitaler Rotation mit rechtsrotiertem Schiefhals

Gemessene Originalwinkel in Grad			Korrigierte Winkel nach Subtraktion der Vordrehung in Neutralstellung in Grad			Intersegmentale Rotationsmobilität in Grad			
Segment	Neutralstellung	Rechtsrotation	Linksrotation	Segment	Rechtsrotation	Linksrotation	Segmente	Neutralstellung	Rechtsrotation	Linksrotation
C0	49	49	35	C0	0	14	C0/C1	–6,5	4	4
C1	50	43,5	30,5	C1	6,5	19,5	C1/C2	–4,5	15	9,5
C2	49	46,5	44,5	C2	2,5	4,5				

wir in innerhalb der letzten 6 Jahre bei 3 Patienten mit einem posttraumatisch entstandenen kraniozervikalen Syndrom stellen konnten (s. Befund in ◘ Abb. 15.5a, b). Die funktionelle CT (in Anlehnung an Dvorak u. Hayek 1986; Dvorak et al. 1987) erlaubt in diesem Zusammenhang spezifische Aussagen zur möglichen Restmobilität (◘ Tabelle 15.2) in den oberen HWS-Segmenten.

Die Funktions-Computertomographie war von Dvorak zunächst unter einem anderen Ansatz entwickelt worden. Die ursprüngliche Idee war, durch den Nachweis einer rotatorischen Instabilität in den Kopfhals-Gelenken auf eine Verletzung der Ligamenta alaria rückschließen zu können. Experimentelle Ergebnisse der Forschungsgruppe der unfallchirurgischen Klinik Ulm und dem biomechanischem Institut der Universität Ulm (Kettler 2001) stehen allerdings in Widerspruch zu der von Dvorak experimentell ermittelten ipsilateralen Rotationshypermobilität bei Ruptur eines Lig. alare. Letztlich ist der Versuch eines indirekten Nachweises einer Ruptur der Ligamenta alaria durch die direkte Darstellbarkeit der Ligg. alaria mittels MRT weitgehend bedeutungslos geworden. Im Fall eines eindeutigen Ausrisses des rechtsseitigen Lig. alare war die muskuläre Schutzreaktion so stark, dass keine atlantookzipitale Hypermobilität in der Funktions-CT resultierte. Zur bildlichen Dokumentation einer rotatorischen Funktionsstörung ist dieses Verfahren auch nach unseren Erfahrungen ideal. In Fällen, in denen im Zusammenhang mit einer Funktions-Computertomographie auch eine subtile manuelle Diagnostik durch Mitautoren dieses Werkes erfolgt war,

stimmten die in der Funktions-CT diagnostizierten Funktionsstörungen hinsichtlich Segment- und Seitenlokalisation mit den manualdiagnostisch erhobenen Befunden überein (persönliche Mitteilung von Wolff und Graf, Hülse, Coenen).

Kritisch ist bei der CT-Methode anzumerken, dass für die Interpretation von Funktions-CT-Befunden der Kopf-Hals-Gelenke hinsichtlich dem spontanen Auftreten von Blockaden oder Hypomobilitäten bzw. deren Häufigkeit keine Vergleichsdaten von alters- und geschlechtskorrigierten Kontrollgruppen zur Verfügung stehen. Aufgrund der Strahlenbelastung der CT können bei Probanden keine Funktions-CT-Untersuchungen zur Erstellung derartiger statistischer Kontrollgruppen durchgeführt werden. Das Verfahren ist daher in der Hierarchie wissenschaftlicher Informationen bisher als nur empirisch einzustufen.

Im ► Kap. 14 wurde bereits auf Unterschiede zwischen unseren Ergebnissen und den Schlussfolgerungen von Pfirrmann et al. (2000) hingewiesen, die nachfolgend ausführlich diskutiert werden.

Pfirrmann et al. hatten, unterstützt durch die SUVA (Schweizerische Unfallversicherungsanstalt), 50 asymptomatische Probanden mittels eines rotatorischen Funktions-MRT untersucht. Zur Bestimmung der Rotationswinkel wurden von den Untersuchern entsprechend den Abbildungen in dieser Publikation interaktiv Linien durch das Nasenseptum und die Crista interna occipitalis, durch die Mitte von C2 und die Foramina der Querfortsätze von C1 und C3 zur Bestimmung der Rotation der Schädelbasis und der Segmente C1–C3 gezogen.

Aus eigener Erfahrung wissen wir um die schwierige Reproduzierbarkeit bei der Bestimmung von Rotationswinkeln, die aus Einzelschnitten einer CT-Serie durch interaktives Einzeichnen von Linien gemessen wurden, obwohl in CT-Bildern individuelle knöcherne Leitstrukturen an den Wirbeln bei entsprechender Fensterung der Bilder eindeutig abgebildet werden. Durch Mehrfachmessungen eines Segmentes und durch interaktives Bearbeiten von Spiral-CT-Daten kann die Reproduzierbarkeit der Messungen verbessert werden. Wesentlich komplizierter gestalten sich diese Probleme bei Winkelbestimmungen aus kernspintomographischen Rotationsaufnahmen, da die Wiedergabe knöcherner Strukturen in der MRI deutlich schlechter ist. Daher sollten Winkelbestimmungen auch aus

mindestens drei einzelnen Winkelmessungen, die zu mitteln sind, erfolgen (Friedburg u. Nagelmüller 1997).

Bei Rotationsbewegungen um die Körperlängsachse kommen in den Segmenten C0, C1, C2 und C3 zusätzliche Bewegungskomponenten häufig vor (◘ Tabelle 15.3). Solche mehrdimensionale Bewegungen können die Reproduzierbarkeit gemessener Winkeldifferenzen nicht nur erschweren sondern sowohl bei CT- wie bei MRI-Daten mit der Auswertungs-Methode nach Pfirrmann sogar ausschließen. Größere Messfehler kommen vor allem im Segment C0 vor, wenn, wie von Pfirrmann et al. (2000) das Nasenseptum und die Crista interna occipitalis als anatomische Landmarken verwendet werden. Sicherer ist es die Rotationswinkel der Schädel-

◘ **Tabelle 15.3** Bestimmung der intersegmentalen Rotationsmobilität der Segmente C0/C1--C3/4 mittels Funktions-CT in Spiral-CT-Technik unter Verwendung des Programms ROSE. (Nach Hahn et al. 2000)

	Rotationswinkel in Grad	C0/C1	C1/2	C2/C3	C3/C4
	Rechts	4,2+/--1,8	41,8+/--5,7	>9	>12
	Links	3,8+/--1,5	44,3+/--5,2	>9	>12
Fallbeispiele in Grad					
Fall 1	Rechts	1,03	32,24	-0,65	1,69
	Links	--1,79	33,28	1,69	5,22
Fall 2	Rechts	1,59	--6,62	1,08	16,14
	Links	--0,62	15,92	0,74	5,22
Fall 3	Rechts	0,84	36,41	4,83	--6,11
	Links	0,65	27,12	14,68	Nicht bestimmbar
Fall 4	Rechts	-1,59	-6,62	Nicht bestimmt	Nicht bestimmt
	Links	-0,62	15,48	Nicht bestimmt	Nicht bestimmt

Fall 1: Hypomobilität C0/C1, C2/3 und C3/4 beidseits. Eine (Hypo)-Mobilität im Segment C1/2 zwischen 30° und 40° kann auch im Normalkollektiv auftreten.
Fall 2: C0/C1-Blockade bei Linksrotation mit parodoxer Rotation. Hochgradige Hypomobilität bds. C1/C2, links >rechts. Hypomobilität bei C2/C3 beidseits.
Fall 3: Fast komplette Blockade beidseits im Segment C0/C1 und Hypomobilität bei C1/2 bei Linksrotation und bei C2/C3 und C3/4 bei Rechtsrotation.
Fall 4 (entspricht Fall 3 in Tabelle 15.4): Rotationshemmung des Kopfhalsverbandes im Gesamten mit hochgradig reduziertem Rotationsausschlag von ca. 20° bei Links- wie Rechtsrotation. Hypomobilität C0/C1 bds. mit parodoxer Rotation. Hypomobilität C1/C2, die bei Rechtsrotation ausgeprägter als links ist und mit parodoxer Rotation einhergeht. Referenzwerte in Grad. (Aus Dvorak et al. 1987, 1994).

◻ **Tabelle 15.4** Beispiele von Rotationsbewegungen der Segmente C0–C3 um die X-, Y- und Z-Achse bei Links- wie Rechtsrotation bei Patienten mit zervikoenzephalem Syndrom bei chronifiziertem HWS-Beschleunigungstrauma

Rotationsausschläge nach rechts und links um die Z-Richtung = Körperlängsachse sowie um die Y-Richtung = Sagittalachse bzw. X-Richtung =Querachse

	Rechts	RC0_z	RC0_y	RC0_x	RC1_z	RC1_y	RC1_x	RC2_z	RC2_y	RC2_x
	Links	LC0_z	LC0_y	LC0_x	LC1_z	LC1_y	LC1_x	LC2_z	LC2_y	LC2_x
Fall 1	Rechts	22,63	−1,97	−4,16	22,32	−3,21	−3,5	18,15	−4,76	−1,25
	Links	−29,21	2,33	−11,02	−28,29	2,08	−4,05	−17,95	3,33	−1,89
Fall 2	Rechts	21,44	1,03	−5,45	20,82	0,53	1,76	18,34	−2,04	3,46
	Links	−19,92	0,32	−1,87	−19,43	1,63	4,14	−10,13	5,09	4,99
Fall 3	Rechts	20,09	−0,12	−0,01	21,68	−1,8	0,39	15,06	−3,86	1,74
	Links	−19,78	−4,34	−1,88	−20,4	−3,19	−0,29	−4,48	0,84	0,92
Fall 4	Rechts	77,58	7,53	−9,7	76,82	1,42	6,07	36,14	−5,52	−0,1
	Links	−75,8	−5,47	0,97	−75,83	−2,97	12,13	−37,2	5	4,56

Die Werte wurden mit dem Computerprogramm ROSE (Hahn et al. 2000) berechnet. Die Fallbeispiele 1–3 zeigen eine hochgradig eingeschränkte Gesamtmobilität de Kopf-Hals-Verbandes, Fall 4 dagegen eine sehr gute Gesamtmobilität.

basis weiter kaudal in Höhe des Foramen magnum zu bestimmen. Wir selbst konnten die Qualität von Winkelbestimmungen durch digitale Nachverarbeitung bzw. Rekonstruktion der einzelnen Segmente verbessern, insbesondere dann, wenn Spiral-CT-Daten weitgehend parallel zum Foramen magnum oder zur Längsachse des Atlas aufgenommen werden und so eine Überschneidung von Atlas und Schädelbasis oder Atlas und Axis vermieden wird. In extremer Rotationsstellung ist allerdings das Auffinden der Ideallinie für die Einstellung der Schnittebene durch Überlagerung der Kopfhalsgelenke durch Schädelstrukturen mit Schwierigkeiten verbunden.

Derart bestimmte Funktions-CT- Daten sind aus oben diskutierten technischen Gründen derzeit noch wesentlich exakter als MRI-Funktions-Daten.

Die in der Arbeit von Pfirrmann et al. publizierten Rotationswinkel halten wir somit für ungeeignet, um damit die Ergebnisse der Arbeitsgruppe Dvorak, ich verweise hier vor allem auf die Publikation von Antinnes et al. (1994) mit 423 ausgewerteten Funktions-Computertomographien bei Patienten mit chronifizierten Symptomen nach einem HWS-Beschleunigungstrauma, zu widerlegen. Dies gilt um so mehr als sich unsere Auswertungen von mehr als 350 Funktions-CT-Studien mit den Ergebnissen von Antinnes et al. (1994) decken.

Die Ergebnisse der oben zitierten Studie von Pfirrmann reichen aufgrund der dargelegten methodischen Mängel keinesfalls aus, um generell den Wert von segmentalen Rotationsmessungen im Zusammenhang mit HWS-Beschleunigungstraumata in Frage zu stellen.. Die von Hartwig im Unterkapitel: »Ergänzende Diagnostik« vorgestellten Ergebnisse anderer funktioneller Untersuchungsmethoden (s. z. B. Berger et al. 1998) bestätigen, dass bei chronifizierten HWS-Beschleunigungsverletzungen u. a. auch bei Rotationsbewegungen objektiv nachweisbare Funktionsstörungen vorliegen.

Unabhängig von den oben diskutierten Diskrepanzen und ihrer Ursache ist in Einzelfällen allerdings das Ergebnis einer Funktions-CT so extrem pathologisch, dass an einer gestörten Funktion im Kopfgelenksbereich keinerlei Zweifel möglich ist (◻ Tabelle 15.3).

Um zukünftig eine objektive, benutzerunabhängige Auswertung von Funktions-Computertomographien zu gewährleisten, besteht zwischen uns und dem Lehrstuhl für Algorithmen und kognitive Systeme (Prof. Beth, Fakultät für Informatik, Universität Karlsruhe) eine Kooperation um eine Automatisierung segmentaler Winkelmessungen aus

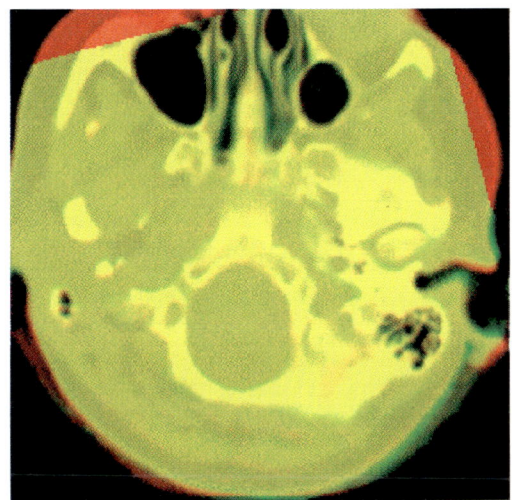

◘ Abb. 15.6 Summationsbild, berechnet mit dem Programm ROSE (s. Text) zur visuellen Kontrolle berechneter Rotationswinkel bei Funktions-CT-Untersuchungen. Summationsbild der Schädelbasis aus Neutralstellung (*rot* eingefärbt) und nach Rechtsrotation (*grün* eingefärbt). Automatische Rückrotation und Verschiebung des rotierten Schnittbildes, bis Neutralstellung und Funktionsstellung identisch sind. Im Bereich identischer Pixel wird durch die Summation von roten und grünen Pixeln das Summenbild weiß wiedergegeben. Im Randbereich *rechts oben* ist ein Bildabschnitt *rot* eingefärbt, dieser Abschnitt der Schädelbasis wurde durch die Verkippung der Aufnahmen in Rechtrotation in der 2. CT-Spirale nicht erfasst

15.3   Magnetresonanztomographie

Durch die Publikation von Lindner (1986) »Zur Chronifizierung posttraumatischer Zustände der Halswirbelsäule und der Kopfgelenke« sind mögliche Verletzungen der Ligg. alaria ins diagnostische Interesse gerückt. Ausgelöst durch diese Publikation hat dann Saternus eine pathologisch-antomische Studie (Saternus u. Thrun 1987) vorgelegt. In-vivo-CT-Untersuchungen mit axialer Abbildung dieser Bänder haben sich als ungenügend erwiesen, daher wurde schon in den achtziger Jahren Versuche unternommen die Ligamenta alaria kernspintomographisch darzustellen. Mittlerweile sind bei kernspintomographischen Untersuchungen der Ligg. alaria Dünnschichten (1–2 mm Schichtdicke) mit einem »field of view« (FOV) >200 mm zu fordern. Eine weitere Voraussetzung zur optimalen Abbildung der Bänder stellt die korrekte anatomische Einstellung der Schnitte entlang dem meist schrägen Verlauf der Bänder dar. Nur dann ist es zwischenzeitig zulässig, über eine mögliche Verletzung der Ligamenta alaria zu spekulieren und eine solche Annahme ggf. durch weiterführende Diagnostik zu erhärten.

Ausrißfrakturen eines Ligamentum alare am Dens oder dem zugehörigen okzipitalen Kondylus kommen vor und können mit und ohne einer zerviko-enzephalen Symptomatik einhergehen. Zum Beispiel haben Tomczak (2001) bzw. Kettler (2001) anlässlich der 10. Enzensberger Tage über eine kondyläre Ausrißfraktur des rechtsseitigen Ligamentum alare ohne zerviko-enzephalen Symptomatik und ohne Entwicklung eines chronifiziertem Schmerzsyndroms berichtet.

Auch bei MRT-Untersuchungen im Spätstadium, also Monate bzw. Jahre nach dem Unfall, muss sicher gestellt sein, dass es sich bei asymmetrischer Abbildung der Bänder und fehlenden Hinweisen auf eine abgelaufene knöcherne Verletzung um kein Anschnittphänomen handelt.

Wenn trotz dieser Voraussetzungen eine Banddiskontinuität vorliegt kann mit überwiegender Wahrscheinlichkeit eine komplette intraligamentäre oder eine Ausriß-Ruptur im Gegensatz zur Ausrißfraktur eines Flügelbandes angenommen werden, was aber als Rarität anzusehen ist. Wir selbst haben bei ca. 400 MRT-Untersuchungen des kraniozervikalen Übergangs einen solchen Ausriß nur einmal gesehen (◘ Abb. 15.7a–d), Volle (2001) hat im Rahmen

Spiral-CT-Daten zu realisieren. Inzwischen ist die Entwicklung des Software-Paketes »ROSE« (Hahn et al. 2000) weit voran geschritten. Vorausgesetzt die Gantry (Aufnahmeeinheit mit Röntgenröhre und Detektorsystem) des Computertomographen ist näherungsweise parallel zum Foramen magnum eingestellt kann dieses Programm in der Regel automatisch segmentale Rotations- bzw. Kippwinkel in allen 3 Raumebenen bei Rechts- wie Linksrotation bestimmen (◘ Tabelle 15.4). Dieses PC-gestützte Programm »ROSE«, das CT-Bilddaten im DICOM-Format verarbeitet, erlaubt eine visuelle Überprüfung der berechneten Rotationswinkel (◘ Abb. 15.6) und damit eine Kontrolle der berechneten Winkel. Zwar ist inzwischen parallel auch mit der Programmierung einer automatisierten Bewegungsanalyse auf der Basis von MRI-DICOM-Daten begonnnen worden, zu Winkelmessungen aus kernspintomographischen Daten können aber noch keine verlässlichen Ergebnisse vorgelegt werden.

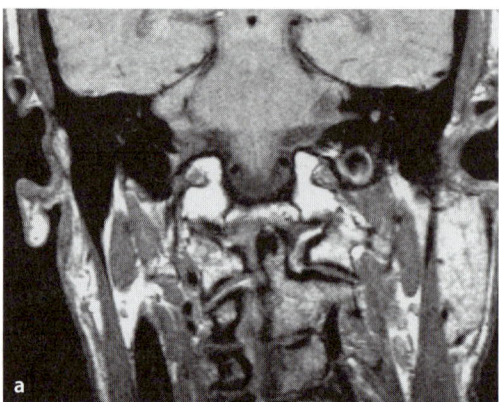

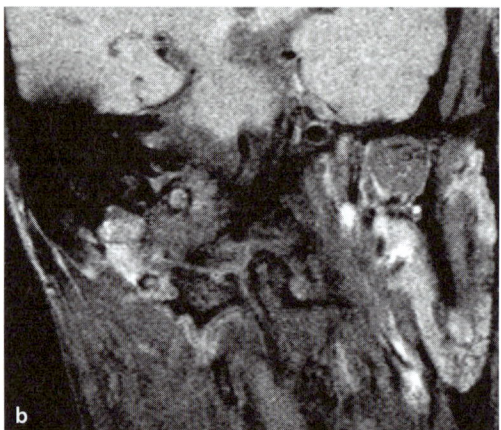

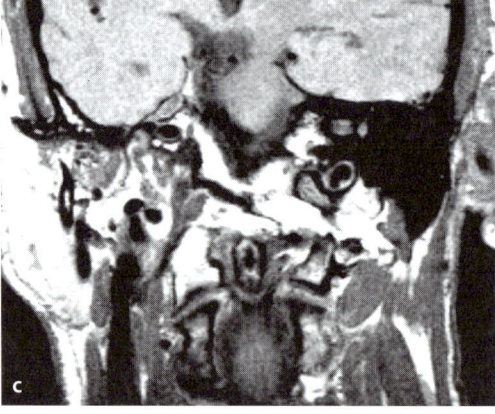

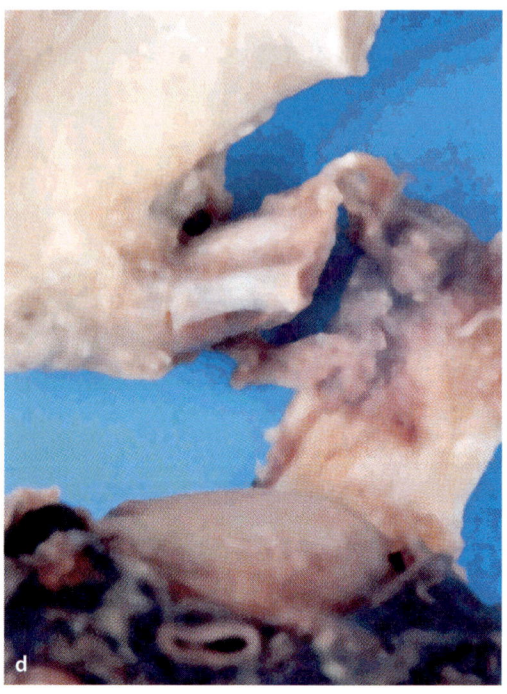

◩ **Abb. 15.7a–d** 60 Jahre alter Patient mit zervikoenzephalem Syndrom. Untersuchung 14 Tage nach HWS-Beschleunigungstrauma. **a** MRT-Aufnahme (Protonendichte-gewichtet, 2 mm Schichtdicke, FOV 18×18 cm), doppeltanguliert entlang dem Verlauf des rechten Lig. alare) fehlende Abgrenzbarkeit eines intakten rechtsseitigen Lig. alare, stattdessen ist nur eine schemenhafte Bandstruktur mit atypischem Verlauf sichtbar. **b** MRT-Aufnahme (gleiche Technik wie in Abb. 15.5a mit Doppeltangulierung entlang dem Verlauf des linken Lig. alare) exakte Darstellung eines durchgängigen unauffälligen linksseitigen Lig. alare. **c** MRT-Aufnahme (T2-gewichtet mit Fettsuppression, 2 mm Schichtdicke, FOV 18×18 cm), doppeltanguliert entlang dem Verlauf des rechten Lig. alare). Das rechte Lig. alare ist als leicht geschwungen verlaufende Struktur erkennbar. Nachweis eines Spaltes zwischen dem Band und der Densspitze als Beweis für einen knöchernen Ausriss. Diese Verletzung entspricht dem im pathologisch-anatomischen Präparat wiedergegebenen Typ einer Verletzung eines Lig. alare. **d** Pathologisch-anatomisches Präparat der Kopfgelenkregion mit Nachweis eines knöchernes Ausrisses eines Lig. alare aus der Densspitze. (Für die Überlassung der Aufnahme danke ich Herrn Prof. Saternus, gerichtsmedizinisches Institut der Universität Göttingen, sehr herzlich)

seines Beitrag auf den 10. Enzensberger Tage einen solchen Fall präsentiert. In der Studie von Castro (2001) war kein derartiger Fall beobachtet worden.

Bezüglich einer asymmetrischen Abbildung der Bänder ist darauf hinzuweisen, dass auch im Normalkollektiv (s. Thrun 1989; ◩ Abb. 15.8) Asymmetrien der Ligg. alaria vorkommen, so dass diese Möglichkeit bei der Aufdeckung eines solchen Befundes zumindest zu diskutieren ist.

Aussagen über eine mögliche Schädigung der Ligg. alaria anhand von Aufnahmen in Funktionsstellung, sog. »Funktions-MRT« (Untersuchung in Rotation und Lateralflektion) bei 0,2 Tesla (Volle u. Montazem 1997) sind aus unserer Sicht nicht ver-

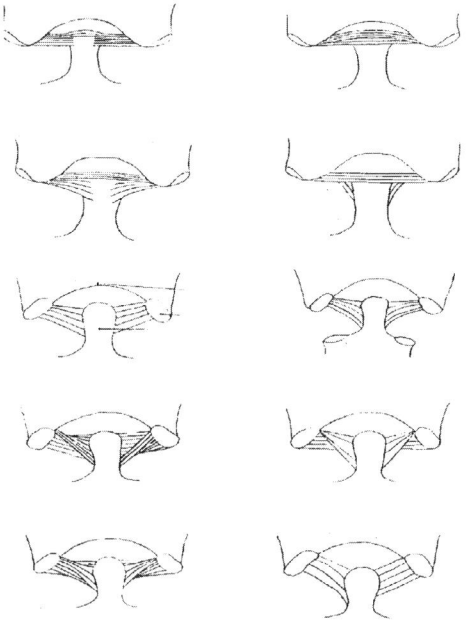

Abb. 15.8 Beispielskizzen für Normvarianten der Ligg. alaria. (Aus Thrun 1989)

lässlich möglich, da die Gefahr von Partialvolumen-Effekten bzw. Anschnittphänomenen und Artefakten zu groß ist. Ebenso erscheint ein Rückschluss auf die Stabilität der Ligg. alaria mit diesem Verfahren nicht gerechtfertigt.

Durch die in den vergangenen Jahren zu häufig gestellte Diagnose einer Teilruptur eines oder beider Ligg. alaria, insbesondere mit der Fragestellung nicht ausreichend angepasster Untersuchungstechnik (z. B. Schichtdicke 4 mm zu großes FOV) ist derzeit eine solche Diagnose als nicht ausreichend abgesichert zu sehen.

15.4 Single-Photonen-Emissions-Compu-tertomographie (SPECT) und Posit-ronen-Emissions-Tomographie (PET)

Otte et al. haben über 5 Jahre hinweg untersucht, ob bei symptomatischen Unfallopfern nach einem HWS-Beschleunigungstrauma in der SPECT zerebrale Zonen mit veränderter Tracer-Aufnahme bei negativem morphologischen CT- und MRT-Befund nachweisbar sind. Bei einem Patientenkollektiv von mehr als 400 Unfallverletzten wurde laut Otte

(2001) bei vielen der Betroffenen eine relative Verminderung (○ vgl. Abb. 15.7 im ▶ Kap. 15) der Traceraufnahme in den parietookzipitalen Hirnarealen – verglichen mit einer Kontrollgruppe gesunder Probanden – nachgewiesen. Bei einem Teil der Patienten wurde zusätzlich eine verminderte Tracer-Aufnahme im Frontalhirn und/oder im Temporallappen beobachtet.

Im Auftrag der SUVA hatte die Züricher Gruppe um Bicek (Bicek et al. 1998) nach Erscheinen der ersten Publikationen von Otte ebenfalls eine Studie begonnen und diese 1998 publiziert. Diese Gruppe kam zu der Schlussfolgerung, dass FDG-PET- oder HM-PAO-SPECT-Aufnahmen als diagnostische Routineuntersuchung nicht empfehlenswert sei. Die darauf in der Zeitschrift »Neurology« einsetzende Kommentierung und Diskussion der divergierenden Ergebnisse und Schlussfolgerungen führte zu einer Relativierung der Position der Gruppe Bicek dahingehend, dass größere Studien vonnöten sind, um die Wertigkeit von PET und SPECT beim chronifizierten HWS-Beschleunigungstrauma zu überprüfen.

Da in der Studie von Bicek et al. tatsächlich nur 13 symptomatische HWS-Unfallopfer mit einem Kontrollkollektiv von 16 Personen (4 Studenten, 12 Melanom-Patienten) verglichen wurden, ist die Forderung nach einer statisch unangreifbaren Vergleichstudie eines anderes Zentrums zu befürworten. Bis zum Vorliegen solcher Vergleichsstudien ist keine abschließende Stellungnahme zur Wertigkeit nuklearmedizinischer Studien bei Unfallopfern mit einer zerviko-enzephalen Symptomatik nach HWS-Beschleunigungstrauma hinsichtlich der haftungsausfüllenden Kausalität möglich.

Zusammenfassung

Die Ligg. alaria können in Hochfeldsystemen bei Verwendung hochaufgelöster Techniken gut dargestellt werden, bei Niederfeldsystemen reicht das S/R für den Einsatz hochaufgelöster Techniken nicht aus.
Eindeutige diagnostische Kriterien zur Diagnose einer Teilruptur eines Lig. alare, die mehrheitlich in der Radiologie akzeptiert sind, existieren z. Z. nicht.
Komplette Rupturen bzw. Ausrissrupturen oder -frakturen der Ligg. alaria können sicher erfasst werden.

Literatur

Antinnes JA, Dvorak J, Hayek J, Panjabi MM, Grob D (1994) The value of functional computed tomography in the evaluation of soft-tissue injury in the upper cervical spine. Eur Spine 3: 98–101

Berger M, Lechner-Steinleitner S, Hoffmann E, Schönegger J (1998) Diagnose schmerzbedingter und simulierter zervikaler Bewegungsstörungen nach Akzelerations-Dezelerations-Trauma der Halswirbelsäule. Schmerz 12: 400–405

Bicek I, Radanov BP, Schäfer N. (1998) [18]flurodeoxyglucose and hexamethylpropylene amine SPECT in late whiplash syndrome. Neurology 51: 345–350

Castro WH (2001) Statement. In: Moorahrend U, Castro WHM (Hrsg) Sitzung: Die Diagnostik von «Instabilitäten« des cervico-occipitalen Überganges. 13. Enzensberger Tage, 26./27.10.01

Dall'Alba PT, Sterling MM, Treleaven JM, Edwards, SL, Jull GA (2001) Cervical range of motion discriminates between asymptomatic persons and those with whiplash. Spine 26: 2090–2094

Dvorak J, Hayek J (1986) Diagnostik der Instabilität der oberen Halswirbelsäule mittels funktioneller Computertomographie. Fortschr Röntgenstr 145: 582–585

Dvorak J, Hayek J, Zehnder R (1987) CT-functional diagnostics of the rotary instability of the upper cervical spine. Spine 12: 726–731

Dvorak J, Froehlich D, Penning L, Baumgartner H, Panjabi MM (1988) Functional radiographic diagnosis of the cervical spine flexion/extension. Spine 13: 748–755

Dvorak J, Penning LH, Hayek J, Panjabi MM, Grob D, Zehnder (1988) Functional diagnostics of the cervical spine using computer tomography. Neuroradiology 30: 132–137

Fielding JW, Hawkins FU (1977) Atlanta-axial rotatory fixation (fixed rotatory subluxation of the atlanto-axial joint). J Bone Join Surg [Am] 59: 37–44

Fielding JW, Stillwell WT, Chynn KY, Spyropoulus C (1978) Use of computed topography for the diagnosis of atlanto-axial rotatory fixation. J Bone Joint Surg 60A: 1102–1104

Foreman SM, Croft AC (1995) Whiplash injuries. The cervical acceleration/deceleration syndrome. Williams & Williams, Baltimore

Friedburg H, Nagelmüller TH (1997) Welchen Beitrag vermögen CT und MRT zur pottraumatischen Beurteilung der Kopf-Hals-Region zu liefern. In: Graf-Baumann T, Lohse-Busch H (Hrsg) Weichteildistorsionen der oberen Halswirbelsäule – Anatomie, Neurophysiologie, Diagnostik, Therapie und Begutachtung. Springer, Berlin Heidelberg New York, S 135–151

Hahn M, Friedburg H, Beth TH (2000) Bestimmung von Bewertungszahlen zur Diagnostik von Beschleunigungsverletzungen der Halswirbelsäule. 45. Jahrestagung der Deutschen Ges. für Med Informatik, Biometrie und Epidemiologie. Telemat Healthcare

Hülse M (1997) Neuro-otologische Diagnostik. In: Graf-Baumann T, Lohse-Busch H (Hrsg) Weichteildistorsionen der oberen Halswirbelsäule – Anatomie, Neurophysiologie, Diagnostik, Therapie und Begutachtung. Springer, Berlin Heidelberg New York, S 169–188

Kamieth H (1983) Röntgenbefunde von normalen Bewegungen in den Kopfgelenken. Die Wirbelsäule in Forschung und Praxis, Bd 101. Hippokrates, Stuttgart

Kamieth H (1990) Das Schleudertrauma der HWS. Die Wirbelsäule in Forschung und Praxis, Bd 111. Hippokrates, Stuttgart

Kettler E (2001) Statement zur Frage: Ist die Kernspintomographie in der Lage, die Ruptur der Flügelbänder gesichert abzubilden? In: Moorahrend U, Castro WHM (Hrsg) Sitzung: Die Diagnostik von »Instabilitäten« des cervico-occipitalen Überganges. 13. Enzensberger Tage, 26./27.10.01

Kraemer M, Lohse-Busch H, Verin I, Riedel M (1998) Befundänderungen der Röntgenfunktionsanalyse nach Weichteildistorsionen der HWS. Man Med 36: 252–258

Lindner H (1986) Zur Chronifizierung posttraumatischer Zustände der Halswirbelsäule und der Kopfgelenke. Man Med 24: 77–80

Ono K, Yonenobu K, Fuji T, Okada K (1985) Atlanto-axial rotatory fixation: radiographic study of its mechanism. Spine 10: 602–608

Otte A (2001) Das Halswirbelsäulen-Schleudertrauma. Springer, Berlin Heidelberg New York

Pfirrmann CWA, Binkert CA, Zanetti M, Boos N, Hodler J (2000) Functional MR imaging of the craniocervical junction. Correlation with alar ligaments and occipito-atlantoaxial joint morphology: a study in 50 asymptomatic subjects. Schweiz Med Wochenschr 130: 645–651

Pfirrmann CW, Binkert CA, Zanetti M, Boos N, Hodler J (2001) MR morphology of alar ligaments and occipito-atlantoaxial joints: study in 50 asymptomatic subjects. Radiology 218: 133–137

Rothaupt D, Liebig K (1994) Analyse und Bewertung von Funktionsstörungen der oberen HWS im Rahmen von Beschleunigungsverletzungen unter Einsatz der Kernspintomographie. Orthopäde 23: 278–281

Saternus KS, Thrun C (1987) Zur Traumatologie der Ligamenta alaria. Akt Traumatol 17: 214–218

Thrun C (1989) Morphologie und Traumatologie der Ligamenta alaria, eine postmortale forensische Studie. Inaugural Dissertation Universität Göttingen

Tomczak R (2001) Statement zur Frage: Ist die Kernspintomographie in der Lage, die Ruptur der Flügelbänder gesichert abzubilden? In: Moorahrend U, Castro WHM (Hrsg) Sitzung: Die Diagnostik von »Instabilitäten« des cervico-occipitalen Überganges. 13. Enzensberger Tage, 26./27.10.01

Volle E (2001) Statement zur Frage: Ist die Kernspintomographie in der Lage, die Ruptur der Flügelbänder gesichert abzubilden? In: Moorahrend U, Castro WHM (Hrsg) Sitzung: Die Diagnostik von »Instabilitäten« des cervico-occipitalen Überganges. 13. Enzensberger Tage, 26./27.10.01

Volle E, Montazem A (1997) Strukturdefekte der Ligamenta alaria in der offenen Funktionskernspintomographie. Man Med 35: 188–193

Volle E, Kreisler P, Wolff H-D, Hülse M, Neuhuber WL (1996) Funktionelle Darstellung der Ligamenta alaria in der Kernspintomographie. Man Med 34: 9–13

Von Torklus D, Gehle W (1987) Die obere Halswirbelsäule, 3. Aufl. Thieme, Stuttgart

Therapie

H.-D. Wolff

16.1   Therapeutischer Umgang mit dem Kopfgelenkbereich

Nach der Anamnese steht die unmittelbare körperliche Untersuchung an erster Stelle. Das Ergebnis dieser Untersuchung legt fest, welche apparativen Verfahren eingesetzt werden müssen. Die Therapie orientiert sich – wie die Diagnostik – immer wieder an der systemtheoretischen Drei-Einheit von Materie, Energie und Steuerung.

16.1.1   Basis-Checkliste für das therapeutische Vorgehen nach Unfällen

1. Über welche Schmerzen klagt der Verunfallte?
2. Ist die »klassische« HWS und der Kopfgelenkbereich frei beweglich?
3. Liegen an der HWS Anhaltspunkte für eine strukturelle Zerstörung oder nur für eine funktionelle Störung vor?
4. Ist die obere HWS oder die klassische HWS halbseitig betroffen?
5. Welche Schäden oder Defizite liegen im kraniozervikalen Übergang vor?
6. Ist der Rütteltest positiv? Liefert er Hinweise auf Höhe und Seite der Beschwerden?
7. Liegen Symptome aus dem zervikoenzephalen Syndrom vor?
8. Welche Fachärzte müssen hinzugezogen werden?

❶ **Wichtig**
Die Antworten auf diese Fragen bilden den Leitfaden der Therapie.

16.1.2   Welche therapeutischen Verfahren und ärztlichen Hilfen stehen zur Verfügung?

Welche Fachärzte müssen nach dem **Notarzt** sofort hinzugezogen werden und welche späterhin?
- **In den ersten 24 h:**
  – Besuch beim nächsten Arzt oder Hausbesuch des nahe stehenden Hausarztes.
- **Maßnahmen in der 1. Woche:**
  – leichte Fälle: Hausarzt, Poliklinik, häusliche Physiotherapie, Kryotherapie,

– *mittelschwere Fälle*: Bettruhe, je nach klinischer Situation Vorstellung beim HNO-Arzt, Orthopäden oder Manualmediziner, Neurologen und Radiologen, begleitend Schmerztherapie, Krankengymnastik, Bewegung,
– *schwere bis therapieresistente Fälle*: stationäre Einweisung in chirurgische Abteilung, Orthopädische Klinik, Neurochirurgische oder Unfallklinik. Selten: Operation oder subtotale Fixation von Kopf und HWS. Neurophysiologie sowie Psychopathologie, Krankengymnastik und Trainings-Therapie.

16.1.3   Ärztliche invasive und nichtinvasive Verfahren

Therapie mit Lokalanästhetika
Der Umgang mit Lokalanästhetika am Bewegungssystem ist mindestens 50 Jahre alt. Eine Reihe von »Schulen« haben sich intensiv mit diesen unkonventionellen aber brauchbaren Verfahren beschäftigt. Das hatte zur Folge, dass sie unter verschiedenen Namen wie: Heil-Anästhesie, Segmenttherapie, therapeutische Lokalanästhesie, Neuraltherapie u. a. benutzt werden.

Theorie und Methode
Den verschiedenen Verfahren liegen theoretisch einfache neurophysiologische Sachverhalte zugrunde. Injiziert man etwa 2–3 ml eines 0,5%igen Anästhetikums in die Haut oder in tiefere, schmerzende Gewebeschichten, dann werden mehr oder weniger große Populationen von peripheren Propriozeptoren und Nozizeptoren ausgeschaltet. Dadurch fallen afferente Informationen für die großen Hinterhornneurone aus und ein Teil der spinalen Verrechnung wird so gedämpft, dass keine adäquaten Signale das Zentrum erreichen. Bei den Anästhetika stehen rasch wirkende und länger wirkende Formen zur Verfügung. Die kurz wirkende Form wirkt 2–3 h, die langsamere etwa doppelt so lang.

Bei der **intrakutanen Anwendung** in einem **hyperästhetischen Dermatom** werden 4 bis 6 daumennagel-große Quaddeln gesetzt. Das Medikament befindet sich in der nicht-vaskulär versorgten Haut wie in einem Depot, aus dem es nur langsam in das tiefere Gewebe abgegeben wird. Es ist gut, dem Patienten zu sagen, dass die Quaddelinjektion für kurze Zeit einen heftig brennenden Schmerz auslösen kann. Bei richtiger Indikation und rascher Ausführung tritt schon nach wenigen Augenblicken eine deutliche Schmerzlinderung ein.

Die subokzipitale Segmentquaddel-Serie

Für den Anfänger ist die »Quaddel-Serie« die einfachste und ungefährlichste Injektion. Bei Nacken-Kopfschmerzen wird sie dorsal unmittelbar unter der Haargrenze oder horizontal über dem Bewegungssegment C2/3 eingesetzt. Sie bringen mehrstündige Schmerzlinderung. Die kutane Quaddeltechnik mit einem **Reiztherapeutikum** (z. B. Viscum album »Mistelextrakt«) ist bei chronischen und/oder therapieresistenten Unfallfolgen von deutlicher und meistens von lang anhaltender Wirkung. Die Quaddel-Serien (4–6 Quaddeln) werden wöchentlich mit steigender Dosierung etwa 5 Wochen lang durchgeführt. Bevor man diese Therapie anwendet, sollte man sich bei erfahrenen Kollegen über alle Details informieren.

Infiltrationen am Kopfgelenkbereich von O/C1 bis C2/3.

Bei der **Infiltration** von Sehnen, Muskeln u. ä. wird die Nadel nicht schräg gehalten sondern senkrecht aufgestellt und mit einem schnellen Einstich in die unmittelbare Umgebung der Insertionsstelle gebracht. Den wohl wichtigsten subokzipitalen Muskel, **den M. rectus capitis posterior** findet man, wenn man sich beim Palpieren von lateral her an der Unterkante des Okziputs zur Mitte hin vortastet (▶ siehe Kapitel Diagnostische Untersuchungen von Hand). Im Winkel zwischen dem horizontalen Okziput und dem senkrecht verlaufenden M. semispinalis capitis trifft die Fingerkuppe in der Tiefe den autochthonen Muskel, der vom hinteren Atlasbogen in der Tiefe fächerförmig nach kranial ans Okziput zieht. Er ist dort lateral-dorsal vom Foramen magnum am Okziput angeheftet. Der Einstich der Nadel liegt fingerbreit lateral von der Mitte. Die Nadel gleitet nach cranial-ventral auf den Schädel zu, ohne die Mittellinie zu überschreiten. Das Zielen auf das Okziput ist wichtig, weil dadurch die Gefahr einer Verletzung der Rückenmarkshäute im Spinalkanal oder der an die A. vertebralis verhütet wird.

Der laterale **M. obliquus capitis superior** ist von hinten am Atlasquerfortsatz gut zu tasten und zu infiltrieren. Auch hier ist die Nähe der A. vertebralis zu beachten. Da der **M. levator scapulae** mit dem Weichteilmantel von C2/3 funktionell und neuronal verknüpft ist, wird dort eine Infiltration besonders häufig notwendig. Die kaudale Anheftung des Muskels an der Spina-Scapulae ist genau zu palpieren und so auch gut zu infiltrieren. Anfänger sollten trotzdem vorsichtig sein und nur kurze Nadeln benutzen, da dort die Gefahr eines **Pneumothorax** besteht. Wie im Kopfgelenkbreich ist auch beim Wirbelgelenk C2/3 eine kurze Nadel notwendig, da die Infiltration ausschließlich auf den Weichteilmantel ausgerichtet sein darf. Ein Vordringen auf den Gelenkknochen oder gar ein Eindringen in den Gelenkspalt ist durch nichts zu rechtfertigen.

Physiotherapie und physikalische Medizin

Auch diese Verfahren haben ihre Jahrhunderte alte Anamnese. Ihre Tätigkeiten sind oberflächlich mit den Begriffen wie »Massieren, Hydrotherapie, Wärme- oder Kältetherapie« verknüpft. Große Heilerpersönlichkeiten wie Prieznitz, Kneipp u.v.a. gaben diesen empirischen Methoden einen theoretischen Rahmen. Sie entwickelten eine Vielfalt von sinnvollen Verfahren, die die Grauzone von Nicht- mehr-gesund und Doch- nicht- krank, ausfüllten. Die einfachen aber bewährten körpernahen Tätigkeiten und die Hilfen der Rehabilitation spielen in vielen Disziplinen der Medizin eine nicht mehr wegzudenkende Rolle (Pädiatrie, Neurologie, Geriatrie, Rehabilitation usw.). Auch die chronisch schmerzkranken Patienten mit hochzervikalen Syndromen sind auf ihre Hilfe anwiesen.

Manuelle Medizin

Die Manuelle Medizin ergänzt am Bewegungssystem die operative und funktionelle Therapie. Sie verfügt über ein unkonventionelles Repertoire von diagnostischen und therapeutischen Verfahren, die auf einem unmittelbaren körperlichem Kontakt, d. h. auf Handgriff-Techniken beruhen. Ihre Indikationen entsprechen dem Bereich der Pathophysiologie am Bewegungssystem. Wegen der Besonderheit des kraniozervikalen Übergangs steht der Kopfgelenkbereich im Mittelpunkt spezieller diagnostischer und therapeutischer Techniken. Dabei wird unterschieden zwischen weichen, passiven, massierenden, traktierenden und mobilisierenden Verfahren. Eine besondere Rolle spielen die gezielten Handgriffe mit und ohne Impuls. Das Repertoire der manualmedizinischen Methoden beruht auf einer Jahrhunderte alten eigenständigen

Tradition, die sich neben der klassischen Medizin entwickelt hat. Es ist das unbestreitbare Verdienst der »Gründergeneration« der manuellen Medizin (Palmer jun., Gutmann u.v.a.), dass sie überhaupt auf die »unerklärlichen »Besonderheiten des Kopfgelenkbereiches hingewiesen haben. Sie haben letztlich die Entwicklungen des jetzt verfügbaren Wissens und therapeutischen Handelns am kraniozervikalen Überganges auf den Weg gebracht.

Trainingstherapie

Hier werden alle aktiven und passiven Verfahren zusammengefasst, die chronifizierte Defizite im kraniozervikalen Übergang rehabilitieren können. Voraussetzung bei diesen Verfahren ist, dass sie **nie gegen Schmerzen** durchgeführt werden. Die Trainingsziele für Behandler und Patienten greifen weit über das einzelne Gelenk und die einzelne Körperregion hinaus. Sie sollen vor allem dem Patienten das Erlebnis vermitteln, dass er durch eigenes Zutun seine Leistungsfähigkeit und damit seine essentiellen Lebensqualitäten zurückerobern kann.

Neurophysiologie, Neuropathologie und Pathopsychologie

Seit mindestens 20 Jahren verdichten sich die Beobachtungen, dass im Spektrum des zervikoenzephalen Syndroms auch kognitive und subkortikale Leistungsdefizite eine nicht zu unterschätzende Rolle spielen. Es handelt sich dabei um Ausfälle im Bereich von Konzentration und Aufmerksamkeit, verminderte allgemeine Leistungsfähigkeit, reaktive Depressionen bis hin zu Verlusten an sozialen Kontakten. Die entsprechende Literatur wächst ständig. Der hiesige Beitrag von di Stefano/Bern (1999) führt kompetent in diese Materie ein. Die Summe der aufgelisteten Fächer beschreibt exakt den interdisziplinären Kreis, der maßgebliche therapeutische Möglichkeiten beim zervikoenzephalen Syndrom einbringen kann.

16.2   Therapeutischer Leitfaden bei traumatischen Störungen im kraniozervikalen Übergang

Es ist eine Selbstverständlichkeit, dass schon unmittelbar nach dem Unfall eine Grob-Einteilung in »leicht«, »mittelschwer« und »schwer verletzte« Fälle möglich und notwendig ist. Erst in der Folge

entwickeln sich die Krankheitsverläufe auseinander. Dabei spielen unterschiedliche Sachverhalte wie » zertörte Strukturen« versus »gestörte Funktionen » genau so eine Rolle wie die klassische traumatologische »Heilungs-Konstante«, die mit 6–8 Wochen anzusetzen ist. Nur wenn diese Konstante ohne Besserung überschritten wird, liegt ein »Problemfall« (ein sog. »Eskaper«) vor.

16.2.1   Therapie der akuten und leichten Fälle

Erstbeschwerden

Nacken-Kopf-Schmerzen, schmerzhafte Einschränkung der HWS-Beweglichkeit, Schulter-Nacken-Verspannungen, schmerzende tiefe Nackenmuskulatur, Globusgefühl, Parästhesien mit oder ohne Schmerzen in beiden Armen, gestörtes Allgemeinbefinden.

Befunde

Schmerzhafte Einschränkungen der aktiven und passiven HWS-Beweglichkeit, Druckdolenz der HWS-Muskulatur in allen 3 Schichten.

Häusliche Versorgungen und physikalische Medizin

In den ersten Stunden und Tagen kalte Kompressen unter dem Nacken, die ständig gewechselt werden; sobald die Kälte nicht mehr gewünscht oder vertragen wird, übergehen zu feuchter Wärme, Heißluft, Rotlicht, Bürstenmassage u. ä. Solche Anwendungen sind vor allem für die schmerzhafte Nackenmuskulatur entspannend. Mehrmaliges Aufstehen, normales Verhalten in den gewohnten Bewegungsmustern.

Nachts: bei Rückenlage Abstützung der Halslordose durch Federkissen; zum Schlafen am besten Seitenlage mit seitlicher Abstützung von Kopf und HWS, *keine* Massagen, Mobilisationen oder krankengymnastische Übungen, *keine* Belastungen der schmerzenden Regionen, *keine Halskrawatte, wenn der Hals schmerzlos bewegt werden kann.* Entängstigung, Aufmunterung.

Physiotherapie und physikalische Therapie (ambulant)

Nach einer halben Woche Elektrotherapie (diadynamische Ströme u.ä.), »Föhn und Bürste«, vorsichtige zervikale Extensionen der oberen HWS mit Bindegewebestrichen, segmentgerechte Münz-Massage.

Ärztliche Therapie

Hausbesuch, wenn die Schmerzen nach 3–4 Tagen nicht abklingen. Überprüfen der Diagnosen (vorsichtiger Rüttel- und Erschütterungstest). Kurzzeitig Pharmakotherapie mit Analgetika und NSAR (z. B. Voltaren, Isobrufen u.ä.), Kontakte zu Fachärzten (D.-Arzt). Testat für Arbeitsunfähigkeit, Heilungsdauer 2–4 Wochen, dann Rückkehr zum Status quo ante.

16.2.2 Therapie mittelschwerer Fälle

Beschwerden

Kein Abklingen der heftigen Kopfschmerzen, Benommenheit, Gleichgewichtsstörungen mit Taumeligkeit, Tinnitus, schmerzgestörte Nachtruhe (Schlafdeprivation), verminderte Leistungsfähigkeit und Konzentrationsstörungen u. ä.. Der Rüttel-Test ist noch deutlich schmerzhaft. Arbeitsunfähigkeit.

Befunde

Heftige Druckdolenz der tiefen autochthonen Nackenmuskeln (Rezeptorenfeld im Nacken!), Schmerzende Hals- Muskulatur, besonders der Mm. semispinalis cervicis und capitis und levator scapulae. Berührungsschmerz des Atlas-Querfortsatzes, des Dornfortsatzes C2, 3 und – besonders ausgeprägt – des Weichteilmantels der Wirbelgelenke C2/3 und seltener C3/4. (achten auf Seiten-Vergleich!).

Ärztliche Therapie

Basis-Therapie beibehalten! Möglichst keine Halskrawatte, normale Bewegungsmuster, ggf. Wärmetherapie erweitern mit Fangopackungen in Nacken und Schultergürtel, (wenn es vertragen wird). Bei jedem Behandlungstermin: vorsichtige Palpation des Nackens und Überprüfungen der HWS-Funktionen. Mehrmals in der Woche Rüttel-Test kontrollieren. Dermatomgerechte Quaddel-Serien zur Deafferenzierung. Infiltrationen in oder an die Muskeln, Sehnen und Gelenkkapseln (niemals **in** die Gelenke!).

Injektionen in die tiefen Nackenmuskeln (Etagen 0/C1 und C1/C2) nur, wenn ein eindeutiger Palpationsbefund vorliegt.

Akupunktur zur Absenkung des Schmerz- und Reizpegels. Gezielte Mobilisationen und ggf. Handgriffe bei 0/C1 und C2/3 versuchen, jedoch nur, wenn die Verriegelung schmerzfrei ist. Bei diesen Verfahren am Anfang nur vorsichtige Traktions–Handgriffe im Liegen, nur dann intensivieren, wenn sie schmerzlos vertragen werden.

❗ Wichtig
Auf keinen Fall übertherapieren!

Heilungsdauer 6–8 Wochen. Stufenweise Wiedereingliederung in das Berufsleben. Prognose: nicht nachhaltig beeinträchtigt.

16.2.3 Therapie der therapieresistenten und chronischen Fälle

Beschwerden

Trotz intensiver und bemühter stationärer Therapie ist es zu keiner Besserung, – im schlimmsten Fall sogar zu einer Verschlimmerung – gekommen. Schmerzen und Beschwerden breiten sich auf Areale aus, die vorher unbeteiligt waren. Der Rüttelschmerz produziert unverändert heftige Nacken-Schmerzen.

Ärztliches Handeln

Bisherige Therapie variantenreich fortsetzen. Subtotale Ruhigstellung von HWS und Nacken z. B. Basko Collar-Nackenstütze od. ähnlich ausprobieren. Sie darf nur zeitweilig getragen werden.

Die Untersuchung der **cutanen Ästhesie** (mit der Kaltenbach-Nadel) erschließt über schmerzhafte hyper- oder gar hypoästhetische Dermatome weitere diagnostische Möglichkeiten und fördert unerkannte nozizeptive bzw. nozireaktive Defekte zutage.Diese geben therapeutisch nützliche Hinweise nach Höhe, Seite und Schmerzqualität. im Nackenbereich.

Chirurgische Therapie

Die **Indikationen für Operationen** im kraniozervikalen Übergang stammen vorrangig aus dem Bereich der »Zerstörten Strukturen«. Sie unterscheiden sich dementsprechend qualitativ grundsätzlich von dem – in diesem Beitrag dominierenden – Bereich der » gestörten Funktionen«. Diese Indikationen sind selten aber sehr verantwortungsvoll.

Sie sollten ausschließlich von Operateuren gestellt werden, die den Kopfgelenksbereich in seiner ganzen Komplexheit kennen und die über sehr spezielle Erfahrungen verfügen. Pathomorphologisch handelt es sich vor allem um posttraumtische **Brüche** (z. B. Densfrakturen, Frakturen der Okziputkondylen oder des Atlasbogen-), **V**erletzungen und **Zerreißungen** (z. B. im Band- und Muskelsystem), **Kompressionen und Deformierungen** im Bewegungssegment C2/3 am Wirbelkörper und/oder am Wirbelgelenk.

Die neurochirurgische Tätigkeit basiert nach Grob (1999) also auf der Trias »Stabilisierung, Dekompression und Rekonstruktion« (v. Torklus u. Gehle 1987).

Bildgebende Verfahren

Hier sei noch einmal nachdrücklich darauf hingewiesen, dass bildgebende Verfahren bei den **somatischen Unfallfolgen** unverzichtbare diagnostische Hilfe leisten, dass sie aber im Gegensatz dazu bei **funktionellen Störungen** –rein vom Methodischen her – kaum behilflich sein können.

Neuropsychologische Hilfen

Diese sollten rechtzeitig in Anspruch genommen werden, um reaktive Depressionen zu verhindern. Durch ablenkende psychologische Techniken kann es gelingen die Schmerzintensität bis zu 30% zu lindern.

Die **Trainingstherapie** kann im Hinblick auf den kraniozervikalen Übergang keine spezifische Hilfen anbieten.

Berücksichtigt man aber den reduzierten Gesamtzustand des chronisch Kranken, dann kann mit diesen Verfahren verhütet werden, dass die physische und mentale Kondition keinen zu großen Schaden nimmt. Je nach dem Zustand werden die eigenen »Kräfte«, wo immer es geht, aktiviert. Schon kleine Erfolge sind dabei die beste Motivation zum Durchhalten.

Die **Heilungsdauer** ist bei den Problemfällen (»**Eskapern**«) ungewiß. Die Prognose bei dieser Patientengruppe ist kaum vorhersagbar und selten günstig.

16.3   Anmahnung

Es werden dringend **Spezialabteilungen für die Problemfälle** gebraucht. Seit Jahren wird bisher ohne Erfolg – angemahnt, in der Bundesrepublik 2–4 wissenschaftliche Spezial-Abteilungen für entsprechende, **gravierende Akutfälle** und **therapieresistente Schwerkranke** einzurichten.

Jeder wissenschaftlicher Fortschritt auf diesem weithin unerforschten Terrain würde nachhaltige Impulse freisetzen, die dem klinischen und praktischen Alltag zugute kämen.

Faustregeln für den Therapeuten des verletzten Kopf-Nacken-Bereichs

1. Ruhe und ruhige Lagerung, d. h. die biologischen Heilvorgänge auf keinen Fall stören
2. Die Hinweise und Aussagen der Patienten müssen ernst genommen und berücksichtigt werden
3. Frühzeitige und gewissenhafte Unterscheidung, ob eine einfache, mittlere oder schwere Verletzungen vorliegen – nur so kann eine adäquate Therapie ohne Verzögerung eingeleitet werden
4. Da der kraniozervikale Übergang ein vielgestaltiges System ist, versteht sich von selbst, dass seine Pathologien interdisziplinär zu behandeln sind; jede Form von monokausalem Therapieren ist – rein aus systemtheoretischer Sicht – nicht vertretbar
5. Die Fächer Chirurgie, Neurochirurgie, Traumatologie, HNO-Medizin, Manuelle Medizin, Neurologie, Neurophysiologie und Pathopsychologie bis hin zur Physiotherapie und Rehabilitation liefern zur Therapie jeweils ihre unverzichtbaren, spezifischen Beiträge
6. Entscheidend für den Erfolg der Therapie ist die unmittelbare Unterrichtung und Verständigung der involvierten Fachärzte **untereinander.**

Zusammenfassung

Jedem Leser dieser Zusammenfassung sei es angeraten, zum Mindesten die Check-Liste und die Stufen der klinischen Verläufe zur Kenntnis zu nehmen.

> Es sind leider vor allem **Unfallfolgen**, die den weitaus größten und auch z. T. den gravierendsten Teil der Patienten mit Störungen im kraniozervikalen Übergang ausmachen.

Literatur

Bayer K (1998) Diagnostik und Frühmobilisation der HWS-Beschleunigungsverletzung. Man Med 36: 139–133

Berwanger FI (1998) Beschleunigungsverletzungen der Halswirbelsäule. Beitrag der Neurologie zur Diagnostik, Therapie und Begutachtung. In: Berwanger FI (Hrsg) Schmerz und Nervensystem. Eigenverlag Fachklinik Enzensberg, Füssen, S 35–37

Beubler E (1993) Wirkungen antiphlogistischer-antirheumatischer Analgetika (nicht-steroidale Antirheumatika). In: Moorahrend U, Schupp W, Graf M (1999) Therapeutische Konzepte der ambulanten Behandlung nach HWS-Distorsion. Man Med 37: 236–240

Grob D (1999) Halswirbelsäule (Diagnostik und Therapie), Kap 16. Thieme, Stuttgart New York

Keidel M et al. (2001) Therapie des posttraumatischen Kopfschmerzes nach Schädel-Hirn-Trauma und HWS-Distorsion. Man Med 39: 259–279

Moorahrend U (1998) Therapiestaffel konservativer Maßnahmen?

Müller E (1966) Das Schleudertrauma der HWS und seine verschiedenen Folgen. Differentialdiagn. und Therapie. Dtsch. Med Wochenschr 91: 588–593

Rothhaupt D, Liebig K (1997) Stellenwert diagnostischer Maßnahmen bei der HWS-Beschleunigungsverletzung. Man Med 35: 66–76

Spitzer WO (1995) Scientific monography of the Quebec Task Force on wiplash associated disorders. Spine: 20–85

Tlusteck H, v. Heymann W (2002) Erster gemeinsamer Lehrerkurs der DGMM. Man Med 40: 186–192

Von Torklus D, Gehle W (1987) »Die obere Halswirbelsäule«. Thieme, Stuttgart New York

Weidner A (1998) Operative Behandlungsmöglichkeiten des HWS-Traumas. Dtsch. Ärztebl. 95(28/29): C-1312

Wolff HD (1999) Grundsätzliche Feststellungen zur Problematik der traumatisierten HWS. Man Med 37: 223–226

IV Unfallbezogene Problematik

Das so genannte Schleudertrauma der HWS

M. Hülse

2002 wurde der sog. «Koblenzer Konsensus" zum Thema «das sog. Schleudertrauma der HWS" unter Mitarbeit von B. Kügelgen (Neurologe, Psychiater), K. Baum (Physiologe), F. Baumgaertel (Chirurg), J. Breckner (Chirurg), M. Keidel (Neurologe, Psychiater), C. Kügelgen (Physiotherapeutin), G. Rompe (Orthopäde) und M. Schnabel (Unfallchirurg) erarbeitet (Kügelgen et al. 2002). Dieser »Koblenzer Konsensus« ist wesentlicher Teil dieses Abschnitts, da er von anerkannter Seite die Problematik des sog. Schleudertraumas darstellt. In diesem Bericht wird das »einfache HWS-Trauma« ohne strukturelle Läsionen dargestellt. Auf chirurgisch zu behandelnde Verletzungen wie knöcherne Beteiligung oder diskoligamentäre Instabilität geht dieser Bericht nicht ein, da sie nicht strittig diskutiert werden.

Unter »Schleudertrauma« wird meist ein Syndrom verstanden, das häufig nach PKW-Unfällen – unmittelbar oder nach Stunden – auftritt und sich in Nackenschmerzen, die in den Kopf ausstrahlen können, einer verminderten aktiven Beweglichkeit des Halses sowie einem auffälligen Palpationsbefund der Nackenweichteile äußert. Von geschätzt etwa 160.000 jährlichen Verletzungen sind ca. 5000–10.000 schwerer Natur und gehen mit Knochenbrüchen und/oder diskoligamentärer Instabilität einher. Der Rest sind leichtere Verletzungen, von denen die meisten von selbst – mit und ohne Therapie – ausheilen. 10–20% davon allerdings nehmen einen bis heute nicht erklärlich langwierigen Verlauf. Diese »Escaper« sind die eigentlichen Problemfälle (Keidel 2000).

17.1 Pathophysiologie

Liegen keine schwereren Verletzungen vor, also keine knöcherne Verletzung und/oder keine objektivierbare diskoligamentäre Instabilität, wird bisher von einer »Distorsion« der HWS ausgegangen.

Eine Distorsion spielt sich ab an einem Gelenk bei
1. Bewegung in unphysiologischer Richtung oder
2. übermäßiger Bewegung in physiologischer Richtung (Rompe 1998).

Nicht zum Konzept der Distorsion passt, dass
1. ein solcher Bewegungsausschlag gerade bei den leichten Heck-Unfällen eben nicht vorkommt bzw. diese durch die Kopfstütze verhindert wird.

2. Sich bei einem großen Teil (ca. 3/4 der Fälle (Keidel 2000)) ein sog. freies Intervall, d. h. eine Latenz von einigen Stunden zeigt, bis sich das o.g. Syndrom entwickelt.
3. Die offensichtliche Abhängigkeit vom Trainingszustand: im Formel-1-Rennsport treten um ein Vielfach höhere Belastungen auf, ohne dass es zu einem solchen Syndrom kommt.
4. Die Provokation des gleichen Syndroms ohne Unfall, alleine durch eine Fehlbehandlung (Folgeschaden nach Schanz'scher Krawatte).

Der Ausdruck »freies Intervall« beschreibt eine Zeitspanne zwischen Unfall und dem Zeitpunkt, wann der Verletzte erstmals Beschwerden im Sinne von Schmerzen und veränderter Beweglichkeit angibt. In den allermeisten Fällen wird diese Zeit mit einigen Stunden angegeben. Dies kann, vor allem in dieser Häufigkeit, nicht einer Unaufmerksamkeit oder einer Ablenkung zugeschrieben werden. Es gibt hierfür nur eine plausible Erklärung: Die Schmerzen sind erst Stunden später aufgetreten und entsprechen damit nicht einem *»freien Intervall«* zwischen 2 Ereignissen, sondern einer **Latenz.**

Trotz einer großen Zahl von Untersuchungen ist das Konzept der Distorsion nicht plausibel. Wesentlich plausibler, wenngleich ebenfalls nicht bewiesen, ist das neue Konzept einer Muskelfunktionsstörung, die sich bevorzugt bei PKW-Kollisionen an einer reflektorisch angespannten Halsmuskulatur abspielen soll:

Nach einer primär auf die Nn. clunium auftreffenden Kraft (positive oder negative Beschleunigung der Fahrgastzelle, die über den Autositz auf die Nn. clunium übertragen wird) spannen sich die Halsmuskeln 60 ms später an, bevor 30 ms, also 90 ms nach Reizung der Nn. clunium, eine erste Kopfbewegung einsetzt. Diese zeitlichen Abläufe sind experimentell nachgewiesen (Meyer et al. 1998). Selbst gering auftretende Kräfte können von der wahrscheinlich betroffenen tiefen Nackenmuskulatur nicht gehalten werden. Es kommt zu einer supramaximalen exzentrischen Muskelkontraktion, also einer Kontraktion des Muskels bei gleichzeitiger Längenzunahme, die beim Untrainierten zu einem überdurchschnittlich großen Zerfall von Actin-Myosin-Molekülen führt, was einen entzündungsähnlichen Prozess im Muskel auslöst, der einige Stunden später zu Schmerzen führt, auch mit einer Schwellung des Muskels durch vermehrte Wasseraufnahme einhergeht, der vermehrt palpations- und druckempfindlich wird, zudem auf Dehnung mit vermehrten Schmerzen reagiert, eine verminderte Kraft und eine verminderte Ausdauer zeigt. Auch diese supramaximalen exzentrischen Muskelkontraktionen sind experimentell gut untersucht (Baum 2001). Die sich möglicherweise später in dieser Muskulatur entwickelnden Verhärtungen, Trigger points, können mit Projektionen einhergehen, also Schmerzen in den Armen, aber auch Missempfindungen im Kopfbereich bis in das Gesicht, auslösen.

Solche Muskelfunktionsstörungen entwickeln sich gesetzmäßig. Nach Tagen nimmt der Wassergehalt dieser Muskulatur wieder ab, die Schmerzen gehen zurück und die alte Leistungsfähigkeit kommt nach Tagen bis wenigen Wochen zurück (Baum 2001).

Diese physiologische Entwicklung wird durch eine Ruhigstellung des Muskels wie durch eine Schanz'sche Krawatte offensichtlich verhindert, es kann zusätzlich durch die Immobilisation zu Schmerzen und zu Funktionsbeeinträchtigungen bis hin zu einer deutlich verminderten Belastbarkeit dieser Muskulatur kommen. Dann ist die Selbstheilung oft nicht mehr möglich, es kommt zu dem Phänomen der Dekonditionierung mit immer weiterer Entlastung der Muskulatur und vermehrten Schmerzen, vermehrten Verhärtungen, Verkürzungen und verminderter Leistungsfähigkeit. Schließlich werden diese Muskeln unbewusst weitgehend aus dem spontanen Bewegungsablauf herausgenommen, die Halsbeweglichkeit wird durch erhebliche Verkürzung dieser Muskeln weitgehend eingeschränkt und sehr schmerzhaft. Ab wann und wie stark sich dann ein Chronifizierungsprozess im Sinne des biopsychosozialen Krankheitskonzepts entwickelt, hängt nicht nur von den Schmerzen, sondern auch vom sozialen Umfeld (Context Factors) des Erkrankten ab.

Sportphysiologen ist eine solche supramaximale exzentrische Muskelkontraktion bei Untrainierten gut bekannt. Sie beobachten diese z. B. bei Trainingsaufnahme im Spätsommer bei Bobfahrern, aber auch vielen anderen vergleichbaren Belastungen, also ohne Unfallereignis. Die bisherigen Beobachtungen (Kügelgen u. Kügelgen 2001) sprechen dafür, dass neben dem schlechten Trainingszustand

und der unzweckmäßigen Immobilisation auch anlagebedingte Voraussetzungen eine wichtige Rolle spielen, warum bei einem Teil der Verletzten diese Entwicklung eintritt: Frauen sind offensichtlich deutlich häufiger betroffen, zudem spielt die so genannte Überbeweglichkeit im Sinne einer Bänderlaxheit eine wesentliche Rolle.

In dem neuroanatomischen Kapitel von Neuhuber sowie in den Kapiteln über die Klinik der funktionellen Kopfgelenkstörung (Hülse) dieses Buches wurde vielfach hervorgehoben, dass die dargestellten Beschwerdebilder wesentlich durch eine Irritation im Proprizeptorensystem in den tiefen Nackenmuskeln hervorgerufen werden. Das in dem »Koblenzer Konsensus 2002« vorgestellt Konzept wird durch die Neuroanatomie und durch die Klinik voll bestätigt.

Zusätzliche Weichteilveränderungen im Sinne einer Zerrung oder Gelenkveränderung im Sinne einer Gelenkkapseldehnung führen »zeitnah« zum Unfall zu Beschwerden, eine stundenlange Latenz ist schwer vorstellbar.

17.2   Diagnostik des Primärschadens

Keidel (2000) listet zur Klinik des »Primärschadens« auf:

- Nackensteife 90%,
- Schulter-Nacken-Verspannung 100%,
- brachiale Ausstrahlung 27%,
- interskapuläre Ausstrahlung 16%,
- Nacken-Kopf-Schmerz 90%,
- zusätzliche lumbale Beschwerden 25%,
- evtl. vegetative, neurasthenische Syndrome.

Treten solche Beschwerden auf, ist durch eine Untersuchung zu sichern, ob sich die folgenden Befunde bei der klinischen Untersuchung nachweisen lassen:

- eingeschränkte aktive Beweglichkeit des Halses,
- eingeschränkte passive Beweglichkeit des Halses,
- schmerzbedingte Abwehr auf Muskeldehnung,
- schmerzbedingte Abwehr auf Druckpalpation,
- erhöhte Muskelspannung,
- umschriebene Verhärtung der Muskulatur mit provozierbaren Projektionen,
- umschriebene, sehr druckschmerzhafte Schwellung im Bereich der Wirbelgelenke,

▬ Muskelverspannung im Bereich der Kaumuskulatur, Schmerzen im Kiefergelenkbereich (Hülse et al. 2003).

Wenn die gleichen Beschwerden und Befunde nur durch das Tragen einer Schanz'schen Krawatte hervorgerufen werden können und Sportphysiologen diese Veränderungen bei vielen Vorgängen bei Untrainierten beobachten, wird deutlich, dass die Diagnose eines sog. Schleudertraumas nie allein anhand eines Unfallmechanismus gestellt werden kann. Ebenso wenig kann allein eine Unfallanalyse zum Ausschluss eines Körperschadens bzw. einer Gesundheitsstörung führen.

Bei zeitnah zum Unfall auftretenden Beschwerden und Befunden ist eine strukturelle Läsion möglich, bei einer stundenlangen Latenz nicht mehr. Dann spricht vieles mehr für eine funktionelle Schädigung im Sinne der oben dargestellten Muskelfunktionsstörung.

17.3 Stadien des Schleudertraumas

▬ Stadium 0
  – gesund,
  – treten nach Tagen erst Beschwerden auf: Simulation, fortbestehende Vorerkrankung, Behandlungsfehler (Folgeschaden);
▬ Stadium 1
  – funktionelle Störung oder
  – evtl. leichte strukturelle Läsion ohne besondere Behandlungsbedürftigkeit;
▬ Stadium 2
  – strukturelle Läsion.

17.4 Chronifizierung

Im weiteren Verlauf können dann immer mehr Zeichen der Chronifizierung auftreten. Der Muskelbefund verändert sich dahingehend, dass die aktive und passive Beweglichkeit des Halses immer weiter eingeschränkt wird, die Belastbarkeit nimmt weiter ab, Beschwerden treten immer früher auf, die Muskulatur wird immer weniger spontan eingesetzt. Psychisch sind die Kranken verunsichert, fühlen sich besonders durch Verdächtigungen und Unterstellungen gekränkt und suchen zunehmend nach Genugtuung. Bei zunehmendem Arrangement

mit der Erkrankung und sekundärem Krankheitsgewinn können sie schließlich unbehandelbar im Sinne der Chronifizierung werden.

Eine solche Entwicklung ist differentialdiagnostisch abzugrenzen gegen

1. Vorschäden, die aber als Krankheiten und nicht nur anhand von Röntgenbefunden nachzuweisen sind.
2. Psychische Störungen, die häufig sind. Es ist zu unterschieden zwischen einer Komorbidität (Angst, Depression), einer unzureichenden Krankheitsbewältigung und einer sich allmählich entwickelnden somatoformen Störung, für die das Unfallereignis Auslöser gewesen sein kann, ebenso natürlich einer unangemessenen Begehrenshaltung.
3. Eine immer wieder diskutierte Verletzung der **Ligg. alaria** (Dvorak et al. 1987) ist eine mögliche, aber schwere Verletzung mit heftigen initialen Symptomen, meist im Sinne der zervikookzipitalen Instabilität, die einem erst-untersuchenden Unfallarzt nicht entgehen sollte. Die heute vorgelegten Beschreibungen von Kernspintomographien sind allenfalls Narben. Wenn sie bei leichten Unfällen mit stundenlanger Latenz auftreten könnten, wären sie natürlich auch vielen anderen Ereignissen zuzuordnen.
4. **So genanntes Hirnstammsyndrom, »multisensorische, neurootologische Funktionsstörung. Zentrale Gleichgewichtsfunktionsstörung vom Typ der labilen Hirnstammenthemmung, Hirnstammtaumeligkeit, pontomedulläre Hörbahnstörung, typisch für ein HWS-Schleudertrauma«.** Eine solche Diagnose wird dann fälschlicherweise gestellt, wenn die in diesem Buch dargestellten neuroanatomischen und pathophysiologischen Gegebenheiten nicht berücksichtigt werden und z. B. eine »zervikale Unsicherheit« als Schädigung im Hirnstamm fehlinterpretiert von einer »Hirnstammtaumeligkeit« gesprochen wird. Es muss direkt von einer Fehldiagnose gesprochen werden. Betrachtet man den Unfallmechanismus, wie er oben dargestellt wurde, ist die Entwicklung einer solchen zentralen Störung in den Stadien des Schleudertraumas 0 und 1 *nicht möglich:*
   – eine auch nur stundenlange Latenz mit »Beschwerdefreiheit« dokumentiert, dass eine primäre Schädigung im Mittel-Stammhirn-

bereich ausgeschlossen werden kann. Wird eine Schädigung im medullären und mesencephalen Bereich bei einem Schleudertrauma vor allem bei einem beschwerdefreien Intervall objektiviert, ist dokumentiert, dass eine Beschwerdesymptomatik nicht in einem ursächlichen Zusammenhang mit dem HWS-Trauma steht;

– noch mehr muss das sog. »late whiplash syndrome« (Claussen 2003) abgelehnt werden, es widerspricht allen medizinischen Gesetzen und hat zu einer nicht vertretbaren Verunsicherung der Betroffenen und in der Gutachtenpraxis geführt. Dies gilt umso mehr, als diese Ausdrücke unreflektiert in eine Entschließung des 32. Verkehrgerichtstages (27.-28. Jan. 1994, Goslar) übernommen wurden.

Der Begriff des »zervikoenzephalen Syndroms« ist historisch begründet und wurde von Gutmann für ein Syndrom geprägt, dass Beschwerden im zervikalen und im »enzephalen« Bereich (Cephalgie, Vertigo, Hör- und Sehstörungen) zeigt. Dieser rein deskriptive Terminus wurde eingeführt, als die Pathophysiologie des okzipitozervikalen Überganges noch nicht bekannt war. Besonders da von einigen Schulen dieser Ausdruck zur Dokumentation einer Schädigung im Mittelstammhirn-Bereich missbraucht wird, ist es korrekt, wenn vor allem von neurologischer Seite der Begriff eines »zervikoenzephalen Syndroms« abgelehnt wird (Keidel 2002).

In den klinischen Kapiteln dieses Buches wurde auf die Hör- und Gleichgewichtsstörungen eingegangen, die auf eine funktionelle Störung im Kopfgelenksbereich zurückzuführen sind. Typisch für alle diese Störungen ist es, dass eine medulläre oder mesenzephale Störung eben *nicht* nachweisbar ist. Es handelt sich um reine Afferentationsstörungen aus dem Kopfgelenksbereich. Betrachtet man die »hypothetischen« Pathomechanismen des HWS-Traumas, wie sie in dem »Koblenzer Konsensus 2002« zum HWS-Trauma dargestellt wurden, wird deutlich, dass genau dieser Mechanismus mit den Störungen in den tiefen Nackenmuskeln die Afferentationsstörungen erklären, die die beschriebene Beschwerdesymptomatik erklärt. Dies bedeutet aber auch, dass Beschwerdekomplexe wie Schwindel, Hörstörungen, Tinnitus, Sehstörungen, Globusgefühl, Stimmstörungen durchaus als Folge eines HWS-Traumas gesehen werden müssen.

17.5 Therapie

Die Erstbehandlung besteht in einer umfassenden Information des Betroffenen sowie in klaren Handlungsanweisungen:

- unangenehme, aber grundsätzlich heilbare Erkrankung,
- einige Tage bis wenige (maximal 4) Wochen Belastungsreduktion (kein Leistungssport, keine schwere körperliche Arbeit),
- natürliche Bewegungen soweit möglich,
- intermittierende Entlastung, *keine* durchgehende Schonung (Bettruhe),
- keine Immobilisation,
- Kälte, keine Wärme,
- ausreichende Schmerzmedikation in den ersten Tagen,
- Krankschreibung sinnvoll, nicht zwingend, allenfalls im Wochenrhythmus, maximal 4 Wochen.

Dem Kranken muss die Rolle der Muskulatur erläutert werden, die nicht strapaziert, aber auch nicht geschont werden darf (Schnabel et al. 2002). Ist nach 4 Wochen keine Heilung erfolgt, ist nach Verhaltensfehlern zu fahnden (besondere biographisch belastende Umstände, die einen Umgang mit der Krankheit erschweren), einer übersehenen Erkrankung (Vorerkrankung, Komorbidität, Fehldiagnose).

17.6 Frage der Kausalität

Die Unfallanalyse wurde eine Zeitlang als eine willkommene Lösung angesehen, die Schwierigkeiten in Anamnese und klinischen Befund auszugleichen, indem man sog. verlässliche Daten glaubte zu haben. Dabei sind eine ganze Reihe von gravierenden Denkfehlern unterlaufen.

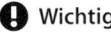 **Wichtig**
Zunächst ist unstrittig, dass es das gleiche klinische Bild auch ohne Verletzungen gibt. Die Diagnose einer Afferentationsstörung aus dem Kopfgelenksbereich impliziert nicht ein vorangegangenes Trauma.

Hülse (2001) fand in einem Patientengut von 339 Patienten mit zervikalen Hör- und Gleichgewichtsstörungen als Ursache der Beschwerden nur in 38% die anamnestische Angabe eines Traumas. Das heißt anders ausgedrückt, dass 62% der Patienten *kein auslösendes Trauma* berichteten.

Der Versuch an gesunden Krankengymnasten, die 3 Tage eine Schanz'sche Krawatte trugen und danach ein subjektives Beschwerdebild boten, begründet die Annahme, dass diese früher übliche Behandlung eines HWS-Traumas mit der Krawatte eine negative, krankmachende Wirkung haben kann; aus der Gutachtenpraxis sind nun zahlreiche Fälle bekannt, die die Schanz'sche Krawatte Wochen und Monate lang trugen, während gleichzeitig eine manuelle Untersuchung und Therapie der HWS nicht erfolgte. Im versicherungsrechtlichen Sinne muss in diesen Fällen von Folge- bzw. Therapieschäden gesprochen werden.

Auf ein weiteres Problem wurde ich bei einer Begutachtung aufmerksam, als ich bei einer Patientin zu einem Unfallzusammenhang Stellung nehmen musste, die eine Schmerzsymptomatik im Kopf- und Halsbereich verbunden mit Schwindelbeschwerden und Globusgefühl auf ein HWS-Trauma 4 1/2 Jahre zuvor zurückführte. Nach der Stadieneinteilung musste von einem HWS-Trauma Stadium 1 ausgegangen werden. Aktenkundig war jedoch, dass diese Patientin schon bei der ersten ambulanten Krankenhausuntersuchung über Kieferschmerzen und eine Kieferklemme klagte. Bei unauffälligem Röntgenbefund und Nachweis von Myogelosen im Kopfgelenksbereich wurde die Patientin mit einer Schanz'schen Krawatte versorgt, die sie 1 Woche ständig und dann über 4 Wochen abnehmend tragen sollte. Trotz anhaltender Störungen im Kauapparat war bis zu der gutachterlichen Untersuchung in der hiesigen Klinik keine myofunktionelle Untersuchung der Kiefergelenke, geschweige denn eine entsprechende Behandlung der craniomandibulären Dysfunktion erfolgt.

In einem Zeitraum von 2 Jahren fanden sich 48 Patienten, die nach einem HWS-Trauma eine deutliche CMD aufwiesen. Wurde diese CMD korrekt behandelt, war auch noch nach Jahren eine deutliche Beschwerdelinderung zu erreichen. Das Auftreten einer CMD nach einem HWS-Trauma wurde auch in jüngster Zeit mehrfach beschrieben (Garcia u. Arrington 1996; Huang 1999; Ketroser 2000).

Die Problematik einer CMD nach HWS-Trauma muss immer berücksichtigt werden. Es ist einerseits auf die Schmerzsymptomatik im Kauapparat nach einem Trauma zu achten, andererseits muss die Kieferbewegung, aber auch der Meersseman-Test (s. K ap. »Kraniomandibuläre Dysfunktion) untersucht werden. Es muss immer berücksichtigt werden, dass eine funktionelle Kopfgelenksstörung durch eine CMD unterhalten wird und dass die Kopfgelenksstörung ohne gleichzeitige Behandlung der CMD nicht erfolgreich behandelt werden kann. Andererseits muss auch immer nach einer Zahnbehandlung – besonders neue Zahnkronen oder Inlays – vor dem Unfall oder auch in der Folgezeit gefragt werden, da dies Hinweise auf eine unfall-unabhängige Ursache einer chronifizierten Beschwerdesymptomatik erkennen lassen kann.

Die Problematik mit der Schanz'schen Krawatte oder auch der CMD macht deutlich, dass die Unterstellung einer Distorsion, die modellhaft begutachtet wird, nämlich sie habe nach einer bestimmten Anzahl von Wochen auszuheilen, nicht akzeptabel ist.

Die Begutachtung eines HWS-Traumas ist schwierig, da unbestritten ein großer Anteil symptomlos abläuft oder nach wenigen Tagen/Wochen beschwerdefrei ist. Ist das Trauma nur dem Stadium 0 oder 1 zuzuordnen, muss bei anhaltenden Beschwerden besonders kritisch nach Vorschäden gefahndet werden oder aber ob das »handling« mit der Erkrankung nicht optimal gelaufen ist.

Tritt nach einem HWS-Trauma *ohne Latenz* nicht innerhalb einer Woche eine deutliche Beschwerdelinderung ein, muss also zumindest ein Stadium 2 vermutet werden, ist frühzeitig eine Magnetresonanztomographie zu veranlassen, um strukturelle Läsionen erfassen zu können.

17.7 MdE-Einschätzung bei neuro-otologischer Symptomatik

Wenn Störungen im HNO-Bereich geklagt werden, muss diagnostisch abgeklärt werden, ob es sich um vertebragene Störungen handelt.

 Wichtig
Nichtvertebragene Störungen können nicht ursächlich auf ein HWS-Trauma, zumindest nicht wenn Stadium 0 und 1 zugrunde gelegt wird, zurückgeführt werden.

Der kausale Zusammenhang muss dann abgelehnt werden. Sind vertebragene Störungen nachweisbar und ist der ursächliche Zusammenhang mit dem Trauma wahrscheinlich, müssen diese Störungen zunächst einzeln entsprechend den gültigen Tabellen eingeschätzt werden. Aus den klinischen Kapiteln in diesem Buch wird deutlich, dass eine MdE für Schwindelbeschwerden nur mit 10%, und nur in Ausnahmen mit 20% angenommen werden kann. Eine meist einseitige Hörstörung, die eine »Mittelgradigkeit« kaum mal erreicht, bedingt keine messbare MdE. Ein Tinnitus, dessen Beurteilung besonders schwierig ist, wird mit 5–10% berücksichtigt. Gelangt der Gutachter zu einer höheren MdE-Einschätzung muss er besonders kritisch sein, da in diesen Fällen nicht auszuschließen ist, dass eine unfallunabhängige, von der HWS unabhängige Komponente in die Beurteilung mit einfließt.

Literatur

Baum K (2001) Sportphysiologische Aspekte des Rückenschmerzes. Vortrag auf dem 9. Neuroorthopädie-Symposion »Neues zum Schleudertrauma, Koblenz 23.06.2001

Baumgaertel F (2001) Strukturelle Schäden an der HWS nach Schleudertrauma. Trauma Berufskrankh 3 [suppl 3]: 331–333

Castro W, Kügelgen B, Ludolph E, Schröter F (1998) Das Schleudertrauma der HWS. Enke, Stuttgart

Claussen C (2003) Neurootologische Aspekte des HWS-Schleudertraumas. Forum HNO 5: 9–20

Dvorak J, Gerber M, Hayek J, Panjabi M, Rahn B, Saldinger P, Schneider E, Wichmann W (1987) Rotationsinstabilität der oberen HWS. In: Hohmann D, Kügelgen B, Liebig K (Hrsg) Neuroorthopädie 4. Springer, Berlin Heidelberg New York

Garcia R jr, Arrington JA (1996) The relationship between cervical whiplash and temporomandibular joint injuries: an MRI study. Cranio 14: 233–239

Huang SC (1999) Dynamics modeling of human temporomandibular joint during whiplash. Biomed Mater Eng 9: 233–241

Hülse M (2001) Begutachtungs- und Rehabilitationsprobleme bei HWS-Schäden. Med Sach 97: 81–85

Hülse M, Losert-Bruggner B (2002) Der Einfluss der Kopfgelenke und/oder Kiefergelenke auf die Hüftabduktion. Man Med 40: 97–100

Hülse M, Losert-Bruggner B, Kuksen J (2001) Schwindel und Kiefergelenkprobleme nach HWS-Trauma. Man Med Osteopath Med 39: 20–24

Hülse M, Losert-Bruggner B, Schöttl R, Zawadzki W (2003) Neuromuskulär ausgerichtete Bisslagenbestimmung mit Hilfe niedrigfrequenter transkutaner elektrischer Nervenstimulation. Wechselwirkung der kraniozervikalejn und kraniomandibulären Region. Man Med 41: 120–128

Keidel M (2000) Die Beschleunigungsverletzung der HWS. In: Rauschelbach J, Jochheim K, Widder B (Hrsg) Das neurologische Gutachten, 4. Aufl. Thieme, Stuttgart

Ketroser D (2000) Whiplash, chronic neck pain, and zygapophyseal joint disorders. A selective review. Minn Med 83: 51–54

Kügelgen B, Hildebrandt J (Hrsg) Neuroorthopädie 8: Leitlinien zum modernen Rückenmanagement. Zuckschwerdt, München

Kügelgen B, Kügelgen C (2001) HWS-Schleudertrauma: Begriffsbestimmungen, ätiologische Konzepte. Trauma Berufskrankh 3 [suppl 3]: 321–330

Kügelgen B, Kügelgen C, Baumgaertel F (2001) HWS-Schleudertrauma: Muskuläre Funktionsstörungen und Therapiekonzepte. Trauma Berufskrankh 3 [suppl 3]: 334–343

Kügelgen B et al. (2002) Das sog. Schleudertrauma der Halswirbelsäule. Koblenzer Konsensus 2002. Neuroorthopädie 9: Neues zum Schleudertrauma. Zuckschwerdt, München

Meyer S, Weber M, Schilgen M, Peuker C, Wörtler K, Castro W (1998) Unfall- und Verletzungsmechanismus aus technischer und medizinischer Sicht. In: Castro W, Kügelgen B, Ludolph E, Schröter F (Hrsg) Das Schleudertrauma der HWS. Enke, Stuttgart

Rompe G (1998) Schleudertrauma: Orthopädisch-traumatologische Begutachtung. Orthopädie 27: 854–858

Schnabel M, Vassiliou T, Schmidt T, Basler H, Gotzen L, Junge A, Kaluza G (2002) Ergebnisse der frühfunktionellen krankengymnastischen Übungsbehandlung nach HWS-Beschleunigungsverletzung. Schmerz 16: 15–21

Schuler E, Eisenmenger W (1993) Die verletzungsmechanische Begutachtung des HWS-Schleudertraumas. Unfall- und Sicherheitsforschung. Straßenverkehr 89: 193–196

Kfz-Unfälle des kraniozervikalen Übergangs und deren spezifische Folgen

H.-D. Wolff

Eine der häufigsten Ursachen für Pathologien am Kopf-Hals-Übergang sind Unfälle, vor allem Verkehrsunfälle.

18.1 Nomenklatur

Seit der Mitte des letzten Jahrhunderts diskutiert man kontrovers in Deutschland – und weit darüber hinaus- über die sog. »Schleuderverletzung der HWS« (z. B. Erdmann 1973). Es ist eine kaum noch überschaubare Literatur entstanden. Trotzdem ist es bis heute nicht gelungen, ein einheitlich akzeptiertes theoretisches Konzept der Problematik der »Schleuderverletzung« zu erarbeiten. Das schlägt sich in der Nomenklatur nieder. Es wurden Begriffe wie »HWS-Distorsion«, »Distorsions-Trauma der HWS« »Akzellerations-Trauma« u.ä. in die Debatte geworfen. Sie sind empirisch und deskriptiv, nicht aber aussagefähig. Folgende biomechanische Ausdrücke sind nicht zu beanstanden: »Heckaufprall der HWS«, »Seitaufprall« oder »Frontalaufprall der oberen bzw. der unteren HWS« u. ä. Diagnostisch ergiebiger sind Begriffe wie : »Trauma des Kopfgelenkbereiches«, »Funktionsstörung des kraniozervikalen Überganges nach HWS-Trauma«, »Posttraumatisches zervikoenzephales Syndrom«. Die Benutzung dieser Begriffe setzt beim frisch Verunfallten eine Minimaluntersuchung von Hand voraus. Es ist im Rahmen dieses Buches unumgänglich, sich auch mit den Fragen nach der Ätiologie und Pathogenese dieser Unfallfolgen auseinander zu setzen und sich detailliert mit ihrer Pathophysiologie vertraut zu machen.

18.2 Unfallhergang, Unfallfolgen am Kfz und den Insassen

Die Analyse des Unfallherganges beschäftigt sich mit der **Richtung** der traumatisierenden **Energie** und ihrer **Intensität.** Wichtig ist weiter, welche Veränderungen oder Zerstörungen am Wagen und im Wagen, sowie an den Insassen ausgelöst wurden, z. B. beim Heckaufprall, wie weit das Heck eingedrückt wurde, wie weit die Rückenlehne des Fahrersitzes abgeknickt oder abgerissen wurde.

Wichtig sind folgende, neu in der Literatur benutzte Begriffe zum Heckaufprall, welche die **nor-**

malen und die **nicht-normalen** Kopf- und Körperhaltungen im Heckaufprall-Augenblick betreffen.

Man spricht von einer »**in position**«- **Situation** und einer »**out of position**«- Situation.

Bei der »**in position**«-Situation wartet der Fahrer vor einer roten Ampel. Er richtet den Kopf entspannt nach vorn. In dieser Konstellation fährt der Unfallverursacher hinten mittig auf. Dadurch wird der Kopf des Verunfallten (nach bisheriger Theorie) erst nach rückwärts und dann wieder nach vorwärts »geschleudert« (◘ Abb. 18.1).

Gelenk- und muskel-mechanisch handelt es sich bei dieser Schleuder-Richtung des Kopfes um die »Arbeitsbewegung« der HWS im Ganzen. Die HWS ist in der Lage, in dieser sagittalen Richtung auch größere Energien zu tolerieren. Die auf diese Weise Verunfallten haben daher durchweg **keine größeren Schäden** zu erwarten

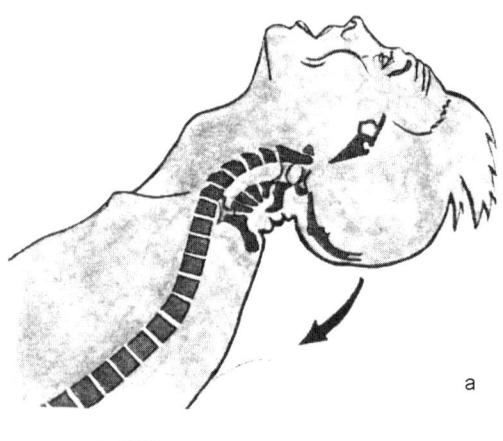

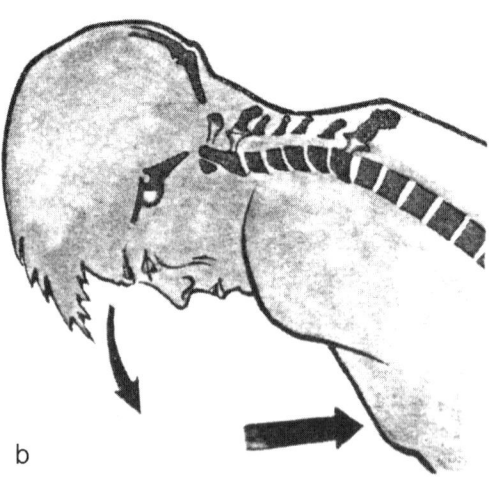

◘ Abb. 18.1 a Rückwärtsbeugung, b Vorwärtsbeugung

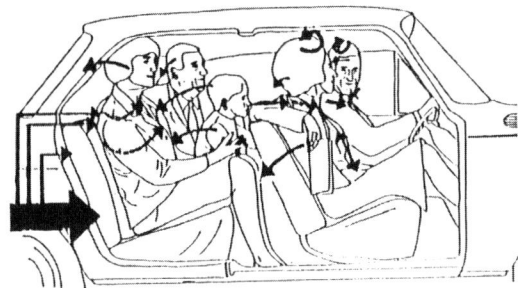

□ **Abb. 18.2** Variable Sitzposition beim Heckanprall. (Nach Brügger 1962)

Dem gegenüber stehen die »**out of Position**« Situationen, in denen der Fahrer und/oder die Insassen

- den Kopf zur Seite gedreht haben (Unterhaltung),
- der Fahrer den Kopf gegen den Körper gedreht hat (in den Seitenspiegel oder den Rückspiegel schauend) oder gar
- mit dem Körper eine Seitneigung mit Rotation eingenommen hatte (z. B. um eine Mappe aufzuheben, die auf den Boden gefallen war (□ Abb. 18.2).

Solche rotierten und/oder seitgeneigten Kopf- und Körper-Haltungen sind für den kraniozervikalen Übergang **bedrohlich bis sehr gefährlich**, denn jetzt ist der gelenkmechanische, muskuläre und ligamentäre Apparat des Kopfgelenkbereiches den traumatisierenden Energien – selbst wenn sie geringfügig zu sein scheinen – **schutzlos ausgesetzt**. Ab etwa 30° Rotation von der Mittelstellung aus ist dieser Sachverhalt gegeben. Je größer die Rotation, desto größer die Gefahr!

Wie im ► Kap. 8 (Gelenkmechanik) dargestellt, sind die Gelenke zwischen 0 und C1 und zwischen C1 und 2 »tragende Gelenke«, die im Gegensatz zu den Schiefe-Ebenen-Gelenken der klassischen unteren HWS stehen. Eine besondere Rolle spielt dabei der Atlas. Nach **kranial** ist er eine Mitnehmerscheibe unter dem Sperrgelenk 0/C1, nach **kaudal** ist er ein hoch mobiler Partner im Rotationsgelenk C1/C2 = Axis.

Das **Übergangssegment C2/3** dient der Stabilisierung von Axis. Dabei wird es immer wieder überfordert. Eine verlässliche Empirie bestätigt diese diagnostischen und therapeutischen Sachverhalte.

18.3 Der klinischer Verlauf und die Heilungsphasen

Wie im Therapieabschnitt bereits geschehen, ist eine Dreiteilung in leichte, mittelschwere und schwere Verläufe hilfreich. Hinter dieser Dreiteilung steht nicht die bisher in Anspruch genommene System-Theorie. Es handelt sich vielmehr um **die Zeitkonstante**, die die **Heilungsphasen** am traumatisierten Bewegungssystem bestimmt.

18.3.1 Heilungsphase 1 (leichter Krankheitsverlauf)

Bei den meisten einfachen Traumen nach einer »**in position**« Situation kommt es kaum zu nennenswerten Schmerzen. Erst mit dem Abklingen des »Schocks« durch das überfallartige Ereignis stellen sich nach Stunden bewegungsabhängige Kopfschmerzen mit gestörtem Allgemeinbefinden ein. Auch die Nachtruhe ist schmerzgestört. Beim Aufstehen am nächsten Morgen ist die HWS versteift und der Patient fühlt sich wie »geprügelt« (Muskel- und Weichteilverletzungen). Nach zwei bis vier Wochen Wiedereingliederung in den beruflichen und privaten Alltag.

18.3.2 Heilungsphase 2 (mittelschwerer Krankheitsverlauf)

Im Gegensatz dazu ist bei der »**out of position-Situation**« von Anfang an ein intensiver Nackenschmerz mit ernsthafter Leidensqualität vorhanden. Kommt es zu Parästhesien in den oberen Extremitäten, dann sind diese auf Zerrungen und/oder gar Läsionen der unteren HWS zu beziehen. Dieser Patient bedarf einer neurologischen Beobachtung und Behandlung. Die ersten Wochen sind durch eine langsame aber kontinuierliche Besserung gekennzeichnet. Therapeutisch steht anfangs Ruhe und lokale Wärme im Vordergrund. Eine »Halsstütze« ist nur bei heftigen Nackenschmerzen erforderlich. Ab der 3.–4. Woche: erste Spaziergänge, physikalische Medizin, Elektro-Schmerzdämpfung. Vorsichtige Massagen, keine Traktionen oder gar Mobilisationen, die Schmerzen auslösen. In der **biologisch terminierten Zeitspanne** von 6 bis 8 Wochen heilen diese Unfallfolgen bei ca. 80 bis 85% der Betroffenen folgenlos aus. Je nach den therapeutischen Fortschritten kann die Wiedereingliederung in den Alltag ab der 6.- 8.Woche beginnen.

18.3.3   Jenseits der Heilungsphase (schwerer Krankheitsverlauf)

Bei den therapieresistenten »Problemfällen« muss davon ausgegangen werden, dass die Kriterien der »einfachen Fälle« **nicht mehr gelten.** Es stellt sich vielmehr heraus, dass die Pathologien dieser restlichen 15–20% der Verkehrsopfer uns vor völlig neue, bisher unerklärbare Zusammenhänge stellen. Die ungewöhnlichen Krankheitsverläufe der Betroffenen sind also keine störende Belanglosigkeit sondern eine ernsthafte ärztliche Herausforderung.

Pathognomonisch ist, dass bei diesen Patienten schon in den ersten Wochen nach dem Unfall keine Therapie anschlägt. Auch jenseits der »Heilungs-Konstante« wird über zum Teil unerträgliche Kopfschmerzen u.a.m. geklagt.

Noch **gravierender** ist bei den restlichen 5–10% dieser Patientengruppe, dass die Beschwerden sich nicht nur **nicht bessern,** sondern sich sogar **nach der 8-Wochen-Grenze** weiter **ausbreiten und intensivieren** (Rothhaupt u. Liebig 1997). Alle aufwendigen therapeutischen Bemühungen (z. B. Kuren, Reha-Maßnahmen oder Klinikaufenthalte) schlagen fehl. Auffällig ist weiter, dass immer wieder über Symptome geklagt wird, die die Facetten des »zervikoenzephalen Syndroms« darstellen. Dieser Hinweise auf den Kopfgelenksbereich wird untermauert von den Befunden der Untersuchung des kraniozervikalen Übergangs von Hand.

Dazu einige spezielle Details:
Die perfekt beherrschte **manualmedizinische Untersuchung von Hand** kann zuverlässige Auskünfte erteilen über Höhe, Seite und Schmerzqualität der gestörten Etagen bzw. eines Wirbelgelenkes im kraniozervikalen Übergang. Bei gegenseitigen Kontrollen unter qualifizierten Kollegen ist die weitgehende Übereinstimmung der Befunde keineswegs eine Seltenheit. Anzumerken ist hierbei, das die manual medizinische Untersuchung von Hand oft nur unter Schmerzen möglich ist. Apparative und radiologische Diagnostik dagegen stoßen rein aus methodischen Gründen an unüberwindbare Grenzen.

Die **kutane Sensibilität** ist bei diesen Patienten im Nacken und im Schultergürtel (Dermatome C3 und C4) regelmäßig **heftig hyperästhetisch.** In selteneren Fällen finden sich regionale oder sogar **halbseitige kutane Anästhesien,** für die es bisher noch keine Erklärungen gibt. Der **Rüttel- und Erschütterungsschmerz** ist praktisch nicht zu simulieren.

Angesicht dieser Verläufe sind monokausale Hinweise allein, z. B. auf eine gestörte kraniozervikale Übergangsregion, weder ätiologich noch pathogenetisch überzeugend. Fasst man diese Indizien zusammen, dann kann gefolgert werden, dass eine nachhaltige Traumatisierung des kraniozervikalen Übergangs zwar nicht der einzige, wohl aber ein wichtiger ätiologischer Faktor für die ungewöhnliche Krankheitskarriere dieser »Eskaper« sein dürfte.

18.4   Wissenschaftliche Ansätze

Hypothetisch kann diese Pathologie – vor allem im chronischen Stadium – in die Nähe der neuropathologischen Forschung zur Gen-Expression im Neuron (»Neuropathie«) gebracht werden. Auch Pathologien im Gliabereich können erwogen werden.

Nicht übersehen werden sollten Hinweise aus den USA auf ein Syndrom, das z. Z. als »**Complex Regional Pain Syndrom**« (CRPS) diskutiert wird. Es erinnert an ca. 40 »Escaper«, die in den letzten 10 Jahren in der hiesigen Praxis untersucht und leider mit wenig Erfolg- behandelt wurden. Diese Patienten wiesen z. T. ausgebreitete hypästhetische Defekte im Bereich der cutanen und subcutanen Innervation auf. Am eindruckvollsten waren totale halbseitige Gefühlosigkeiten bei der Untersuchung mit der Kaltenbach-Nadel (Literatur bei R. Baron und W. Jänig, Kiel; O. Rommel und K. Zenz, Bochum).

Die hier aufgezeigten Sachverhalte sind z. Z. nur einem kleinen Kreis von Schmerzforschern und Neurophysiologen bekannt. Man sollte aber das Schicksal der betroffenen Patienten nicht aus den Augen verlieren.

Im anstehenden Zusammenhang ist in der **Literatur** die retrospektive Studie von Rothhaupt u. Liebig (1997) erwähnenswert. Wie auch andere Autoren haben sie das Verdienst, dass sie diese Versehrtengruppe als die eigentlichen »Problemfälle« erkannt haben. Im englischsprachigen Raum werden sie als »Escaper« bezeichnet. Bisher ist dieser Sachverhalt nur wenigen Fachleuten bekannt. Selbst in den Kreisen, die verantwortlich sind bzw. sein sollten für die Versorgung dieser Gruppe chronisch Schmerzkranker werden nur längst widerlegte Argumente und Festlegungen bemüht. Das hat zur Folge, dass das gesundheitliche Schicksal dieser Verunfallten durch die Belastungen im Umgang mit Versicherungen, Gutachtern und Gerichten um eine andere Dimension weiter verschlimmert wird.

Nicht diskutiert werden können an dieser Stelle die begleitenden versicherungsrechtlichen und juristischen Probleme, die sich aus der unbefriedigenden theoretischen und klinischen Situation ergeben. Sie würden den Rahmen dieser Ausführungen sprengen.

Zusammenfassung

Die wohl häufigste Verursachung von Dysfunktionen in der oberen HWS sind Verkehrsunfälle. Eine kaum noch überschaubare Literatur schlägt sich in der Vielfalt der Begriffe nieder. Hilfreich sind nur ätiologisch und topographisch definierte Begriffe wie »Funktionsstörungen im Kopfgelenkbereich«, »Dysfunktionen nach hoch zervikaler Traumatisierung« u.ä. Die Analyse des Unfallherganges und der traumatisierenden Energien richtet die Aufmerksamkeit auf die Folgen am und im Kfz. und vor allem auf die Klagen und ad-hoc Befunde der (angeschnallten) Insassen. Am ehesten ist der Fahrer und der Beifahrer gefährdet. Bedeutungsvoller ist die Frage, welche Haltung von Kopf, HWS und Körper eingenommen wurden. Seit einigen Jahren werden im englischsprachigen Raum in diesem Zusammenhang die Begriffe: »In position« und »Out of Position« benutzt (s. 2. Abschnitt dieses Textes).
Nur die »Out of Position« – Haltung ist bedrohlich. Je mehr der Kopf gedreht ist (ab ca. 30°) oder gar mit einer Seitneigung einher geht, desto weniger werden die Weichteile, Band-Systeme, Muskeln und Gelenke der Etagen 0/C1 bis C2/3 den traumatisierenden Energien standhalten. Die resultierende Symptomatik

wird vor allem durch das dichte Rezeptorenfeld im Nacken (lokal und im Gehirn) inszeniert. Die **leichten** Fälle leiden in den ersten Stunden und Tagen an bewegungsabhängigen Kopf-Nacken und HWS- Schmerzen, Benommenheit, Schlafstörungen u.a.m. Bei Ruhe, physikalischen Anwendungen (Wärme, Heißluft, Fango u.ä.) und ohne Halskrawatte klingen die Beschwerden in 3–4 Wochen ohne dauerhafte Folgen bei ca. 80% der Betroffenen ab.
Die **mittelschweren** Fälle bedürfen einer interdisziplinären Diagnostik und Therapie. Ständige Kontrolle des Rüttel-Tests und der Untersuchungen von Hand. Einsatz von Lokalanästhetika als Quaddeln oder Infiltrationen, vorsichtigen Massagen, Elektrotherapie. Anfangs kurzdauernde Schmerztherapie. Zunehmende körperliche Bewegung. Nach 6–8 Wochen muss eine deutliche Besserungstendenz erkennbar sein.
Die **schwer bis schwerst Verletzten** bedürfen einer stationären, wenn nicht gar einer speziellen Behandlung unter genauer Beobachtung durch ein erfahrenes Team. Man darf auf keinen Fall auf die Hilfe von Schmerzkliniken und -Ambulanzen sowie auf die Zusammenarbeit mit der Psychologie, Psychosomatik und Trainingstherapie verzichten. Eine Indikation ist gegeben, wenn nach der normalen Heilungsphase (ca. 6–8 Wochen) keine Besserung erkennbar ist oder die Schmerzen und Symptome sich sogar ausweiten. Für diese Patienten müsste es Spezial- Abteilungen geben, in denen u.a. die Manuelle Medizin unverzichtbar ist.

Literatur

ADAC Expertengespräch (1997) HWS-Verletzungen in der Schadensregulierung. ADAC-Zentrale München, 11.11.1997

Bayer K (1999) Diagnostik und Frühmobilisation der HWS-Beschleunigungsverletzung. Man Med 36: 129–131

Bogduk N (2000) Wiplash injury: the evidence for an organic etiology. Arch Neurol 57: 590–601

Brügger A (1962) Der Schwindelkranke, Medicin und Pharmacie. Dr. W. Rudat, Hamburg

Di Stefano G (1999) Das sog. Schleudertrauma. Huber, Bern Göttingen Toronto Seattle

Di Stefano G, Radanov BP (1993) Neuropsychologische und psychosoziale Befunde beim Verlauf nach HWS-Verletzungen: Eine prospektive klinische Studie. Z Unfallchir Versicherungsmed 86: 97–108

Dvorak J et al. (1994) Standortbestimmung zum Zustand nach Beschleunigungsmechanismus an der HWS. Z Unfallchir Versicherungsmed 87: 86–90

Erdmann H (1973) Die Schleuderverletzung der HWS. Hippokrates, Stuttgart

Erdmann H (1975) Schleudertrauma der Halswirbelsäule. BG Schriftenreihe 25: 215, 243

Geiser M (1993) »Schleudertraumatisierendes Schlagwort«. Schweiz Med Wochenschr 123: 630–636

Grifka J et al. (1998) Diagnostik und Therapie bei Beschleunigungsverletzungen der HWS. Dtsch Ärztbl 95/4(33): C-129

Handwerker HO (1999) Einführung in die Pathophysiologie des Schmerzes. Springer, Berlin Heidelberg London New York (dort ausführliche aktuelle Literatur)

Hinzmann JL (1997) Thesen Trauma in Expertengespräch: ADAC München

Keidel M (1995) Der posttraumatische Verlauf nach zervikoenzephaler Beschleunigungsverletzung. Klinische, neurophysiologische und neuropsychologische Aspekte. In: Kügelgen B (Hrsg) Neuroorthopädie Bd VI. Springer, Berlin Heidelberg New York, S 73–113

Keidel M (1998) Schleudertrauma der HWS. In: Brand (Hrsg) Therapie und Verlauf neurologischer Erkrankungen. Kohlhammer, Stuttgart

Keidel M et al. (1992) Prospektiver Verlauf neurophysiologischer Defizite nach zervikoenzephalem Akzelerationstrauma. Nervenarzt 63: 731–740

Keidel M et al. (2001) Therapie des posttraumatischen Kopfschmerzes nach Schädel-Hirn-Trauma und HWS Distorsion. Man Med 39: 259–279

Krajewski C, Wolff HD (1990) Psychodiagnostische Untersuchung von HWS-Schleudertrauma-Patienten. Man Med 28: 35–39

Ludolph E (1995) Primäre und sekundäre Diagnostik nach HWS-Verletzung als Verlaufsstrategie für die Therapie. In: Kügelgen B (Hrsg) Neuroorthopädie Bd VI. Springer, Berlin Heidelberg New York

Mattern R (1997) Thesen zur Problematik des HWS-Schleudertraumas. Expertengespräch ADAC München

Meßlinger K (2002) Physiologie der Schmerzentstehung. Man Med 40: 1–21

Moorahrend U (1993) (Hrsg) Die Beschleunigungsverletzung der Halswirbelsäule (mit interdisziplinärem Konsens). Gustav Fischer, Stuttgart Jena New York

Moorahrend U (1995) Anmerkungen zum interdisziplinären Konsens über das Halswirbelsäulen-Beschleunigungstrauma. In: Kügelgen B (Hrsg) Neuroorthopädie Bd VI. Springer, Berlin Heidelberg New York

Müller E (1966) Das Schleudertrauma der Halswirbelsäule und seine verschiedenen Folgen. Differentialdiagnose und Therapie. Dtsch Med Wochenschr 91: 588–593

Norman Harden R, Baron R, Jänig W (2001) Complex regional pain syndrom. IASP press, New York

Poeck K (1999) Kognitive Störungen nach traumatischer Distorsion der HWS? Dtsch Ärztebl 96/41 (31): C-1915

Radanov BP, Dvorak J, Valach L (1989) Psychische Veränderungen nach Schleuderverletzungen der HWS. Schweiz Med Wochenschr 119: 536–543

Rommel O, Gehling M, Dertwinkel R, Witscher K, Zenz M, Malin J-P, Jänig W (1999) (eds) Hemisensory impairment in patients with regional pain Syndrome. Pain 80: 95–101

Rommel O, Malin J-P, Zenz M, Jänig W (2001) Quantitative sensory testing, neurophysiological and psychological examination in patients with complex regional pain syndrome and hemisensory deficits. Pain 93: 279–293

Rothhaupt D, Liebig K (1997) Stellenwert diagnostischer Maßnahmen bei der HWS-Beschleunigungsverletzung. Man Med 35: 66–76

Sandkühler J (2001) Schmerzgedächtnis. Dtsch Ärztbl 98: 42

Saternus K-S (1997) Weichteilverletzungen der oberen HWS: Unfallmechanismen und physikalisch-biomechanische Aspekte aus rechtsmedizinischer Sicht. In: Graf-Baumann T, Lose-Busch H (Hrsg) Weichteildystorsionen der oberen Halswirbelsäule. Springer, Berlin Heidelberg New York, S 62–69

Spitzer WO et al. (1995) Scientific monography of the Quebec Task Forces on whiplash asociated disorders. Spine 20: 85

Walz F (1994) Biomechanische Aspekte der HWS-Verletzungen. Orthopädie 23: 262–267

Wolff HD (1997) Hinweise auf ein von kutanen Hypoästhesien charakterisiertes neuro-pathophysiologisches Defizitsyndrom. Man Med 35: 63–65

Wolff HD (1999) Grundsätzliche Feststellungen zur Problematik der traumatisierten HWS. Man Med 37: 223–226

Glossar

Abkürzungen

ARAS.	Aufsteigendes retikuläres aktivierendes System.
BWK.	Brustwirbelkörper.
BWS.	Brustwirbelsäule.
ISG.	Iliosakralgelenk.
IVDS.	Informationsverarbeitendes dynamisches System.
LWK.	Lendenwirbelkörper.
LWS.	Lendenwirbelsäule.
NS.	Nervensystem.
WS.	Wirbelsäule.
ZNS.	Zentralnervensystem.

Definitionen

Afferenz. Summe der sensiblen Nervenfasern und ihrer Leistungen, die Informationen von der Peripherie zum Zentrum vermitteln. Entspricht im Regelkreis der Informationsstrecke vom Fühler zum Regelzentrum (lat. afferre, herantragen).

Analgesie. Verlust der Schmerzwahrnehmung (z. B. als Folge von Durchtrennung afferenter Fasern).

Pananalgesie. Angeborener Ausfall jeglicher Schmerzwahrnehmung.

Angulär. Man spricht von einer angulären Bewegung, wenn der eine Partner eines Gelenkes festgestellt und der andere, bewegte Partner eine Winkelbewegung durchführt oder einhält (lat. angulus, Winkel).

Antidrom. Angabe der Richtung in einer Nervenfaser, die der Richtung des physiologischen Signalstroms entgegengesetzt verläuft (griech. anti, entgegen; dromein, laufen).

Antinoziceptives System. Summe der nervalen Hemmvorgänge, die einer Überflutung der spinalen und zerebralen Zentren durch noziceptive Afferenzen entgegenwirken.

Arthron. Dieser Begriff fasst alle Strukturen (System-Teile) zusammen, die eine aktive Beweglichkeit (Funktion bzw. Leistung des Systems) eines Gelenkes ermöglichen.

Axon. Der Nervenfortsatz einer Nervenzelle, der die im Zellkörper entstandenen elektrischen Signale an nah- oder fernliegende Partnerzellen weitergibt. Jede Nervenzelle hat nur ein Axon, das sich an seinem Ende büschelförmig aufzweigt.

Beweglichkeit. Bei der Beweglichkeit eines Gelenks unterscheiden wir 2 Bewegungsphasen, a) die aktive Arbeitsbeweglichkeit und b) die passive Reservebeweglichkeit.

1.) Die Arbeitsbeweglichkeit ist die Summe aller aktiven, angulären Möglichkeiten eines Gelenkes. Sie reicht von der 0-Stellung (Ruhe-Stellung) bis an die Grenze zur passiven Beweglichkeit. Diese Grenze, die im Englischen als »Barriere« bezeichnet wird, ist – zum mindesten in der Manuellen Medizin – von grosser praktischer Bedeutung.

2.) Die Reservebeweglichkeit ist nur passiv, d. h. »von aussen« auslösbar. Es handelt sich um einen »Schutzraum«, der zwischen der Grenze der Arbeitsbeweglichkeit und dem absoluten knöchernen und/oder ligamentären Stop jeder Beweglichkeit eingefügt ist. Wenn man z. B. mit dem Fuss umknickt, kann diese Reservebeweglichkeit ein Zerreißen der Bänder oder einen Abriss von Knochenteilen verhindern.

Hier sei eingefügt, dass die passive Reservebeweglichkeit eine zentrale Rolle in der Theorie, der Diagnostik und Therapie der manualmedizinischen Praxis spielt.

Cervicalsyndrom. Siehe Zervikalsyndrom.

Dendriten. Die Nervenfortsätze einer Nervenzelle, die (wie Antennen) Signale von Partnerzellen aufnehmen (griech. dendron, Baum).

Dermatom. Hautabschnitt, der sensibel von einem spinalen Segment bzw. einer Spinalwurzel versorgt wird. Die rechtwinklig zur Wirbelsäule verlaufende Anordnung der bandartigen Dermatomareale repräsentiert die »metamere« Ordnung der Vertebraten (Wirbeltiere).

Dynamisches System. Siehe System.

Efferenz. Summe der Nervenfasern und ihrer Leistungen, die Informationen vom Zentrum an die Effektoren in der Peripherie vermitteln, z. B. motorische Efferenz, vegetative Efferenz; entspricht im Regelkreis der Verbindung zwischen Regelzentrum und Stellglied.

Ganglion. Anhäufung von Nervenzellen, z. B. die Ganglienkette des sympathischen Teils des vegetativen Nervensystems.

Hirnstamm. Der phylogenetisch alte Teil des Gehirns, der oberhalb des Rückenmarks v.a. Steuerungszentren für elementare, vegetative Körperfunktionen beherbergt. Teilabschnitte: verlängertes Rückenmark (Medulla oblongata), Brücke (Pons) und Mittelhirn (Mesenzephalon).

Hyperalgesie. Erhöhte Schmerzhaftigkeit auf noxische Reize (z. B. auf Druck, Quetschung u. ä. mechanische Reizung) des subkutanen Bindegewebes und des Periosts aufgrund einer Schwellensenkung der Nozizeptoren dieser Gewebeschichten (griech. hyper, vermehrt; algos, Schmerz).

Hyperästhesie. Gesteigerte Empfindlichkeit der Haut auf nicht-noxische Reize (z. B. mit einer Parästhesienadel).

Kognition (kognitiv). Die komplexen Wahrnehmungs- und Erkenntnisleistungen des Großhirns.

Kontralateral. Auf der gegenüberliegenden Seite befindlich oder verlaufend (lat. contra, gegen; latus, Seite).

Kortex. Hirnrinde, aufgebaut aus dichten, geschichteten Lagen von Nervenzellen (lat. cortex, Rinde).

Mesenzephalon. Mittelhirn.

Myelin. Aus Fettsäuren (Lipoproteinen) aufgebaute isolierende Hüllschicht der Nervenfasern.

Nozizeptoren (nozizeptiv). Der Teil des sensiblen peripheren Nervensystems, der drohende oder eingetretene Beschädigungen von Geweben wahrnimmt und die entsprechende Information an spinale Zentren weitergibt.

Nozifension. Summe aller nerval gesteuerten Leistungen, die der Abwehr oder Beseitigung von äusseren und/oder inneren Noxen (Schäden) dienen.

Nozireaktion. Summe der auf spinaler Ebene durch überschwellige Nozizeption ausgelösten Reaktionen.

Potential. Elektrische Spannung bei Leistungsänderungen im Körper einer Nervenzelle (gemessen in Volt). Statisches Potential: ruhende elektrische Spannung, Aktionspotential: sich fortpflanzende elektrische Spannung.

Propriozeption. Der Teil des sensiblen, peripheren Nervensystems, der die Informationen aufnimmt, die der Kontrolle von physiologischen Funktionsabläufen im Körper (z. B. des Bewegungssystems) dienen, und der diese Informationen an die funktionssteuernden Zentren weitergibt (lat. proprium, Eigentum; receptio, Aufnahme).

Soma, somatisch. Zellkörper der Nervenzelle. Der Körper bzw. das Körperliche eines Individuums im Gegensatz zur Psyche. Somatisch: aus dem Körper stammend (griech. soma, Körper).

Systeme. Der Begriff wird vielfältig und in verschiedener Weise benutzt.

1. physikalisch-chemische Klassifizierung: das »periodische System« der chemischen Ordnung (Mendelejew 1869); Klassifizierung der Arten, Gattungen und Familien usw. in Zoologie und Botanik (Linné 1707–1778).

2. Statisches System: ein nichtmobiles, statischen Gesetzen gehorchendes, natürliches oder künstliches Gebilde, das aus verschiedenen Elementen zusammen gefügt ist: z. B. ein Gebäude, eine geologische Formation u.ä.

3. Dynamisches System: Im Gegensatz zu 2. ein Wirkzusammenhang, der sich aufgrund der in ihm herrschenden Kräfte verwandeln kann, z. B. meteorologische Vorgänge, Lawinen, Meeresströmungen u.ä. Diese Systeme gehorchen ausschliesslich physikalischen und chemischen Gesetzmäßigkeiten. Diese dynamischen Systeme sind u.a. Objekte der Chaostheorie (z. B. Klima).

4. Informationsverarbeitende, dynamische Systeme unterscheiden sich wiederum vom »einfachen« dynamischen System dadurch, dass heterogene Elemente in einer sinnvollen Ordnung miteinander verknüpft sind. Das Zusammenspiel der Einzelelemente durch die Verwendung von Informationen ermöglicht, dass sich das System von seiner Umwelt (Nichtsystem) abschotten und/oder zielgerichtete Leistungen vollbringen kann.

Bei einem biologischen System heißt das, dass es seine eigene Existenz gegen äußere und innere Veränderungen aufrechterhalten und sich fortpflanzen kann.

Thalamus. Eine der wichtigsten Umschaltstationen im Zentralnervensystem, die am kranialen Rand des Hirnstamms zwischen den Hirnhälften liegt. Der Thalamus schaltet die Informationen um, die vom sensiblen System auf die Hirnrinde übertragen werden.

Viszera (viszeral). Eingeweide der Bauch- und Brusthöhle und des Beckens (Einzahl: viscus).

Zentralnervensystem (ZNS). Die aufnehmenden, koordinierenden und steuernden Instanzen des Nervensystems in Rückenmark und Gehirn (im Gegensatz zum peripheren Nervensystem).

Zentrifugal. Vom Zentrum zur Peripherie verlaufend.

Zentripetal. Von der Peripherie zum Zentrum verlaufend.

Zervikalsyndrom. Ein umgangssprachlicher Begriff, der medizinisch kaum noch Daseinsberechtigung hat. Er geht von der unzutreffenden Vorstellung aus, dass die HWS ein einheitlicher Abschnitt der WS sei. Theoretisch und klinisch kann nur von einem hohen Zervikalsyndrom (zervikoenzephalen Syndrom) und von einem unteren Zervikalsyndrom (zervikobrachialen Syndrom) gesprochen werden. Das »hohe Zervikalsyndrom« meint das klinische Bild, das durch funktionelle und/oder somatische Störungen an der oberen HWS ausgelöst und/oder unterhalten wird. Das »untere Zervikalsyndrom« meint die Beschwerden und Beeinträchtigung, die sich an der HWS selbst und/oder an den oberen Extremitäten manifestieren.

Stichwortverzeichnis